临床药物治疗学系列教材

抗肿瘤药物治疗学

主　　编　杨镇洲　李　頔　何百成

副 主 编　陈万一　蒋　倩　夏　蕾

编　　委（按姓氏汉语拼音排序）

陈万一　何百成　侯雅琴　胡志强

黄　钦　黄玉胜　贾毅敏　蒋　倩

李　頔　刘　宇　罗　静　藕顺龙

彭贵琴　冉冬芝　汪潇潇　夏　蕾

谢曌璐　杨利平　杨镇洲　袁中珍

张　妮　赵洪琼

秘　　书　赵洪琼

科学出版社

北　京

内 容 简 介

近年来，恶性肿瘤已经成为威胁人类生命健康的杀手之一。随着肿瘤的发生发展机制的不断深入研究，抗肿瘤新药不断涌现，肿瘤药学的发展面临着新的挑战与机遇。为推动肿瘤药学的学科发展，增强肿瘤临床药师知识技能，提高抗肿瘤药物临床合理应用水平，我们组织了 20 余位医学、药学专家，博引经典，且汇集了他们宝贵的临床经验编写成此书。

本书以突出临床肿瘤药物治疗的实用性、科学性为宗旨，完整地介绍了各系统肿瘤疾病的用药原则、治疗方案、药学监护等，做到安全、有效、合理，是理论与实践、临床与药学相结合的新模式。

本书共 12 章，重点介绍临床药物治疗学等方面的内容，尽力做到新颖实用、通俗易懂，保持科学性、实用性、创新性，适用于医药院校学生参考和使用，也适用于各级医务工作者参考和阅读。

图书在版编目（CIP）数据

抗肿瘤药物治疗学 / 杨镇洲，李顿，何百成主编 . -- 北京：科学出版社，2024.11. -- （临床药物治疗学系列教材）. -- ISBN 978-7-03-079959-3

Ⅰ . R979.1

中国国家版本馆 CIP 数据核字第 202464GN73 号

责任编辑：李　植/责任校对：宁辉彩
责任印制：张　伟/封面设计：陈　敬

科 学 出 版 社 出版

北京东黄城根北街 16 号
邮政编码：100717
http://www.sciencep.com

北京天宇星印刷厂印刷
科学出版社发行　各地新华书店经销

*

2024 年 11 月第 一 版　开本：787×1092　1/16
2024 年 11 月第一次印刷　印张：15 3/4
字数：374 000

定价：88.00 元
（如有印装质量问题，我社负责调换）

目　　录

第一章 总 论

第一节 恶性肿瘤的概念

恶性肿瘤（malignant tumor）是相对于良性肿瘤（benign tumor）的一类疾病。这种肿瘤的细胞生长迅速，侵袭性通常比较强，可从原发部位散播到身体的其他部位，对机体危害大，常称作癌症。恶性肿瘤可依据起源的不同分为以下几类。

来源于上皮组织的恶性肿瘤称癌（cancer），如食管癌、肺癌、乳腺癌、胃癌、肠癌、胰腺癌和胆管癌等。

来源于间叶组织（结缔组织）的恶性肿瘤称肉瘤（sarcoma），如脂肪肉瘤、骨肉瘤和纤维肉瘤等。

来源于淋巴系统的恶性肿瘤，如白血病和多发性骨髓瘤等。

第二节 恶性肿瘤的流行病学

肿瘤流行病学是应用流行病学的方法，研究分析恶性肿瘤在人群中的分布、病因和预防措施的一门学科。它立足于群体，研究对象包括临床的肿瘤患者和隐性患者，处于癌前状态的患者与高危人群，以及健康人群。研究指标包括：发病率、死亡率、肿瘤年龄标准化发病率、累积发病率、肿瘤患病率与检出率等。

一、恶性肿瘤的全球流行病学

根据国际癌症研究机构（International Agency for Research on Cancer，IARC）发布的数据，2020 年全球新发癌症病例 1929 万例，男性（1006 万）高于女性（923 万）；癌症死亡病例 996 万例，男性（553 万）同样高于女性（443 万）。在统计分析的国家中，癌症已成为第一或第二位的死因。

2020 年新发癌症病例中，中国有 457 万人，占全球的 23.7%，新发癌症病例远超世界其他国家。其他新发病例位于前十的国家分别为美国（228 万）、印度（132 万）、日本（103 万）、德国（63 万）、巴西（59 万）、俄罗斯（59 万）、法国（47 万）、英国（46 万）和意大利（42 万）。男性癌症发病率最高的是肺癌，其次是前列腺癌、结直肠癌和胃癌。女性癌症发病率最高的是乳腺癌，其次分别是结直肠癌、肺癌和宫颈癌。男性的年龄标准化癌症发病率高于女性。在全球大多数地区男性的前列腺癌发病率最高，其次是肺癌；但中国男性癌症发病率最高的是肺癌。

2020 年的癌症死亡病例数据中，中国癌症死亡人数为 300 万，占癌症死亡总人数的 30%，居全球第一，主要是由于中国癌症患病人数最多。在中国，癌症已在死亡原因中排名第一。男性癌症死亡率最高的是肺癌，其次是肝癌、结直肠癌和胃癌。女性癌症死亡率最高的是乳腺癌，其次分别是肺癌、结直肠癌和宫颈癌。男性的年龄标准化癌症死亡率高于女性。

肺癌多年来一直是世界发病率最高的癌种，但 2020 年的统计数据显示，全球乳腺癌新增病例 226 万，而肺癌新增 220 万。乳腺癌首次取代肺癌，成为发病率最高的癌症。其余排前十的癌症分别是结直肠癌、前列腺癌、胃癌、肝癌、宫颈癌、食管癌、甲状腺癌和膀胱癌。2020 年全球癌症死亡 996 万人，其中肺癌患者 180 万，是死亡人数最多的癌种。其他死亡人数位于前十的癌症分别是结直肠癌、肝癌、胃癌、乳腺癌、食管癌、胰腺癌、前列腺癌、宫颈癌和白血病。

2020 年全球癌症数据变化最大的就是乳腺癌新发病例超过肺癌。导致这种情况的原因可能是乳腺癌风险因素不断增加，如生育延迟、生育数量减少，这种现象在正经历社会和经济转型的国家中最明显；其次是肥胖、超重、运动减少等因素导致乳腺癌发病率上升。由于全球人口老龄化加剧，全球的癌症负担将进一步加重。在癌症负担和癌种类型发生变化的同时，吸烟、肥胖、不健康饮食及缺乏运动等癌症风险因素流行率明显上升，尤其是在高收入的工业化国家中。

二、恶性肿瘤的国内流行病学

根据《2024 年中国癌症报告》，2016 年我国肿瘤新发病例为 406.4 万，发病率为 186.46/10 万，男性高于女性，城市高于农村。城市地区肺癌、乳腺癌、结直肠癌和前列腺癌发病率高于农村，而胃癌、肝癌、宫颈癌和食管癌则是农村发病率高于城市。在城市与农村中，肺癌的发病率均最高（城市为 36.7/10 万，农村为 35.27/10 万）。在所有癌种中，肺癌的发病率最高，达 82.8 万例，其次分别是结直肠癌、胃癌和肝癌。男性发病率最高的分别是肺癌、肝癌、胃癌和结肠癌，女性发病率最高的则分别是乳腺癌、肺癌、甲状腺癌和结直肠癌。在 0 ~ 19 岁和 60 岁以上，男性癌症的发病率高于女性，而在 15 ~ 59 岁，女性癌症发病率高于男性。男女癌症新发病例的峰值均在 60 ~ 79 岁。我国整体癌症粗发病率仍持续上升，反映我国癌症实际负担沉重；我国传统高发的食管癌、胃癌和肝癌等病种发病率呈现持续下降趋势，但疾病负担仍然较重。结直肠癌、乳腺癌、甲状腺癌和前列腺癌等肿瘤的发病率呈现持续上升趋势，防控形势严峻。

2016 年总死亡人数为 241.4 万，死亡率为 105.19/10 万，男性高于女性，农村高于城市。其中，肺癌、结直肠癌、乳腺癌和前列腺癌城市高于农村，而肝癌、胃癌、食管癌和宫颈癌则是农村高于城市。除胆囊癌和甲状腺癌女性高于男性外，其他所有癌种死亡率均为男性高于女性。死亡率最高的是肺癌，其次分别是肝癌、胃癌和结直肠癌。引起男性死亡率最高的癌种分别是肺癌、肝癌、胃癌、食管癌和结直肠癌，引起女性死亡率最高的癌种分别是肺癌、肝癌、胃癌、乳腺癌和结直肠癌。在 0 ~ 14 岁和 60 岁以上男性死亡率高于女性，在 15 ~ 59 岁女性死亡率高于男性，60 ~ 79 岁区间死亡率最高。我国癌症粗死亡率仍呈现上升趋势，但调整人口年龄结构后，标准化死亡率呈现下降趋势，反映近年来我国癌症综合防控取得初步成效。肺癌仍是死亡率最高的癌种，我国传统高发而预后较差的食管癌、胃癌和肝癌等肿瘤死亡率逐年降低，但宫颈癌死亡率仍呈上升趋势。结直肠癌、乳腺癌、甲状腺癌和前列腺癌等肿瘤的死亡率呈现持续上升趋势。

在过去的 10 余年，恶性肿瘤生存率呈现上升趋势，目前我国恶性肿瘤的 5 年相对生存率约为 40.5%；与 10 年前相比，我国恶性肿瘤生存率总体提高约 10 个百分点，但与发达国家还有很大差距。根据世界卫生组织（WHO）国际癌症研究机构发布的 2020 年全球最新癌症数据，中国已成为名副其实的"癌症大国"。2020 年中国新发癌症 457 万例，死亡 300 万例。总之，我国恶性肿瘤负担日益加重，城乡差异较大，地区分布不均衡，癌症防控形势严峻；发达国家和发展中国家癌谱并存，防治难度巨大。

第三节 恶性肿瘤的病因

一、年 龄

肿瘤的发病与年龄有一定关系。通常肿瘤发生的可能性随着年龄增大而增加，其原因可能与体细胞突变的累积有关。与之相反，多见于幼儿和儿童的肿瘤，则常与遗传有关，如肾母细胞瘤、神经母细胞瘤和视网膜母细胞瘤等。

二、性 别

肿瘤发生与性别有关，除生殖器官肿瘤与乳腺癌在女性中较多见外，胆囊癌、甲状腺癌及膀胱癌等也是多发于女性。在男性中，肺癌、胃癌、肝癌、食管癌、鼻咽癌和结肠癌等肿瘤多见。性别上的这种差异，除部分与性激素有关外，可能主要与男女性染色体不同，以及某一性别较多地受到某些致癌因子刺激有关。

三、环 境

恶性肿瘤的发生是一个长期、多因素与分阶段的过程。细胞的恶性转化通常不能由单个基因改变引起，往往是多个基因改变的结果，包括几个癌基因的激活和个多肿瘤抑制基因功能失活。多种环境因素与肿瘤发生有关，大致包括化学因素和物理因素两类。

（一）化学因素

目前已知1000多种化学物质具有致癌作用，其中部分可能与人类肿瘤发生有关。常见的一些化学致癌物质如下。

1. 多环芳烃 这类物质多存在于石油和煤焦油中，也存在于烧烤与烟熏的鱼、肉等食品中。这些物质可能与某些地区某种癌症发病率较高具有一定关系。

2. 芳香胺与氨基偶氮染料 印染厂和橡胶厂工人膀胱癌发生率较高，可能与芳香胺类（如乙萘胺、联苯胺、4-氨基联苯等）有关。奶油黄（二甲基氨基偶氮苯，曾用于食品工业中）和猩红均可致大白鼠发生肝癌。

3. 亚硝胺类 亚硝胺类物质可引起多种肿瘤，如胃癌等。亚硝酸盐可作为食品防腐剂或食物色素，可来源于细菌分解硝酸盐的产物。亚硝酸盐在胃内与来自食物的一些物质反应生成亚硝胺。后者在体内经过活化，形成有致癌作用的物质。

4. 真菌毒素 霉变的花生、玉米及其他谷类中存在黄曲霉素。黄曲霉素包含多种成分，其中黄曲霉素B1的致癌性最强；其化学性质稳定，加热不易分解，即使烹饪后仍有活性。在肝微粒体酶的作用下转变为环氧化物而具有致突变作用。

5. 烷化剂与酰化剂 传统化疗药物中的环磷酰胺、氮芥和亚硝基脲等，可破坏DNA的结构与功能，引发突变而致继发性肿瘤。

6. 其他致癌化学物质 某些金属元素也具有致癌作用，如镍、铬、镉和铍等。炼镍工人的鼻癌和肺癌发病率较高，前列腺癌和肾癌可能与镉有关，肺癌可能与铬有关。

化学因素致癌大多与环境污染和职业因素有关。因此，治理环境污染，防治职业病，是减少和预防恶性肿瘤发生的一项重要措施。

（二）物理因素

电离辐射，以及异物、创伤和慢性炎症可能与癌症发生有关。长期接触放射性同位素及X线，均可诱发各种恶性肿瘤。长期热辐射也具有一定的促癌作用。慢性炎症所产生的细胞生长因子可引起细胞持续增殖，致DNA易发生突变而有促癌作用。石棉与石棉制品可导致胸膜间皮瘤，重度暴露于石棉纤维的工人，其胸膜间皮瘤的发生率可达2%～3%。

四、感　染

肿瘤发生与病毒感染的关系密切。病毒可根据其核酸类型分为RNA病毒和DNA病毒。病毒通过转导或插入的方式，将其遗传物质整合到宿主细胞的DNA中，从而引起正常或突变的原癌基因被激活而过度表达，使宿主细胞发生转化。与人体肿瘤发生有关的病毒主要包括以下几类。

1. 人类T细胞白血病/淋巴瘤病毒1（human T-cell leukemia/lymphoma virus 1，HTLV-1）　属于RNA病毒，流行于日本和加勒比等地区，与T细胞白血病/淋巴瘤发生有关。在人类，HTLV-1的主要传播途径包括性交、使用血液制品和哺乳。

2. 人乳头状瘤病毒（human papilloma virus，HPV）　与宫颈和肛门生殖区域鳞状细胞癌的发生有关。在75%～100%宫颈癌患者的癌细胞中，能检测到HPV某些亚型的DNA序列。

3. Epstein-Barr病毒（EBV）　与Burkitt淋巴瘤（伯基特淋巴瘤）和鼻咽癌发生有关。EBV对B细胞有很强的亲和性，感染EBV的B细胞易发生多克隆性增生，其基因组在几乎所有的鼻咽癌细胞中都有发现。

4. 乙型肝炎病毒（hepatitis B virus，HBV）　流行病学调查发现，慢性HBV感染与肝癌的发生有密切关系。HBV本身并不含有可以编码任何转化蛋白的基因，在肝细胞DNA中也无固定的整合模式，HBV的致癌作用可能还与多种其他因素有关。

此外，感染人类免疫缺陷病毒（HIV）致人体免疫功能受损，也会使恶性肿瘤的发生率增加。

五、遗　传

在引起肿瘤发生的原因中，环境因素约占70%。但在相同环境中生活的人，有的人患上肿瘤，而另外的人却没有，说明肿瘤发生与某些人群的易感性有关。外界致癌因素一旦作用于易感人群，这类人群便有可能患上肿瘤。肿瘤的易感性可能与遗传因素有关，Knudson提出的"二次打击学说"可以很好解释这种现象。该学说认为：如果某人在出生时从父母那里得到的某对等位基因其中的一个发生突变，即一次打击；出生后的若干年中，环境或其他因素使另一个等位基因也发生突变，即第二次打击，此时就会发生肿瘤。这种学说也表明，单个基因突变不会引起肿瘤。目前，已经发现多种具有家族史的肿瘤，如肝癌、胃肠癌、食管癌、乳腺癌、鼻咽癌和前列腺癌等。

发生遗传性基因突变或缺失的多是抑癌基因，如*Rb*、*p53*和*APC*等。这类肿瘤的发生需要二次突变，其特点为早年（儿童期）发病，肿瘤呈多发性，常累及双侧器官。抑癌基因的遗传学特征是一对等位基因中的任何一个丢失或破坏，都不足以使其功能失活，因另一个完好等位基因产生的抑癌基因产物仍能发挥功能；只有一对等位基因全都丢失或被破坏，才会使其功能丧失，这一发现再次证实 Knudson 的"二次打击学说"。除上述抑癌基因外，目前发现多种肿瘤易感基因，如 BCRA1、BCRA2、PPM1D 和 TSG101 等。通过早期筛查肿瘤易感基因并采取适当的预防措施，可以减轻相应人群罹患肿瘤的风险。

六、营 养

癌症的发生过程漫长而复杂，需经过启动、促癌和演进三个阶段。食物本身与癌症发生无直接关系，但食物如果被致癌物质污染则可诱发肿瘤，如食物中残留的某些农药、二噁英、重金属、激素或黄曲霉素等。此外，食物中某些营养成分具有促癌或抑癌作用。因此，科学合理的膳食结构对于癌症预防也具有重要作用。

食物中的促癌因素包括：高脂肪膳食可增加乳腺癌、直肠癌、胰腺癌和前列腺癌的发生风险。含大量红肉（猪、牛肉）的膳食很可能增加结直肠癌、胰腺癌、乳腺癌、前列腺癌和肾癌的危险性。高浓度的食盐对胃黏膜屏障具有破坏作用，可使致癌物直接与其靶位接触，有增加胃癌的风险。乙醇本身无致癌性，但可增强其他致癌物的作用。这些营养成分在癌症启动后，能促进癌症的进一步发展，故能增加患癌风险。

此外，膳食中的某些营养物质具有明显的抗癌作用。这些物质包括：谷氨酰胺、精氨酸和牛磺酸等氨基酸，n-3 系列的多不饱和脂肪酸，维生素 A、维生素 C、维生素 E、吡哆醛和叶酸等维生素，钙、硒和锌等元素，以及膳食纤维等。因此，合理的膳食对减少癌症发生风险具有重要作用。专家估计，均衡营养、科学合理的膳食结构可预防 30% ~ 40% 的癌症。

第四节 恶性肿瘤的诊断

一、影像学检查

肿瘤的影像学检查方法包括 X 线成像、计算机断层扫描、超声成像、磁共振成像和核素显像等多种成像技术，每种成像技术又包含多种检查方法。通过上述各种成像技术，使人体组织器官及内部结构显影，显示解剖、生理功能及病理变化情况，从而达到诊断疾病的目的。由于各种方法的成像原理不同，一种成像技术无法检查和诊断人体所有器官的疾病，同时也不能取代其他的成像技术，各种检查方法相互补充和印证。因此，选择影像学检查技术时需要权衡利弊，根据实际情况选择适宜的成像技术，通过综合判断确定疾病的类型和程度。恶性肿瘤影像学检查常用的方法如下。

1. X 线成像 是临床常用的诊断方法之一，是影像学的基础。X 线具有穿透性，人体组织之间存在密度差异，即吸收 X 线的程度不同。当 X 线穿过人体后将相应的信息呈现在荧光屏或 X 线照片上，通过形成黑白对比不同的影像反映人体组织结构。X 线检查技术包括荧光透视、X 线摄影及造影检查等。随着传统 X 线检查数字化技术的发展，形成计算机 X 线成像和数字 X 线成像。数字化图像不仅有较好的对比度和清晰度，而且还有利于图像存储、传输及后期处理，同时也减少了 X 线对患者的影响。

X 线成像显示的结构层次比较丰富，能从整体反映待检部位的组织结构，空间分辨率较高。但这种成像技术的缺点是密度分辨率低，对于组织密度差别较小的结构无法有效区别。

此外，X 线束是从 X 线管向人体做锥形投射，所以 X 线成像有一定程度的放大并产生半影而使影像的清晰度受到影响。

2. 计算机断层扫描（computed tomography，CT） 成像原理与 X 线成像大致相同，但扫描方式和成像方式明显不同。CT 采用 X 线束环绕人体组织进行扫描，探测器接受透过该层面的 X 线并将其转为数字信号，然后传输到计算机进行处理。因此，CT 的图像是重建的断层数字化图像。

CT 具有较高的密度分辨率，是传统 X 线图像的 10 ～ 20 倍。即使对 X 线吸收差别小的人体软组织，在 CT 图像中仍能形成较好的对比。因此，CT 图像可清楚显示由软组织构成的器官，能较好地显示出病变影像。由于 CT 是数字化成像，所以组织器官和病变的密度高低不仅能用图像（灰度）来显示，还可用量化的指标来表示。CT 图像是横断面影像，所以组织结构间无重叠，更容易检测出病灶。当然，CT 成像也存在一些缺点，如图像的空间分辨率不及传统 X 线图像，检查费用也偏高。因此，不宜将 CT 检查作为常规诊断方法使用，应在充分了解其优势的基础上，根据患者的实际情况合理选用。

3. 磁共振成像（magnetic resonance imaging，MRI） 是根据生物体磁性核在磁场中表现出的共振特性而进行成像的技术。MRI 对人体无危害，能对人体的任意剖面进行直接成像，可靠且安全。

MRI 是真正的多参数和任意角度成像，图像对比度高，其对软组织的分辨能力远比其他影像学检查方法强。MRI 无电离辐射，能观察心脏、大血管结构，以及组织器官的能量代谢情况。此外，MRI 成像不受骨骼的影响，图像质量也显著优于 CT。不过，MRI 也具有一些不足，如成像速度较慢、对钙化和骨皮质病灶不够敏感，以及图像易受一些伪影影响（如金属异物等）；此外，MRI 有较多禁忌证，如装有心脏起搏器、待检部位有金属异物或金属假肢等。由于抢救器材、监护仪器不能带入 MRI 检查室，故有生命危险的危重、急诊患者不宜做 MRI 检查。

4. 超声成像 超声波是一种高频的机械振动波，诊断用超声频率超过 20 000Hz。超声波在体内传播过程中与介质相遇时，因不同介质间声阻抗差别而产生散射和反射，以及由于界面两侧声速差别而产生折射、全反射、回声失落与侧后声影等。正常组织与病变组织对超声的吸收、散射与反射等程度存在差异。因此，以上信息经过综合处理形成的图像能用于判断病变大体的情况。

超声图像能实时记录人体部位任意方位的切面图，能动态显示器官运动功能和血流动力学状况，即能同时获得功能和形态学方面的信息。人体大多数部位（骨骼、肺和胃肠道除外）的肿瘤能采用超声检查和诊断，但对于肿瘤的分期存在一定限制。超声波无放射性损伤，安全性高，设备可以轻量化便于床旁及术中检查，易于操作且可及时获得检查结果；检查费用低，短期内可对病变部位多次反复检查，以便动态观察。但对于肥胖的患者，这种方法较难获得好的超声图像；同时，超声检查结果的准确性与医生的经验和技术水平有很大关系。

5. 核素显像 正电子发射断层显像（positron emission tomography，PET）是医学领域最先进的影像技术之一。由放射性元素制成的不同示踪剂进入人体，参与人体的代谢过程，并能进入靶器官中。有的示踪剂能进入肿瘤周围的正常组织而不能进入肿瘤组织，表现为病变区域的放射性缺损；有的示踪剂进入肿瘤组织中，表现为肿瘤部位放射性增高。通过在体外探测示踪剂产生的湮没辐射光子，并将所收集的信息经计算机处理，显示靶器官的断层图像并给出定量的生理参数。

PET 诊断以放射性核素在体内分布为基础，器官或病灶内的信号差异与显像剂的浓度有关，而显像剂浓度的大小直接反映器官或病灶血流量、细胞功能、代谢状况及排泄等情况。因此，PET 属代谢性的功能显像，对疾病的早期诊断具有重要作用，尤其是对病变的定性诊断。PET 也存在不足之处，如对病变的解剖定位不如 CT 及 MRI 准确，同时费用相对较高。

二、生 化 检 查

生化检查是恶性肿瘤诊断的重要方法之一。目前，对大多数晚期肿瘤仍无理想的治疗办法，全球每年死于癌症的患者仅次于心血管疾病患者。因此，肿瘤的早期诊断就显得非常重要。早期癌症患者无明显的症状，同时缺乏特异性的诊断标志物，所以传统的诊断方法难以在早期发现。近年来，随着肿瘤标志物的发现，以及基因组学与蛋白组学技术的发展，恶性肿瘤的早期诊断成为可能，并有助于判定预后和治疗效果。目前，肿瘤的生化检查诊断方法大致包括以下几方面。

（一）肿瘤标志物检测

通过检测肿瘤标志物，不仅能诊断恶性肿瘤，而且能对其进行疗效和预后评价，以及复发监测。目前已发现的新型肿瘤标志物可分为以下几类。

1. 蛋白质类

（1）甲胎蛋白（alpha-fetoprotein，AFP）：是胚胎期肝脏和卵黄囊合成的一种糖蛋白，在正常成人血液循环中含量极低（一般 < 20μg/L）。AFP 诊断原发性肝癌的阳性率为 60% ~ 70%。当血清 AFP > 400μg/L 持续 4 周，或 200 ~ 400μg/L 持续 8 周，结合影像等其他检查，可做出原发性肝癌的诊断。

（2）癌胚抗原（carcinoembryonic antigen，CEA）：是从胎儿及结肠癌组织中发现的一种糖蛋白，是一种广谱的肿瘤标志物，血清正常参考值 < 5μg/L。在多种恶性肿瘤中均能检测到 CEA，包括结肠癌、胃癌、胰腺癌、肺癌、乳腺癌、卵巢癌和子宫癌等。在部分良性疾病中 CEA 水平也有不同程度的升高，但程度和阳性率较低，如直肠息肉、结肠炎、肝硬化和肺疾病。CEA、CA199 和 CA125 联合检测可提高胃癌诊断的准确率。

（3）癌抗原 125（cancer antigen 125，CA125）：是一种分子量较大的糖蛋白，存在于由胎儿体腔上皮分化而来的组织中。在成年健康女性的输卵管和子宫内膜中有表达，但在卵巢浆液性腺癌、宫颈腺癌和乳腺癌等疾病中高表达。因此，单一检测 CA125 不宜用于卵巢癌筛查，但其诊断敏感度可达 70%。

（4）癌抗原 153（cancer antigen 153，CA153）：是一种与乳腺癌相关的抗原，对乳腺癌诊断和术后随访具有一定价值。早期的乳腺癌，CA153 的敏感度约 60%，而晚期的乳腺癌，其敏感度约 70% ~ 90%。对于乳腺癌原位复发的监测，其敏感度约 30%，联合检测 CA153 和 CEA 可提高敏感度。

（5）糖类抗原 199（carbohydrate antigen 199，CA199）：是一种与胃肠道癌相关的糖类抗原，在正常胎儿的胰腺、胆囊、肝和肠，以及正常成年人的胰腺和胆管上皮等处均有分布。胰腺癌和胆囊癌等恶性肿瘤可采用血清 CA199 作为辅助诊断指标，同时其也可用于病情变化与复发监测。此外，胃癌、结直肠癌、乳腺癌、肺癌和卵巢癌等患者的血清 CA199 水平也有一定程度上升。

（6）胃癌相关抗原：癌抗原 724（cancer antigen 724，CA724）：是一种高分子量糖蛋白，作为胃肠道和卵巢肿瘤的标志物。在 85% ～ 95% 的胃、结肠、胰腺、肺和卵巢癌中能检测到，而在良性肿瘤或正常人体内不存在。CA724 是目前胃癌诊断的最佳肿瘤标志物之一，其敏感度为 28% ～ 80%，特异度为 67.8% ～ 100%。联合 CA199 与 CEA 检测，可监测 70% 以上的胃癌变化。

（7）前列腺特异性抗原（prostate-specific antigen，PSA）：是一种糖蛋白，由人前列腺上皮细胞合成并分泌至精浆。主要存在于前列腺，正常男性血清中 PSA 的水平较低。虽然 PSA 具有器官特异性，但并不具有肿瘤特异性。在良性前列腺增生、前列腺炎和前列腺癌中均可检测到血清 PSA 水平升高。通常检测血清 PSA 水平诊断前列腺癌的阳性率约为 80%。

（8）细胞角蛋白 19 片段抗原 21-1（CYFRA21-1）：是细胞角蛋白 -19 的可溶性片段，可作为非小细胞肺癌（特别是肺鳞癌）的首选标志物。在消化道、泌尿系统、妇科肿瘤与某些良性疾病中，CYFRA21-1 水平也有所升高。因此这种片段不适用于筛查和诊断肺癌，但在不能进行组织活检时有助于鉴别可疑肺部肿块。CYFRA21-1 也可作为乳腺癌、卵巢癌和膀胱癌的辅助诊断和治疗监测指标。

（9）鳞状细胞癌抗原（squamous cell carcinoma antigen，SCCA）：来源于宫颈鳞状上皮细胞癌组织中的肿瘤相关抗原 TA-4，是一种糖蛋白，正常人血清含量极微。SCCA 作为鳞状细胞癌（鳞癌）的肿瘤标志物，可用于头颈部癌、食管癌、肺鳞状细胞癌、宫颈癌和膀胱癌的辅助诊断、治疗与复发监测。

（10）其他种类

1）血清铁蛋白（serum ferritin，SF）：在多种肿瘤患者中均可见 SF 水平升高，如急性白血病、霍奇金淋巴瘤、肺癌、结肠癌、肝癌和前列腺癌等。检测 SF 对肝脏转移性肿瘤有诊断价值。在 AFP 水平较低的情况下，可以联合测定 SF 水平，以提高肝癌的诊断率。另外，在炎症、色素沉着和肝炎时 SF 水平也会升高。

2）癌抗原 50（cancer antigen 50，CA50）：作为胰腺癌和结直肠癌的标志物，是一种糖类抗原。CA50 因广泛存在于胰腺、胆囊、肝、胃、结直肠和子宫等组织器官，是一种更普遍的肿瘤标志抗原（其肿瘤识别谱较 CA199 更广），而不是某种器官或组织特有的肿瘤标志物。

3）糖类抗原 242（carbohydrate antigen 242，CA242）：是一种糖脂类抗原，与胰腺癌、胃癌和结直肠癌相关。检测血清 CA242 水平可辅助诊断胰腺癌和大肠癌，有较好的敏感性和特异性。此外，在肺癌、肝癌、卵巢癌患者中也可见血清 CA242 水平升高。

2. 激素类 具有激素分泌功能的细胞发生癌变时，相应的激素水平会发生异常。不同类型的恶性肿瘤既可分泌不同种类的激素，也可分泌同一种激素，而同一肿瘤细胞可分泌一种或多种不同的激素。常见可分泌激素的恶性肿瘤包括神经外胚层肿瘤、类癌和肺未分化小细胞癌等，检测体内相应激素水平的变化，可用于相应肿瘤的辅助诊断。

（1）降钙素（calcitonin，CT）：是一种单链多肽激素，由甲状腺滤泡旁细胞合成和分泌，故又称为甲状腺降钙素。在甲状腺髓样癌、肺腺癌或小细胞肺癌患者的血清中，降钙素的水平明显升高。降钙素值是甲状腺髓样癌诊断的重要依据和临床疗效监测的重要指标。此外，血清降钙素水平过高应注意早期肺癌的可能性。在其他恶性肿瘤中也可见降钙素水平升高，如上颌窦癌、乳腺癌、肝癌、胰腺癌、肾癌、前列腺癌和膀胱癌等。在一些良性疾病中，也可见降钙素水平升高，如变形性骨炎、甲状腺功能亢进症和肺部疾病等。

（2）人绒毛膜促性腺激素（human chorionic gonadotropin，HCG）：是一种糖蛋白，由胎盘滋养层细胞分泌。怀孕时血与尿中 HCG 水平明显上升，但在正常血中水平较低。绒毛膜上皮癌患者中，HCG 水平显著升高。约 60% 的睾丸肿瘤患者 HCG 水平明显升高，侵蚀性葡萄胎患者的 HCG 水平也会明显升高。

3. 酶类及同工酶类

（1）前列腺酸性磷酸酶（prostate acid phosphatase，PAP）：是前列腺分泌的一种糖蛋白，也是前列腺癌诊断、分期、疗效监测及预后判断的重要指标。在前列腺炎和前列腺增生的患者中，PAP 水平也会有一定程度升高。

（2）神经元特异性烯醇化酶（neuron specific enolase，NSE）：作为烯醇化酶的一种同工酶，是小细胞肺癌（SCLC）的标志物，诊断阳性率约 91%。可用于鉴别诊断小细胞肺癌和非小细胞肺癌，对小细胞肺癌的疗效观察和复发监测有重要价值。此外，神经内分泌细胞瘤和神经母细胞瘤患者的血清 NSE 水平也可明显升高。

（二）分子诊断

肿瘤分子诊断即以核酸或蛋白为核心的肿瘤诊断技术，对于肿瘤的早期诊断或筛选具有重要意义。蛋白相关分子多为上述已介绍的肿瘤标志物，故本部分主要介绍基于核酸的肿瘤分子诊断。通过检测与肿瘤发生相关的核酸分子，预测肿瘤的发生，或进行肿瘤诊断并评价肿瘤的治疗效果。

1. 抑癌基因及原癌基因 抑癌基因失活或原癌基因的激活是肿瘤发生的重要原因。在正常情况下，抑癌基因表达产物可调控细胞生长，防止其生长失控而遏制肿瘤形成。但当其他原因导致抑癌基因失活、丢失或表达产物功能丧失时，细胞的增殖调节失控而发生恶化。引起抑癌基因失活的原因大致包括点突变、启动子高甲基化水平增加、缺失及染色体异常等。最常见的抑癌基因有 Rb、P53 和 PTEN 等基因。原癌基因是广泛存在于细胞内的基因，其序列高度保守并且在正常情况下表达水平低或不表达。在多种因素的影响下，这种基因可被激活而高表达，从而使细胞癌变，如获得启动子与增强子、点突变、甲基化水平改变、基因易位和原癌基因扩增等。常见原癌基因包括 ras、sis、src、myc 和 myb 等家族。

2. 常用分子诊断技术 基于核酸检测的恶性肿瘤分子诊断技术主要包括：聚合酶链反应 - 单链构象多态性（PCR-SSCP）、杂合双链分析、突变体富集聚合酶链反应（PCR）、变性梯度凝胶电泳、化学切割错配、等位基因特异性寡核苷酸分析、等位基因特异性扩增、连接酶链反应、RNA 酶切割、DNA 序列分析和限制性酶切片段长度多态性分析等方法。此外，还可通过染色体分析进行恶性肿瘤诊断，如检测费城染色体可以协助白血病的诊断。通过上述方法，检测相应抑癌基因或原癌基因是否存在突变、易位、倒位、基因重排或缺失等，以及是否存在染色体畸变，从而对肿瘤做出早期诊断或对肿瘤的治疗效果及预后做出预判。其中，测序分析还在肿瘤的分子分型与选择个体化治疗方案中发挥着越来越重要的作用

（三）生物芯片技术

蛋白芯片和基因芯片同属生物芯片技术。随着人类基因组计划的完成，基因组和蛋白组的相关信息逐渐被人们用来进行肿瘤的诊断。同时，一些新的芯片技术也在不断开发中。

1. 蛋白芯片 肿瘤标志物蛋白芯片是基于生物芯片技术建立的一种肿瘤检测技术。这种芯片目前可应用于多种情况，如肿瘤普查体检，对高危人群与无症状人群进行大规模、快速

筛查；对于已确诊的恶性肿瘤患者，可选择相应的标志物进行跟踪检测；为临床分析提供更多的指标，使诊断的准确率进一步提高；通过芯片分析，可积累丰富临床检测数据，有助于为不同人群提供合适的肿瘤标志物图谱。

2. 基因芯片 人类基因组计划的完成，以及分子生物学相关技术的迅猛发展，极大地推动了基因芯片技术的发展。基因芯片就是在一定的载体上，按照预先设计排列成千上万的核酸探针（如 DNA、寡核苷酸或基因片段等）。随着技术的发展，已出现多种新型的基因芯片，如突变分析芯片、单核苷酸多态性芯片、差异表达芯片和比较基因组杂交芯片等。基因芯片可以快速与准确地检测大量基因的表达水平，以便进行肿瘤诊断及在分子水平对肿瘤进行分型；同时，通过芯片结果分析，可对肿瘤治疗用药提供指导，对肿瘤的诊断、治疗及预后都具有重要作用。

三、病 理 检 查

肿瘤病理学诊断最常用的方法是组织检查（简称活检）和脱落细胞学检查。活检是指根据诊断和治疗的需要，从患者体表或体内切取、钳取或穿刺获得病变组织，然后经过组织化学处理，制成病理组织切片，在显微镜下观察，最后做出诊断。作为诊断病理学中最重要的部分，也是最常用的病理学诊断方法，其是目前国际上公认最可靠的诊断技术，也是最高一级的诊断方法。

脱落细胞学检查是利用瘤细胞之间黏附力较低，易随分泌物、排泄物（如痰液、乳头溢液、尿液等）自然脱落的特点，或医生用器械（如刮匙、食管拉网器等）将肿瘤细胞从黏膜表面刮下，制成涂片，用显微镜观察，做出细胞学诊断。传统的细胞学制片方法标本质量不一致，细胞分布不均，杂质成分阻碍视线，一个样本需涂多张涂片。目前主要采用液基薄层细胞学技术，可以提高细胞标本的质量和细胞学测试的敏感性和特异性，能重复制片并通过多种方法进行辅助检测（免疫组化等），减少阅片诊断时间。

一般来说，应用上述常用的病理学检查方法，结合必要的临床资料，大多数肿瘤都能获得明确诊断。但仍有少部分（8% ～ 10%）病例，尤其是分化差的肿瘤或涉及该肿瘤的组织来源和功能状态时，很难做出可靠的诊断。近年来，随着现代分析技术、流式细胞仪、细胞遗传学技术和生物芯片技术等的发展和应用，使肿瘤病理诊断和研究水平有较大提高。

病理学诊断也具有一定的局限性，如病理医生本身的知识水平和经验不同，对一些病例的认识也存在分歧。另外还有技术水平的限制。虽然从 20 世纪 50 年代发展起来的电镜和从20 世纪 80 年代发展起来的免疫组织化学检查，已从细胞水平进入到亚细胞结构和抗原大分子水平，使许多难诊断的疾病有较为明确的结果，如电镜可使 30% 的疑难诊断明确，免疫组化可达 50%，但仍然有近 5% 的病例得不出结论。目前开展的原位杂交技术和 PCR 技术，已从细胞膜、细胞质的探索中深入到细胞核内基因水平，病理学中的磁共振技术及原子力显微镜技术已达到细胞内小分子甚至原子分析水平，但这些技术目前尚未实际应用。因此，目前尚不能对每个病例都做出明确诊断。

第五节　恶性肿瘤的分型分期

一、恶性肿瘤的分型

目前，全球恶性肿瘤的发生率仍呈现持续上升趋势。加强对恶性肿瘤预防的研究，有效、准确与及时客观评价恶性肿瘤生物学行为和预后判断，以及制订合理的治疗方案，均有助于降低肿瘤的发生或减少肿瘤导致的死亡。恶性肿瘤的分型是诊断和评价肿瘤生物学行为的重要指标之一。近年来，由于生命科学研究和医学技术快速发展，相关肿瘤靶标的检测，以及个体化靶向治疗药物的临床应用，明显提高了早期肿瘤的检出率，改善了多种肿瘤的预后。因此，传统恶性肿瘤分型的意义与临床价值也相应发生变化。

病理学检测结果是传统肿瘤分型的重要依据，即肿瘤细胞与其来源组织的相似或与正常组织的接近程度。例如，角化型鳞癌出现不同程度的角化、腺癌具有分泌功能、黑色素瘤能够合成黑色素、滑膜肉瘤具有双向分化特征等。肿瘤的分型（病理学）是反映肿瘤组织细胞形态学特征和生物学行为的重要标志。组织类型不同的肿瘤其生物学行为也不相同，如来源于消化道的黏液性癌（印戒细胞癌或黏液癌）较管状腺癌更易于发生淋巴结转移且预后更差，而乳腺黏液癌预后良好。从肿瘤细胞分化层面讲，低分化肿瘤较高分化肿瘤具有更强的侵袭转移能力、恶性程度更高。

目前公认的肿瘤分型方案采用 WHO 肿瘤分型标准，即按照优势成分分型原则进行恶性肿瘤分型，即以肿瘤主要组织学类型（> 50% 的组织结构）进行分型和诊断。然而，由于恶性肿瘤的异质性，多种恶性肿瘤（如结直肠癌和胃癌等）存在不同程度的多方向分化或不同组织学类型并存的现象；恶性肿瘤的异质性也决定其复杂的生物学行为和预后。按照优势成分分型原则进行的恶性肿瘤分型在一定程度上忽视了肿瘤异质性的特征，并掩盖了某些次要组织类型对肿瘤生物学行为和预后的影响；同时，病理组织学诊断也易受恶性肿瘤显微镜下千差万别的形态学表现及病理医生主观因素判断的影响，不可避免存在一定的分型不一致性。此外，即使相同分型、分级和分期的肿瘤，由于其分子表型的差异，可出现完全不同的治疗反应和预后。

因此，按照优势成分分型原则进行恶性肿瘤分型的方案存在一定的局限性（反映肿瘤组织学特征、生物学行为和预后等方面），并不能满足肿瘤诊断精细化和肿瘤治疗个体化的要求。在传统肿瘤病理学分型的基础上，应当大力推进以肿瘤分子表型检测为核心的肿瘤分子分型。

二、恶性肿瘤的分期

恶性肿瘤分期是指恶性肿瘤的侵犯和转移范围。肿瘤体积越大，生长范围和扩散程度越广，患者的预后就越差。对肿瘤进行分期，需要考虑的因素包括：原发肿瘤的大小，浸润深度，浸润范围，邻近器官受累情况，局部和远处淋巴结转移情况，远处转移等。分期越高，生存率越低。

目前，国际上广泛采用 TNM 分期（TNM classification）。T 指肿瘤原发灶的情况，随着肿瘤体积增加和邻近组织受累范围增加，依次用 T1 ～ T4 来表示。Tis 表示原位癌，N 指区域淋巴结受累情况，淋巴结未受累时表示为 N0。随着淋巴受累程度及范围的增加，依次表示为 N1 ～ N3。M 表示远处转移情况（通常为血行转移），没有远处转移用 M0 表示，有远处转移用 M1 表示。在此基础上，用 TNM 三个指标的组合划出特定的分期。

第六节　恶性肿瘤的药物治疗方式

近年来，恶性肿瘤的治疗取得了很大的进展。在药物治疗方面，肿瘤分子靶向治疗发展较快。靶向药物包括小分子化合物、单克隆抗体和多肽等物质，这类药物能相对特异性地干预肿瘤细胞与增殖调控相关的信号通路而抑制肿瘤发展。肿瘤的分子靶向治疗与传统的化疗有本质区别。传统化疗药物缺乏对正常细胞和肿瘤细胞的选择性，药物的不良反应严重。因此，化疗药物的严重不良反应和肿瘤细胞的耐药使多数肿瘤患者的治疗难以为继。分子靶向药物则因具有高度选择性、不良反应相对较少等特点，可以长期用药。

一、细胞毒药物治疗

传统的化疗药物对正常和肿瘤细胞缺乏选择性，在杀死肿瘤细胞的同时也杀伤正常细胞。同时，这类药物具有增殖依赖性，即细胞生长越快，药物的效应越强。因此，这类药物的不良反应严重，也称为细胞毒药物；绝大多数细胞毒药物都具有明显的骨髓抑制、胃肠道黏膜损害、脱发和免疫抑制等严重不良反应，少数药物能损伤心、肝、肾和肺等重要器官。细胞毒药物的抗肿瘤机制如下。

1. 干扰核酸合成　这类药物多为核苷酸类似物，可通过多种方式干扰核酸的合成及利用，故又称为抗代谢药。其包括干扰嘌呤类核苷酸生成，如 6- 巯嘌呤等；干扰嘧啶类核苷酸生成，如氟尿嘧啶等；抑制二氢叶酸还原酶，干扰叶酸代谢，如甲氨蝶呤等；抑制 DNA 聚合酶，阻止 DNA 合成，如阿糖胞苷等；抑制核苷酸还原酶，阻止脱氧核苷酸生成，如羟基脲等。

2. 破坏 DNA 结构和功能　药物通过直接与 DNA 的碱基交叉联结，或通过抑制拓扑异构酶的活性，从而破坏 DNA 的结构或干扰 DNA 的功能。其包括烷化剂（环磷酰胺、白消安等）、金属铂类化合物（顺铂和卡铂等）、抗癌抗生素（丝裂霉素和博来霉素等）和喜树碱与鬼臼毒素衍生物（羟喜树碱、依托泊苷和替尼泊苷等）。

3. 干扰 DNA 转录　这类药物能嵌入 DNA 的碱基对之间，干扰转录过程，阻止 RNA 生成。其包括放线菌素 D、多柔比星和柔红霉素等。

4. 影响蛋白质合成和功能　这类药物包括影响纺锤丝形成和功能的药物，如长春碱类和紫杉醇类等；干扰核糖体功能的药物，如三尖杉酯碱等；干扰氨基酸供应的药物，如 L- 门冬酰胺酶等。

尽管这类药物的不良反应比较严重，但目前仍是治疗恶性肿瘤的主要药物。

二、分子靶向药物治疗

目前，临床应用较多的分子靶向药物主要包括两大类，即小分子抑制剂和单克隆抗体。由于多种原因导致肿瘤细胞的生长调节失控，而细胞的增殖受胞内外多种信号调节。酪氨酸激酶在肿瘤发生的信号转导中具有重要作用，如表皮生长因子受体（epidermal growth factor receptor，EGFR）和血管内皮生长因子（vascular endothelial growth factor，VEGF）都经过酪氨酸激酶途径进行信号转导。因此，EGFR 和 VEGF 等可作为分子靶向药物的靶点。蛋白酪氨酸激酶（protein tyrosine kinase，PTK）抑制剂能选择性抑制多种蛋白酪氨酸残基的磷酸化。这种磷酸化在胞内的信号转导中扮演重要角色，能参与调节细胞的分化、生长和死亡等过程。PTK 又分为受体型（receptor tyrosine kinase，RTK）和非受体型，但多数为受体型。

目前，临床常用的小分子靶向抑制剂包括：Bcr-Abl 酪氨酸激酶抑制剂，如伊马替尼（又名格列卫）；EGFR 酪氨酸激酶抑制剂，如吉非替尼和厄洛替尼等；多靶点抑制剂，如拉帕替尼和索拉非尼等。

三、免疫检查点药物治疗

免疫力低下是肿瘤发生的重要原因之一。传统的化疗药物可使患者免疫力下降，而肿瘤细胞本身可通过多种方式逃避机体的免疫监控。因此，通过激发或增强患者的免疫应答功能，可提高机体自身杀伤肿瘤细胞的能力。肿瘤免疫治疗的相关药物包括肿瘤疫苗、细胞因子、T细胞、免疫检查点抑制剂和溶瘤病毒等。

目前临床常用的免疫检查点抑制剂包括：细胞毒性T淋巴细胞相关抗原4（cytotoxic T lymphocyte-associated antigen-4，CTLA-4）单克隆抗体（单抗），如伊匹木单抗（ipilimumab）；程序性死亡 [蛋白]-1（programmed death-1，PD-1）及其配体（programmed death ligand-1，PD-L1）单抗，如帕博利珠单抗（pembrolizumab）、纳武利尤单抗（nivolumab）和阿替利珠单抗（atezolizumab）等。

四、内分泌药物治疗

激素分泌或功能调节紊乱与人体某些肿瘤有关，如乳腺癌、卵巢癌、前列腺癌和睾丸癌等。使用激素或相应激素的拮抗药物能改变机体内分泌功能失调的状态，从而抑制这些肿瘤的生长。激素类抗肿瘤药物的作用机制不同于传统的细胞毒药物，无明显骨髓抑制等严重不良反应。但由于激素作用广泛，使用不当仍可导致相应的不良反应。常用于肿瘤内分泌治疗的药物包括以下几类。

1. 糖皮质激素类　常用于治疗恶性肿瘤的这类药物包括：泼尼松龙、甲泼尼龙、泼尼松和地塞米松等。对急性淋巴细胞白血病和恶性淋巴瘤的疗效较好，作用快，但维持时间短，且易发生耐药。常与其他抗肿瘤药物联合应用，治疗急慢性淋巴细胞白血病、霍奇金淋巴瘤和非霍奇金淋巴瘤等。对其他恶性肿瘤无效，并且可因抑制机体的免疫功能而导致肿瘤进展加剧。

2. 雄激素类和雄激素拮抗剂　常用的雄激素类药物有丙酸睾酮和氟甲睾酮等。药物通过抑制垂体分泌促性腺激素，减少卵巢对雌激素的合成与分泌，同时具有对抗雌激素的作用。临床上可用于治疗晚期乳腺癌和乳腺癌转移，尤其是骨转移，不良反应较多。常用的雄激素拮抗剂，如氟他胺（氟硝丁酰胺），原型药或其代谢物 2- 羟基氟他胺能竞争性结合雄激素受体，抑制雄激素依赖性的前列腺癌细胞生长。临床主要用于治疗前列腺癌。

3. 雌激素类和雌激素拮抗剂

（1）己烯雌酚：是人工合成非甾体雌激素，能抑制下丘脑和垂体，减少促间质细胞分泌激素，从而减少雄激素的来源，另可直接对抗雄激素。临床用于治疗前列腺癌，以及绝经 5 年以上的乳腺癌患者。

（2）他莫昔芬（三氧苯胺）：是人工合成的抗雌激素药物。结构与雌激素类似，是雌激素受体的部分激动剂，即有雌激素样作用，但效应低；此外，也具有一定的抗雌激素作用，能与雌二醇竞争性结合受体，抑制雌激素依赖性的肿瘤细胞生长。临床主要用于治疗乳腺癌，对雌激素受体阳性的乳腺癌患者疗效较好。托瑞米芬是他莫昔芬的衍生物，用于治疗转移性乳腺癌和前列腺癌等。

4. 孕激素类药　常用人工合成的黄体酮衍生物，如甲地孕酮和醋酸甲羟孕酮，能抑制垂体分泌促性腺激素。临床用于治疗肾癌、乳腺癌和子宫内膜癌等。

5. 抑制促性腺激素释放激素药　常用药物包括：曲普瑞林、戈舍瑞林和亮丙瑞林等，临床主要用于治疗前列腺癌、绝经前与围绝经期晚期的乳腺癌，也可用于治疗妇女不孕症。

6. 芳香化酶抑制剂　常用药物包括：氨鲁米特、来曲唑和阿那曲唑等。主要用于治疗绝经后或卵巢切除后的晚期乳腺癌，对雌激素或孕激素受体阳性的患者疗效较好。

五、传统中药治疗

传统中药在肿瘤的治疗中发挥重要作用，很多化疗药物直接或间接来源于中药。因此，中药是治疗恶性肿瘤药物的一个重要来源。中药治疗恶性肿瘤的机制大致包括：直接抑制或杀灭肿瘤细胞，如从中药物中提取的长春碱、喜树碱和紫杉醇等；抑制端粒酶活性，如党参和茯苓等；诱导肿瘤细胞分化，如中药成分中的苷类、黄酮类、多糖类和有机酸类；增强机体免疫能力，如黄芪、党参和人参等；逆转肿瘤细胞对化疗药物的耐药，如榄香烯和粉防己碱等。

中医药结合现代医学手段治疗恶性肿瘤是我国的特色优势，并已经取得了举世瞩目的成就。然而，中医药在可重复性、可操作性、规范性等方面还有诸多不足而有待发展。在未来的肿瘤治疗中，中医将会通过中西医结合治疗的模式在预防和治疗肿瘤中，为人类健康做出更大的贡献。

第七节　恶性肿瘤的预防

尽管恶性肿瘤是难以治愈的疾病，但是可以预防这类疾病的发生。WHO 早就提出：约三分之一的恶性肿瘤可以预防，而三分之一的恶性肿瘤可通过早发现、早诊断和早治疗而治愈。因此，采取合理的预防措施能明显降低恶性肿瘤的发病率。恶性肿瘤的预防涉及多方面，WHO 将其分为三级预防，即病因性预防，早发现、早诊断和早治疗，以及对发现的肿瘤采用多种方法综合治疗。具体可从以下几个方面进行恶性肿瘤预防。

一、生活习惯

要养成良好的生活习惯。控制吸烟，研究表明吸烟是引起肺癌的最重要危险因素，被动吸烟也会增加一些恶性肿瘤的发病率。选择合适的运动方式进行锻炼，可促进一些致癌物质的排泄、减少体内多余的脂肪、提高机体免疫力及改善个人的情绪，这些都有利于降低恶性肿瘤的发生率。生活要规律，要劳逸结合，不要过度疲劳（如长期熬夜），主动采取适当方式缓解精神压力。减少环境污染，做好个人防护，避免接触致癌物质。接种疫苗也可有效预防肿瘤的发生，如乙肝病毒（HBV）疫苗和 HPV 疫苗等。

二、饮食习惯

科学合理的膳食结构有助于恶性肿瘤预防。肥胖是人类多种肿瘤发生的一种高危因素，应适当减少食用高脂肪食物，避免体重过重或过轻；适当限制红肉的摄入量，最好选择鱼和禽肉，减少食用加工食品量。不饮酒或仅少量饮酒，食盐的摄入要适量（不宜太咸），减少腌制和熏烤食品的摄入。增加饮食中的膳食纤维，有助于增强胃肠功能，减少致癌物质在肠道的停留时间，预防消化道肿瘤发生。食物要多样化，主要选择植物性食物，坚持每天食用各种蔬菜和水果，以获得足够的维生素（维生素 C、维生素 E、B 族维生素及维生素 A 等）与微量元素（钙、硒和锌等）。不吃腐败变质的食物。

三、肿瘤筛查

定期体检可在早期发现病变，从而进行早期干预，减少肿瘤发生。对肿瘤高危或易感人群进行动态监测，及时发现可能存在的早期肿瘤，尽早治疗，提高治愈率。建议每年主动做一次防癌检查，对于有肿瘤家族史的人群最好一年两次检查。体检的目的是发现早期癌症和癌前病变并及早处理。

一旦发现肿瘤类似症状，应当及时到正规医院做进一步检查和治疗，避免耽误病情。同时，要正视癌症，保持身心状态良好，积极配合治疗，使病情长期稳定，带瘤生存。

第二章 恶性肿瘤药物治疗的不良反应

第一节 细胞毒药物的常见不良反应

细胞毒药物是指能够直接抑制肿瘤细胞生长或增殖的一类化疗药物,其作用机制包括抑制细胞核酸或蛋白质的合成、干扰微管系统等。细胞毒药物在杀伤肿瘤细胞的同时,也损坏正常组织细胞,引发多种不良反应包括恶心呕吐、骨髓抑制、心脏毒性等,影响患者对治疗的耐受性、依从性和治疗结局。因此对其不良反应进行支持治疗,包括预防用药、预处理和对症治疗等十分重要。

一、骨髓造血系统

骨髓是人体内主要的造血器官,包括造血细胞和造血微环境(hematopoietic microenvironment,HM)。造血干细胞(hematopoietic stem cell,HSC)是最原始的造血细胞,具有自我更新和分化为各系造血祖细胞的能力。化疗药物导致骨髓抑制主要机制为①诱导 HSC 衰老,导致细胞周期停滞;②促使 HSC 凋亡,表现为 HSC 在通过 G_1 期细胞周期检查点进入 S 期时,细胞启动凋亡程序,主要与急性骨髓抑制有关;③破坏骨髓基质,使骨髓基质细胞结构和功能受损,导致正性调控造血生长因子合成分泌减少而负性调控造血生长因子增加,抑制骨髓造血。这种骨髓抑制主要表现为白细胞、血小板减少,严重时红细胞和血红蛋白含量下降,关于各个指标的相关变化与骨髓抑制程度的分级详见表 2-1。

表 2-1　细胞毒药物致骨髓抑制程度的分级(CTCAE,第 5 版)

血液学毒性	I 级(轻度)	II 级(中度)	III 级(重度)	IV 级(危及生命)	V 级
白细胞减少(×10⁹/L)	3.0～正常值下限	2.0～3.0	1.0～2.0	< 1.0	无
中性粒细胞减少(×10⁹/L)	1.5～正常值下限	1.0～1.5	0.5～1.0	< 0.5	无
血小板减少(×10⁹/L)	75～正常值下限	50～75	25～50	< 25	无
贫血,血红蛋白减少(g/L)	100～正常值下限	80～100	< 80	危及生命,需要紧急治疗(WHO 标准为< 65,中国标准为< 30)	死亡

注:正常值下限一般为白细胞 $4×10^9$/L;中性粒细胞 $2×10^9$/L;血小板 $100×10^9$/L;血红蛋白,男性为 120g/L,女性为 110g/L;CTCAE,不良事件通用术语标准。

1. 中性粒细胞减少症　是骨髓抑制性化疗药物引起的主要不良事件,是骨髓抑制性化疗最严重的血液学毒性。中性粒细胞减少性发热(febrile neutropenia,FN)是最主要的临床并发症,FN 通常被定义为口腔温度> 38.3℃(腋温> 38.1℃)或 2h 内连续 2 次测量口腔温度> 38.0℃(腋温> 37.8℃)且中性粒细胞计数(ANC)< $0.5×10^9$/L 或预计< $0.5×10^9$/L。可能导致化疗药物剂量降低或治疗延迟,从而降低临床疗效;增加严重感染等并发症,甚至死亡。

成人血细胞均起源于骨髓造血干细胞。从原始粒细胞分化为中性粒细胞需 7 ～ 14 天。细胞周期特异性药物(如紫杉醇、氟尿嘧啶、吉西他滨等)使用 7 ～ 14 天后,外周血中性粒细胞出现低谷,14 ～ 21 天恢复。细胞周期非特异性药物(如多柔比星、环磷酰胺等)使用

$10 \sim 14$ 天后，外周血中性粒细胞出现低谷，$21 \sim 24$ 天恢复。

抗肿瘤药物引起的中性粒细胞减少常用治疗药物为细胞集落刺激因子（G-CSF），如重组人粒细胞集落刺激因子（rhG-CSF）与聚乙二醇化重组人粒细胞刺激因子（PEG-rhG-CSF）。G-CSF 通过促进骨髓成熟粒细胞向外周血释放，刺激骨髓粒系造血祖细胞加速增殖、分化、成熟和释放，还可直接作用于前体细胞，使其更易增殖分化为中性粒细胞。通常分为预防性和治疗性两类使用情形：①预防性使用分为一级预防和二级预防，一级预防针对可能出现严重粒细胞减少的患者，在首次使用化疗药物后 24h 预防性使用 G-CSF；二级预防针对既往化疗未预防性使用 G-CSF 但发生过 FN 或剂量限制性中性粒细胞减少症的患者，下次化疗后预防性使用 G-CSF。预防性使用 G-CSF 仍发生 FN 的患者需考虑降低化疗剂量或改变化疗方案；既往化疗未发生 FN 或剂量限制性中性粒细胞减少症的患者，本周期不预防性使用 G-CSF，后续化疗之前需继续评估；粒细胞 - 巨噬细胞集落刺激因子（GM-CSF）不推荐用于 FN 的预防。② G-CSF 的治疗性使用根据是否预防性使用过 G-CSF 来分别处理。预防性使用过短效 G-CSF，则继续给药至中性粒细胞恢复或接近正常水平；预防性使用过长效 G-CSF，不建议额外补充短效 G-CSF；未预防性使用 G-CSF 且有感染风险，可考虑治疗性使用，但 G-CSF 应在化疗后 $24 \sim 72h$ 给予，化疗前 48h 内或化疗时禁止给药。治疗方案详见表 2-2。

2. 肿瘤化疗相关性血小板减少症（chemotherapy-induced thrombocytopenia，CIT） 是指抗肿瘤化疗药物对骨髓巨核细胞的抑制，导致外周血中血小板计数低于 $100 \times 10^9/L$。CIT 为最常见的化疗相关性血液学毒性之一，可增加出血风险、延长住院时间、增加医疗费用，严重时可致死亡。CIT 的发生机制主要包括血小板的生成减少、破坏增加及分布异常。导致 CIT 的常见化疗方案为包含吉西他滨、铂类、蒽环类和紫杉类药物的化疗方案。CIT 的治疗目标为①提高血小板最低值，缩短血小板减少的时间和降低出血风险；②减少由血小板减少导致的化疗药物减量与化疗时间延迟。CIT 主要治疗措施包括输注血小板和给予促血小板生长因子，其中输注血小板为治疗重度血小板减少症最快、最有效的治疗方法，可降低大出血的发生风险和死亡率。促血小板生长因子药物包括重组人白介素 -11（recombinant human interleukin-11，rhIL-11）、rhIL-11 衍生物 [rhIL-11（Ⅰ）] 和重组人血小板生成素（recombinant human thrombopoietin，rhTPO）、血小板生成素受体激动剂 [如罗米司亭（romiplostim）和艾曲波帕（eltrombopag）]。预防和治疗 CIT 用药策略详见表 2-2。

3. 肿瘤化疗相关贫血（chemotherapy related anemia，CRA） 主要是指肿瘤患者在疾病进展和治疗过程中发生的贫血，特征表现为外周血中单位容积内红细胞数减少、血红蛋白浓度降低或血细胞比容（hematocrit，HCT）降至正常水平以下。出血、溶血、机体营养吸收障碍、遗传性疾病、肾功能不全、内分泌紊乱、患者接受长期多种治疗等均为 CRA 发生的主要原因。恶性肿瘤本身也能通过多种途径导致或加重贫血，如肿瘤直接侵犯骨髓产生细胞因子导致铁吸收障碍，肿瘤侵犯血管或器官导致慢性失血等。CRA 的治疗方法主要包括输血、促红细胞生成和补充铁剂等。其中输注红细胞或全血是临床上治疗 CRA 的主要方法，其优点是可以迅速升高血红蛋白水平，可用于由严重贫血或急性出血引发贫血的肿瘤患者和合并心脏病、慢性肺病、脑血管病的无症状性贫血患者。促红细胞生成治疗主要药物为促红细胞生成素（erythropoietin，EPO），EPO 是一种在肾脏内生成的细胞因子，其在临床上被广泛应用，且已被证实能改善贫血症状和降低肿瘤化疗患者对输注红细胞或全血的需要；对于绝对性缺铁患者（铁蛋白水平 $\leqslant 30\mu g/L$ 且转铁蛋白饱和度 $< 20\%$），须行补铁治疗。目前，补充铁剂

的方法主要为口服和肠道外补充。铁剂给药策略详见表 2-2。

表 2-2 细胞毒药物导致骨髓造血系统不良反应的预防治疗措施

骨髓抑制类别		预防治疗措施
中性粒细胞减少症	预防	短效粒细胞刺激因子：①一般化疗后 24h 开始使用；②剂量为 5μg/kg，皮下注射，qd
		长效粒细胞刺激因子：①化疗后 24～48h 使用 1 次，每周期使用 1 次，不可在下个周期化疗前 14 天或化疗后 24h 内给药；②剂量一般为 6mg 或 100μg/kg，皮下注射；③周疗方案不推荐使用
	治疗	短效粒细胞刺激因子
		(1) 出现以下情况，考虑治疗用药：①脓毒症；②年龄 > 65 岁；③中性粒细胞计数（ANC）< $1.0×10^9$/L；④中性粒细胞减少持续时间预计 > 10 天；⑤感染性肺炎或其他感染；⑥侵袭性真菌感染；⑦住院期间发热；⑧既往发生过 FN
		(2) 治疗剂量为 5μg/kg，皮下注射，qd
		(3) 持续用药至 ANC 恢复正常
		长效粒细胞刺激因子：一般已预防使用者，不建议额外再次使用，但如果 ANC < $0.5×10^9$/L 持续时间 ≥ 3 天，可使用长效粒细胞刺激因子补救治疗
血小板减少症	预防	(1) 上一个化疗周期发生过 3 级及以上血小板减少患者，以及上一个化疗周期发生 2 级血小板减少但同时伴有出血高风险因素者推荐预防
		(2) 给药方法：化疗后 24h 左右（rhTPO 于化疗后 6～24h 给予；IL-11 于化疗后 24～48h 给予）开始预防性应用 rhTPO 或 rh IL-11。如果无出血高风险因素，推荐在血小板计数 < $75×10^9$/L 时开始使用药物，至血小板计数 ≥ $100×10^9$/L 时停药
		① rhTPO 300U/（kg·d），皮下注射，每日或隔日 1 次，疗程 7～10 天；② rhIL-11，25～50μg/（kg·d），皮下注射，每日 1 次，疗程 7～10 天；③在下一个周期化疗开始前 2 天和化疗中不得应用 rhIL-11
	治疗	rhTPO：①血小板计数 < $75×10^9$/L 同时不符合输注血小板的指征时可使用本品；② 300U/（kg·d），qd，当血小板计数 ≥ $100×10^9$/L 或血小板计数较用药前升高 $50×10^9$/L 时停药
		rhIL-11：①对于不符合血小板输注指征且血小板计数为（25～75）× 10^9/L 时使用；②推荐剂量为 25～50μg/（kg·d），皮下注射，qd，连用 7～10 天，至血小板计数 ≥ $100×10^9$/L 或血小板计数较用药前升高 $50×10^9$/L 以上时停药
贫血	预防	一般不常规预防给药
	治疗	(1) 当 60g/L < 血红蛋白 < 100g/L：EPO 150U/kg，每周 3 次，皮下注射，4～6 周为 1 个疗程，当血红蛋白回升至 ≥ 120g/L 时停药；若治疗无效，则单次剂量加倍，并酌情补铁；若仍无反应甚至血红蛋白持续下降，则输血
		(2) 当血红蛋白 < 60g/L：如无症状也无明显合并疾病，则建议定期再评价；如无症状但有合并疾病或高风险，则考虑红细胞输注；如有症状（如持续心动过速、呼吸急促、胸痛、运动性呼吸困难、轻度头痛、晕厥、中度疲劳等）则进行红细胞输注
		(3) 对于绝对性缺铁患者（铁蛋白 ≤ 30μg/L 且转铁蛋白饱和度 < 20%），须行补铁（口服或静脉）治疗。①口服补铁方便，但仅约 10% 被人体吸收，同时胃肠道刺激症状比较严重，偶有过敏。口服铁剂常用的有硫酸亚铁和富马酸亚铁；②静脉补铁起效快，吸收完全，无胃肠道刺激症状，最常用的是蔗糖铁，200mg，静脉输注持续 60min，每 2～3 周给药 1 次；一般不推荐单次剂量超过 300mg

二、胃肠道系统

化疗所致的恶心呕吐（chemotherapy-induced nausea and vomiting，CINV）指由化疗药物引起或相关的恶心和呕吐。化学感受器触发区、呕吐中枢和胃肠道有许多神经递质受体，化疗药物及其代谢产物对这些受体的激活可能是化疗诱导呕吐的原因。参与呕吐反应的神经递质受体有 5- 羟色胺 3（5-HT$_3$）、多巴胺、乙酰胆碱、皮质类固醇、组胺、大麻素、阿片和 NK-1 受体。目前研究发现，5-HT$_3$ 受体通过外周途径和急性呕吐有关，NK-1 受体通过中枢途径与延迟性呕吐相关。

按照发生时间及治疗效果，CINV 分为急性、延迟性、预期性、爆发性及难治性。急性恶心呕吐发生在给予化疗药物 24h 内，一般为给药后的数分钟至数小时，在给药后 5 ～ 6h 到达高峰，但多在 24h 内缓解。延迟性恶心呕吐发生在给予化疗药物 24h 之后，48 ～ 72h 达到最高峰，持续一周左右。预期性恶心呕吐指患者在前一次化疗时经历了难以控制的 CINV，在下一次化疗开始之前即发生的恶心呕吐。爆发性恶心呕吐是指即使充分使用了预防恶心呕吐的药物，仍出现的恶心呕吐和（或）需要进行解救性止吐治疗。可发生在给予化疗药物后的任何时间段。难治性恶心呕吐是指以往的化疗周期中使用预防性和（或）解救性止吐治疗失败，而在后续化疗周期中出现的恶心呕吐。

目前使用的预防呕吐的药物包括 5-HT$_3$ 受体拮抗剂、NK-1 受体拮抗剂、多巴胺受体拮抗剂和糖皮质激素等。通常每种预防性药物主要阻断某一类受体，只有奥氮平能够作用于呕吐通路的多个受体。目前尚未发现诱发呕吐反应的共同通路，因此尚无一种药物能够对不同类型的恶心呕吐实现完全阻断。临床常用的止吐药物的分类、作用机制、代表性药物及用量详见表 2-3。

表 2-3　临床常用的止吐药物的分类、作用机制、代表性药物及用量

药物类别	主要作用机制	代表性药物及单次常规给药剂量
5-HT$_3$ 受体拮抗剂	阻断 5-HT 与 5-HT$_3$ 受体相结合	昂丹司琼 8 ～ 16mg IV/16 ～ 24mg PO、阿扎司琼 10mg IV/PO、多拉司琼 100mg PO、格拉司琼 3mg IV/2mg PO，或 3.1mg/24h 透皮贴剂、莫雷司琼 0.3mg IV、帕洛诺司琼 0.25mg IV/0.5mg PO、托烷司琼 5mg IV/PO
NK-1 受体拮抗剂	特异性阻断 NK-1 受体与 P 物质的结合	阿瑞匹坦 125mg PO（第 1 天），80mg PO（第 2、3 天）、福沙匹坦 150mg IV、复方奈妥匹坦 / 帕洛诺司琼 300mg/0.5mg PO
糖皮质激素	机制尚不明确，涉及多方面，可能包括抗炎作用与神经递质 5-HT、NK-1 和 NK-2 受体蛋白、α- 肾上腺素等的相互作用	地塞米松 3.75 ～ 12mg IV/PO
非典型抗精神病药物	与 5-HT$_3$ 受体、5-HT$_6$ 受体、多巴胺受体、组胺 H$_1$ 受体等多种受体具有高亲和力，从而发挥止吐作用	奥氮平 5 ～ 10mg PO
苯二氮䓬类药物	通过加强 γ- 氨基丁酸（GABA）对 GABA 受体的作用，产生镇静、催眠、抗焦虑等作用	劳拉西泮 0.5 ～ 2mg IV/PO
吩噻嗪类药物	主要通过阻断脑内多巴胺受体发挥抗组胺作用，大剂量时直接抑制催吐化学感受区，兼有镇静作用	丙氯拉嗪 10mg IV/PO、异丙嗪 12.5 ～ 25mg IM/PO
其他	M 胆碱受体阻滞药，对胃肠道、胆道和泌尿生殖道平滑肌有解痉作用，多用于位置变化、运动所致恶心呕吐发作	东莨菪碱 1.5mg 透皮贴剂，每 72h 一次
	降低髓质和胃组织中 P 物质水平，兼有镇静作用	沙利度胺 100mg PO
	阻断中枢催吐化学感受区的多巴胺受体	甲氧氯普胺 10 ～ 20mg IV/PO
	选择性抑制脑内的多巴胺受体	氟哌啶醇 0.5 ～ 2mg IV/PO

注：IV，静脉注射；PO，口服；IM，肌内注射。

1. 化疗药物致吐风险分级 根据不进行预防处理时单用该化疗药物发生急性恶心呕吐的概率,将化疗药物致吐风险分为高度、中度、低度和轻微 4 个等级。①高度致吐风险:急性呕吐发生率 > 90%;②中度致吐风险:急性呕吐发生率 30% ～ 90%;③低度致吐风险:急性呕吐发生率 10% ～ 30%;④轻微致吐风险:急性呕吐发生率 < 10%。当联合使用化疗药物时,致吐风险等级由组合中风险最高的药物决定。常用化疗药物的致吐风险分级参见表 2-4。

表 2-4　常用化疗药物的致吐风险分级

给药方式	级别	药物和方案
静脉给药	高度致吐风险 (呕吐发生率 > 90%)	AC(含蒽环类、环磷酰胺的联合)方案;表柔比星 > 90mg/m²;达卡巴嗪;氮芥;多柔比星 ≥ 60mg/m²;环磷酰胺 > 1500mg/m²;卡铂 AUC ≥ 4;卡莫司汀 > 250mg/m²;顺铂;异环磷酰胺 ≥ 2g/m²(每剂)
	中度致吐风险 (呕吐发生率 30% ～ 90%)	阿柔比星;阿糖胞苷 > 200mg/m²;阿扎胞苷;奥沙利铂;白消安;苯达莫司汀;吡柔比星;表柔比星 ≤ 90mg/m²;多柔比星 ≤ 60mg/m²;放线菌素;环磷酰胺 ≤ 1500mg/m²;甲氨蝶呤 ≥ 250mg/m²;卡铂 AUC < 4;卡莫司汀 ≤ 250mg/m²;洛铂;氯法拉滨;美法仑;奈达铂;羟喜树碱;替加氟;替莫唑胺;伊达比星;伊立替康;伊立替康(脂质体);异环磷酰胺 < 2g/m²(每剂)
	低度致吐风险 (呕吐发生率 10% ～ 30%)	氟尿嘧啶;阿糖胞苷 100 ～ 200mg/m²;艾立布林;贝利司他;多柔比星(脂质体);多西他赛;氟尿苷;吉西他滨;甲氨蝶呤 50 ～ 250mg/m²;卡巴他赛;米托蒽醌;培美曲塞;喷司他丁;普拉น拉沙;塞替派;丝裂霉素;拓扑替康;伊沙匹隆;依托泊苷;紫杉醇;紫杉醇(白蛋白结合型)
	轻微致吐风险 (呕吐发生率 < 10%)	阿糖胞苷 < 100mg/m²;博来霉素;长春地辛;长春碱;长春瑞滨;长春新碱;长春新碱(脂质体);地西他滨;氟达拉滨;甲氨蝶呤 ≤ 50mg/m²;克拉屈滨;门冬酰胺酶;培门冬酶;硼替佐米;平阳霉素;优替德隆
口服给药	中 - 高度致吐风险 (呕吐发生率 ≥ 30%)	白消安 ≥ 4mg/d;丙卡巴肼(甲基苄肼);雌莫司汀;环磷酰胺 ≥ 100mg/(m²·d);六甲蜜胺;洛莫司汀(单日);米托坦;曲氟尿苷替匹嘧啶;替莫唑胺 > 75mg/(m²·d);依托泊苷
	轻微 - 低度致吐风险 (呕吐发生率 < 30%)	白消安 < 4mg/d;苯丁酸氮芥;氟达拉滨;环磷酰胺 < 100mg/(m²·d);甲氨蝶呤;卡培他滨;硫嘌呤;美法仑;羟基脲;替吉奥;替莫唑胺 ≤ 75mg/(m²·d);拓扑替康;维 A 酸;伊沙佐米

注:AUC(area under the curve),浓度 - 时间曲线下面积。

2. 成人患者单日静脉化疗方案所致恶心呕吐的预防 ①高度致吐风险化疗方案推荐 5-HT$_3$ 受体拮抗剂、地塞米松、NK-1 受体拮抗剂、沙利度胺和奥氮平等药物;②中度致吐风险化疗方案推荐采用 5-HT$_3$ 受体拮抗剂联合地塞米松;③低致吐风险化疗方案建议使用单一止吐药物如地塞米松、5-HT$_3$ 受体拮抗剂、甲氧氯普胺或丙氯拉嗪;④轻微致吐风险化疗方案对于无恶心呕吐史的患者,不必常规预防。详见表 2-5。

3. 口服化疗方案所致恶心呕吐的预防 ①中 - 高度致吐风险化疗方案可给予 5-HT$_3$ 受体拮抗剂进行预防性止吐,推荐使用口服剂型或外用剂型以增加患者给药的便利性和舒适性;②轻微 - 低度致吐风险的口服化疗方案无须常规预防,出现恶心呕吐后推荐给予 5-HT$_3$ 受体拮抗剂、甲氧氯普胺或丙氯拉嗪中的一种,详见表 2-6。

表 2-5 单日静脉化疗所致恶心呕吐的药物预防方案

致吐风险	方案	第 1 天	第 2、3、4 天
高度	5-HT$_3$ 受体拮抗剂 +NK-1 受体拮抗剂 + 地塞米松	5-HT$_3$ 受体拮抗剂 +NK-1 受体拮抗剂 + 地塞米松 [5-HT$_3$ 受体拮抗剂任选一种：昂丹司琼 8～16mg IV/16～24mg PO，1次；阿扎司琼 10mg IV/PO，1次；格拉司琼 3mg IV/2mg PO，1次，或 3.1mg/24h 透皮贴剂（于首剂化疗前 24～48h 贴敷）；雷莫司琼 0.3mg IV，1次；帕洛诺司琼 0.25mg IV/0.5mg PO，1次；托烷司琼 5mg IV/PO，1次。NK-1 受体拮抗剂任选一种：阿瑞匹坦 125mg PO，1次；福沙匹坦 150mg IV，1次；复方奈妥匹坦 300mg/帕洛诺司琼 0.5mg IV/PO，1次。地塞米松 6～12mg IV/PO，1次]	NK-1 受体拮抗剂 + 地塞米松 [阿瑞匹坦 80mg PO，每日 1 次（第 2、3 天，如果第 1 天使用阿瑞匹坦 PO）。地塞米松 3.75～8mg IV/PO，1次（第 2、3、4 天）]
	奥氮平 +5-HT$_3$ 受体拮抗剂 +NK-1 受体拮抗剂 + 地塞米松	奥氮平 +5-HT$_3$ 受体拮抗剂 +NK-1 受体拮抗剂 + 地塞米松 [奥氮平 5～10mg PO，1次。5-HT$_3$ 受体拮抗剂任选一种：昂丹司琼 8～16mg IV/16～24mg PO，1次；阿扎司琼 10mg IV/PO，1次；格拉司琼 3mg IV/2mg PO，1次，或 3.1mg/24h 透皮贴剂（于首剂化疗前 24～48h 贴敷）；雷莫司琼 0.3mg IV，1次；帕洛诺司琼 0.25mg IV/0.5mg PO，1次；托烷司琼 5mg IV/PO，1次。NK-1 受体拮抗剂任选一种：阿瑞匹坦 125mg PO，1次；福沙匹坦 150mg IV，1次；复方奈妥匹坦 300mg/帕洛诺司琼 0.5mg IV/PO，1次。地塞米松 6～12mg IV/PO，1次]	奥氮平 +NK-1 受体拮抗剂 + 地塞米松 [奥氮平 5～10mg PO，每日 1 次（第 2、3、4 天）。阿瑞匹坦 80mg PO，每日 1 次（第 2、3 天，如果第 1 天使用阿瑞匹坦 PO）。地塞米松 3.75～8mg IV/PO，1次（第 2、3、4 天）]
	奥氮平 + 帕洛诺司琼 + 地塞米松	奥氮平 + 帕洛诺司琼 + 地塞米松（奥氮平 5～10mg PO，1次。帕洛诺司琼 0.25mg IV/0.5mg PO，1次。地塞米松 10mg IV/PO，1次）	奥氮平 5～10mg PO，每日 1 次（第 2、3、4 天）
中度	沙利度胺 + 帕洛诺司琼 + 地塞米松	沙利度胺 + 帕洛诺司琼 + 地塞米松（帕洛诺司琼 0.25mg IV/0.5mg PO，1次。沙利度胺 100mg PO，1次。地塞米松 12mg IV/PO，1次）	沙利度胺 + 地塞米松 [沙利度胺 100mg PO，每日 1 次（第 2、3、4 天）。地塞米松 8mg IV/PO，1次（第 2、3、4 天）]
	5-HT$_3$ 受体拮抗剂 + 地塞米松	5-HT$_3$ 受体拮抗剂 + 地塞米松 [5-HT$_3$ 受体拮抗剂任选一种：昂丹司琼 8～16mg IV/PO，1次；阿扎司琼 10mg IV/PO，1次；多拉司琼 100mg PO，1次；格拉司琼 3mg IV/2mg PO，1次，或 3.1mg/24h 透皮贴剂（于首剂化疗前 24～48h 贴敷）；雷莫司琼 0.3mg IV，1次；帕洛诺司琼 0.25mg IV/0.5mg PO，1次；托烷司琼 5mg IV/PO，1次。地塞米松 5～10mg IV/PO，1次]	地塞米松或 5-HT$_3$ 受体拮抗剂选择一种 [地塞米松 5～10mg IV/PO，每日 1 次（第 2、3 天）。5-HT$_3$ 受体拮抗剂单药治疗：格拉司琼 3mg IV/2mg PO，每日 1 次（第 2、3 天）；阿扎司琼 10mg IV/PO，每日 1 次（第 2、3 天）；昂丹司琼 8～16mg IV/16～24mg PO，每日 1 次（第 2、3 天）；托烷司琼 5mg IV/PO，每日 1 次（第 2、3 天）；雷莫司琼 0.3mg IV，每日 1 次（第 2、3 天）；多拉司琼 100mg PO，每日 1 次（第 2、3 天）]

续表

致吐风险	方案	第1天	第2、3、4天
中度	帕洛诺司琼+地塞米松+奥氮平	帕洛诺司琼+地塞米松+奥氮平（奥氮平 5～10mg PO，1次。帕洛诺司琼 0.25mg IV/0.5mg PO，1次。地塞米松 5～10mg IV/PO，1次）	奥氮平 5～10mg PO，每日1次（第2、3天）
	5-HT₃受体拮抗剂+NK-1受体拮抗剂+地塞米松	5-HT₃受体拮抗剂+NK-1受体拮抗剂+地塞米松 [5-HT₃受体拮抗剂任选一种：昂丹司琼 8～16mg IV/16～24mg PO，1次；阿扎司琼 10mg IV/2mg PO，1次；多拉司琼 100mg PO，1次；格拉司琼 3mg IV/2mg PO，1次，或 3.1mg/24h 透皮贴剂（于首剂化疗前 24～48h 贴敷）；雷莫司琼 0.3mg IV，1次；帕洛诺司琼 0.25mg IV/0.5mg PO，1次。NK-1受体拮抗剂任选一种：阿瑞匹坦 125mg PO，1次；福沙匹坦 150mg IV，1次；复方奈妥匹坦 300mg/帕洛诺司琼 0.5mg PO，1次。地塞米松 6～12mg IV/PO，1次]	NK-1受体拮抗剂+地塞米松 [阿瑞匹坦 80mg PO，每日1次（第2、3天，如果第1天使用阿瑞匹坦 PO）。地塞米松 3.75～8mg IV/PO，1次（第2、3天）]
低度	5-HT₃受体拮抗剂/地塞米松/甲氧氯普胺/丙氯拉嗪	5-HT₃受体拮抗剂/地塞米松/甲氧氯普胺/丙氯拉嗪（选择一种）[5-HT₃受体拮抗剂：昂丹司琼 8～16mg IV/16～24mg PO，1次；阿扎司琼 10mg IV/2mg PO，1次，或 3.1mg/24h 透皮贴剂（于首剂化疗前 24～48h 贴敷）；雷莫司琼 0.3mg IV，1次；帕洛诺司琼 0.25mg IV/0.5mg PO，1次；托烷司琼 5mg IV/PO，1次。地塞米松 5～10mg IV/PO，1次。甲氧氯普胺 10～20mg IV/PO，1次。丙氯拉嗪 10mg IV/PO，1次]	不推荐常规预防
轻微	不推荐常规预防		

注：①酌情联用劳拉西泮（对含有奥氮平的方案，仅限口服制剂）及 H₂受体拮抗剂、质子泵抑制剂，不建议常规化疗前预防性使用质子泵抑制剂（PPI），化疗中可考虑使用 PPI 改善患者烧心、恶心的症状；②基于临床研究及实践经验，地塞米松的剂量可能是个体化的；时间根据剂型确定；③在化疗前预防性止吐，共3天；④高度致吐风险药物预防期为化疗当天及结束后3天，共4天（含沙利度胺方案中沙利度胺使用共5天）；中度致吐风险药物预防期为化疗当天及结束后2天，共3天；⑤优选帕洛诺司琼，如果第一天使用长效5-HT₃受体拮抗剂（帕洛诺司琼、格拉司琼透皮贴剂），或3天不再使用5-HT₃受体拮抗剂；⑥推荐5-HT₃受体拮抗剂+NK-1S受体拮抗剂+地塞米松方案用于接受中度致吐风险化疗药物且合并高危因素患者，或先前接受"5-HT₃受体拮抗剂+地塞米松"方药方案预防仍出现恶心呕吐的患者；⑦甲氧氯普胺不能用于因行化疗和放射治疗而呕吐的乳腺癌患者。

表 2-6　口服化疗方案所致恶心呕吐的药物预防方案

致吐风险	用药方案
中 - 高度	5-HT$_3$ 受体拮抗剂（任选一种）口服或经皮给药： 昂丹司琼 8 ～ 16mg PO，每日 1 次； 多拉司琼 100mg PO，每日 1 次； 格拉司琼 1 ～ 2mg PO，每日 1 次；或格拉司琼透皮贴剂 3.1mg/24h（需提前 24 ～ 48h 使用），每 7 天一次； 托烷司琼 5mg PO，每日 1 次； 帕洛诺司琼 0.5mg PO，每 2 日 1 次
轻微 - 低度	不推荐常规预防，出现恶心呕吐后选择甲氧氯普胺 / 丙氯拉嗪 /5-HT$_3$ 受体拮抗剂： 甲氧氯普胺 10 ～ 20mg PO，必要时每 6h 1 次； 丙氯拉嗪 10mg PO，必要时每 6h 1 次（最大剂量 40mg/d）； 昂丹司琼 8 ～ 16mg PO，必要时每日 1 次； 多拉司琼 100mg PO，必要时每日 1 次； 格拉司琼 1 ～ 2mg PO，必要时每日 1 次； 托烷司琼 5mg PO，必要时每日 1 次； 帕洛诺司琼 0.5mg PO，必要时每 2 日 1 次

注：①酌情联用劳拉西泮及 H$_2$ 受体拮抗剂 / 质子泵抑制剂。不建议常规化疗前的预防性使用质子泵抑制剂，在化疗中可使用质子泵抑制剂改善患者烧心、恶心的症状。②服用至化疗结束后 2 天（帕洛诺司琼及格拉司琼透皮贴剂：药物作用至抗肿瘤药物结束后 2 天）。③甲氧氯普胺不能用于因行化疗和放射治疗而呕吐的乳腺癌患者。

4. 爆发性 / 难治性恶心呕吐的处理　①对于给予标准方案仍发生爆发性恶心呕吐的患者，若之前预防止吐方案中未使用奥氮平，推荐使用奥氮平。②若之前预防止吐方案中使用过奥氮平，推荐使用其他机制药物，如 NK-1 受体拮抗剂、氟哌啶醇、甲氧氯普胺、地塞米松或劳拉西泮等。③下一周期化疗前重新评估患者的呕吐风险，关注导致患者当前周期发生爆发性呕吐的各种非化疗相关性致吐因素，如脑转移、电解质紊乱、肿瘤导致的消化道梗阻或胃肠道异常，或其他合并症及用药。④考虑在下一化疗周期的止吐方案中增加不同机制的药物。

5. 首剂化疗药物使用前的止吐药物的给药时间　①静脉注射剂，30min 前注射；口服制剂，30 ～ 60min 前；口服阿瑞匹坦，60min 左右，口服地塞米松，30min 前。口服 5-HT$_3$ 受体拮抗剂的给药时间分别为：格拉司琼，30min 前；昂丹司琼，30 ～ 60min 前；帕洛诺司琼，60min 前。透皮贴剂，24 ～ 48h 前贴于上臂 / 前胸皮肤平坦处。②预防延迟期恶心呕吐，口服止吐药物于早晨起床时服用。

三、免疫系统

化疗是肿瘤常规的治疗手段，主要通过直接与肿瘤细胞 DNA 作用干扰其复制、抑制肿瘤细胞有丝分裂及核酸的合成代谢等方式，达到抗肿瘤的效果，最常见的副作用是骨髓抑制，杀伤白细胞使得机体免疫力低下，造成患者不同程度的感染等。化疗对免疫系统还有激活作用，如氮芥、多聚胞苷酸等，在抑制小鼠 T 细胞淋巴瘤生长的同时，又可以恢复细胞毒性 T 淋巴细胞的功能。此外，化疗还通过引起肿瘤免疫原性的细胞死亡、促进淋巴细胞的活性与动态平衡及减少抑制性免疫细胞等方式间接或直接激活免疫系统，对机体免疫功能具有"双向性"。

1. 化疗对免疫系统的抑制作用　化疗药物除了直接杀伤骨髓细胞抑制免疫，还通过调节肿瘤微环境中免疫检查点分子的表达或免疫抑制细胞的浸润，进一步抑制免疫系统对肿瘤的杀伤作用，加强肿瘤的免疫逃逸。而肿瘤微环境存在的免疫抑制性细胞和分子可保护肿瘤细胞，帮助其逃避免疫系统的杀伤，如吉西他滨、紫杉醇、卡铂等体外处理卵巢癌 ID-8 和 HM-1 细胞系，通过激活核因子 -κB（nuclear factor-κB，NF-κB）信号通路，使肿瘤细胞 PD-L1 明显上调；环磷酰胺、阿非迪霉素、依托泊苷等药物可引起肿瘤细胞 DNA 双链断裂，进而激活 DNA 损伤信号通路，并通过下游 ATM/ATR/Chk1 激酶的活化最终导致肿瘤 PD-L1 水平升高。PD-L1 上调的肿瘤细胞与 CD8+ T 淋巴细胞共培养后会使活化的 CD8+ T 淋巴细胞数目减少，从而降低其杀伤肿瘤的效能，促进肿瘤的免疫逃逸。除肿瘤细胞外，PD-L1 在其他细胞中也可表达，如奥沙利铂通过转化生长因子 -β（transforming growth factor-β，TGF-β）信号通路引起小鼠前列腺癌中表达 PD-L1 的 B 淋巴细胞浸润增多，抑制 T 淋巴细胞活化，从而导致免疫抑制与化疗耐药。低剂量嘌呤类似物氟拉达滨可增加脾脏中免疫抑制细胞——骨髓来源的抑制性细胞（myeloid-derived suppressor cell，MDSC）数目，抑制免疫反应，促进肿瘤生长。吉西他滨联合卡培他滨化疗可通过维持促 MDSC 增殖的关键分子——粒细胞 - 巨噬细胞集落刺激因子（granulocyte macrophage colony stimulating factor，GM-CSF）、白介素 -6（IL-6）及其下游的 C 反应蛋白（C reactive protein，CRP）在循环中的表达水平，增加循环 MDSC 百分比，抑制机体的免疫，成为药物无效的原因之一。

2. 免疫系统的可塑性　机体免疫系统在化疗后遭到削弱，但仍有自我恢复的能力，表现出可塑性。研究发现 B 细胞淋巴瘤患者在接受 CHOP（cyclophosphamide，doxorubicin，vincristine，prednisone，即环磷酰胺，多柔比星，长春新碱，泼尼松）类似方案化疗后，外周血 B 淋巴细胞数目 1 年后即可恢复正常水平，而 CD4+T 淋巴细胞和血清免疫球蛋白需要 2 年时间缓慢恢复。化疗虽明显抑制了免疫系统尤其是淋巴细胞，但免疫系统可对此作出反应并一定程度恢复。免疫抑制是暂时的，某些患者的免疫功能在 2 ～ 3 年内基本恢复正常，其中细胞免疫不会长期受影响，体液免疫功能要比淋巴池恢复更快。这些恢复情况还与肿瘤的预后有关。化疗结束后，患者外周血中淋巴细胞对植物血凝素（phytohemagglutinin，PHA）及链球菌溶血素（streptolysin O，SLO）的反应越高，其肿瘤消退越多，患者的生存期越长。有效用药需要了解化疗后免疫的改变规律。

3. 化疗促进机体免疫的抗肿瘤作用　化疗可抑制免疫系统，但也对免疫系统有正向调节的作用，可增强免疫功能，增强抗肿瘤效应。化疗"激活免疫"的机制主要分两部分：作用于肿瘤的"间接激活"与作用于免疫细胞的"直接激活"。

（1）化疗增强肿瘤细胞的免疫原性：化疗引起肿瘤细胞无免疫原性的凋亡。目前大量报道指向化疗引发免疫原性细胞死亡（immunogenic cell death，ICD）的作用，即化疗使肿瘤细胞凋亡的同时，能暴露或释放细胞内某些隐蔽的抗原分子，将其转变为具有免疫原性的细胞，还可增加肿瘤细胞上相关分子的表达，调节其免疫原性。作为一种间接的免疫激活作用，化疗在此过程中改善了先前的免疫耐受状态，并重新诱导了免疫功能，激活抗肿瘤免疫以清除病灶。

（2）化疗调控免疫细胞的浸润及活性：化疗可引起免疫效应细胞（如淋巴细胞及抗原提呈细胞）募集、浸润于肿瘤部位，激活、提升细胞功能，减少抑制性免疫细胞（主要为调节性 T 细胞，MDSC），来有效地抗肿瘤。如对乳腺癌患者进行紫杉醇新辅助化疗，化疗后出现的肿瘤浸润淋巴细胞（tumor-infiltrating lymphocyte，TIL）与患者较好的临床反应有关，且首剂化疗后肿瘤细胞的累计凋亡反应与 TIL 增加相关，表明紫杉醇诱导的肿瘤细胞凋亡可能促进了抗肿瘤免疫应答。

四、心　　脏

传统抗肿瘤药物（如蒽环类药物、环磷酰胺、顺铂、紫杉醇等）和靶向治疗药物（如曲妥珠单抗、小分子酪氨酸激酶抑制剂、蛋白酶体抑制剂、免疫检查点抑制剂等）均可引起心脏毒性，主要表现为心功能不全。不同抗肿瘤药物相关心功能不全发生率不同，蒽环类药发生率最高，且同药物累积剂量相关，多柔比星累积剂量 $400mg/m^2$、$550mg/m^2$、$700mg/m^2$，心功能不全发生率分别为 $3\% \sim 5\%$、$7\% \sim 26\%$、$18\% \sim 48\%$；柔红霉素累积剂量 $> 90mg/m^2$、表柔比星累积剂量 $> 900mg/m^2$，心功能不全发生率分别为 $5\% \sim 18\%$ 和 $0.9\% \sim 11.4\%$，蒽环类脂质体累积剂量 $> 900mg/m^2$，心功能不全发生率为 2%，烷化剂环磷酰胺心功能不全发生率为 $7\% \sim 28\%$。

临床上根据药物对心脏细胞的影响将化疗药物心脏毒性分为Ⅰ型和Ⅱ型。Ⅰ型心脏毒性指心肌细胞坏死和凋亡，通常由蒽环类药物等传统抗化疗药物引起，心功能损伤呈剂量累积性，目前认为蒽环类药物心脏毒性主要机制为氧化应激、线粒体功能障碍及 DNA 损伤，其他传统化疗药物心脏毒性通常与药物累积或代谢产物心肌损伤相关；Ⅱ型心脏毒性指心肌细胞功能障碍是可逆的，通常不伴心脏超微结构改变，与药物累积剂量无关，其代表药物为曲妥珠单抗等靶向药物和新型生物制剂，多表现为无症状性心功能不全，在停用靶向化疗药物并早期积极抗心力衰竭治疗后心功能不全可逆，并可接受再次靶向治疗，目前认为其心脏毒性主要机制为曲妥珠单抗与心肌细胞人表皮生长因子受体 2（human epidermal growth factor receptor 2，HER2）结合从而阻断心肌细胞生长、修复和存活所必需的 ErbB2 信号通路导致心功能不全发生。

抗肿瘤药物相关心功能不全通常分为 3 类：①急性心脏毒性：发生率低，在用药期间或数小时后发生，表现为急性心力衰竭、心律失常、心肌梗死等；②慢性心脏毒性：在化疗期间或 1 年内出现，临床表现为疲乏、纳差、劳力性呼吸困难、夜间阵发性呼吸困难、肢体水肿等；③迟发性心脏毒性：多在化疗结束后数年出现，主要表现为隐匿性心室功能障碍、充血性心力衰竭及心律失常等。

抗肿瘤治疗前需进行心脏毒性危险因素评估，早期识别高风险心脏毒性的患者，将高风险患者转诊至心血管医生进一步评估，由心脏 - 肿瘤专家组共同评估，制订详细的诊疗计划。虽然对危险因素没有一致的评分模型，但已公布部分风险评估模型，Herrmann 等提出了一个包括癌症治疗和患者因素在内的风险模型：抗肿瘤药物心脏毒性风险评分（cardiotoxicity risk score，CRS）。CRS 由患者相关危险因素和药物相关危险因素组成，患者相关危险因素包括年龄（< 15 岁或 > 65 岁）、女性、心肌病或心功能不全病史、冠心病、高血压、糖尿病、使用蒽环类药物、接受胸部放射治疗，每项 1 分；药物相关危险因素根据药物种类分为高危组（4 分）（如蒽环类药物、曲妥珠单抗等）、中危组（2 分）（如多西紫杉醇、帕妥珠单抗）、低危组（1 分）（如贝伐珠单抗、达沙替尼）、极低危组（0 分）（如依托泊苷、利妥昔单抗、沙利度胺），结合患者相关危险因素和药物相关危险因素得分：极高危 > 6 分、高危 $5 \sim 6$ 分、中危 $3 \sim 4$ 分、低危 $1 \sim 2$ 分、极低危 0 分。

（一）预防与治疗

美国心脏病学会/美国心脏协会心力衰竭指南将心力衰竭的发生、发展过程分为 4 个阶段。阶段 A：存在心功能不全危险因素，但心脏结构及功能正常；阶段 B：心脏结构改变（如左心室肥厚、左心室扩大和收缩力降低、瓣膜性心脏病、陈旧性心肌梗死等），但无心力衰竭症状；阶段 C：结构性心脏病并出现心力衰竭症状；阶段 D：晚期心力衰竭。每个接受心脏毒性药物治疗的患者均为心功能不全危险人群，需长期随访评估，筛查并积极管理心血管疾病危险因素（高血压、糖尿病、血脂异常、肥胖、吸烟），应注意共存疾病，尤其是冠状动脉疾病和高血压，并在治疗前和治疗中加强对这些共存疾病的管理。避免或减少使用潜在的心脏毒性药物治疗，限制蒽环类药物剂量（多柔比星 $< 360mg/m^2$、柔红霉素 $< 800mg/m^2$、表柔红霉素 $< 720mg/m^2$、米托蒽醌 $< 160mg/m^2$、伊达柔红霉素 $< 150mg/m^2$），延长输注时间（$48 \sim 96h$），以降低血药峰浓度，使用脂质体制剂。由于抗肿瘤药物心脏毒性一级预防临床试验样本量小、随访时间短，目前药物一级预防证据有限。2016 年欧洲心脏病学会指南推荐蒽环类药物心脏毒性风险高危患者可考虑使用血管紧张素转换酶抑制剂（ACEI）/血管紧张素 II 受体阻滞剂（ARB）、β 受体阻滞剂、右雷佐生、他汀类药物治疗，曲妥珠单抗心脏毒性高危患者可考虑 ACEI/ARB、β 受体阻滞剂治疗；而对于非高危人群是否使用上述药物预防治疗无明确推荐。抗肿瘤药物心脏毒性风险评分推荐极高危患者在化疗前 1 周启用 ACEI/ARB、卡维地洛、他汀类药物，对高危患者建议启用 ACEI/ARB 和（或）卡维地洛和（或）他汀类药物，并逐渐增加剂量至最大可耐受剂量，而中危患者建议评估药物预防治疗的风险和获益。

（二）药物治疗

（1）ACEI/ARB、β 受体阻滞剂：推荐无症状性心功能不全（阶段 B）和症状性心力衰竭（阶段 C、D）患者若无禁忌证（如心动过缓、低血压、高钾血症、肾衰竭），应尽早使用抗心力衰竭药物（ACEI/ARB、β 受体阻滞剂）治疗。抗肿瘤药物心脏毒性风险评分系统推荐极高危及高危人群应联合使用 ACEI/ARB 和（或）卡维地洛治疗。2012 年欧洲肿瘤内科学会（ESMO）指南推荐左心室射血分数较基线下降 $> 15\%$ 但仍在正常范围（$> 50\%$），继续使用蒽环类药物和（或）曲妥珠单抗治疗。若左心室射血分数下降到 $< 50\%$，3 周后重新评估确诊，继续化疗并尽早使用 ACEI、β 受体阻滞剂抗心力衰竭治疗，同时，进一步的临床评估和超声心动图检查，如果左心室射血分数下降到 $< 40\%$ 则停止化疗，继续抗心力衰竭治疗。美国国家癌症研究所则推荐如果左心室射血分数下降至 $< 45\%$ 或较基线下降 $> 10\%$ 且左心室射血分数 $45\% \sim 49\%$，应中断曲妥珠单抗治疗，启用 ACEI 并复查超声心动图，如果左心室射血分数恢复到 $> 49\%$，可以重新启动曲妥珠单抗治疗。

（2）右雷佐生：唯一获美国食品药品监督管理局（FDA）批准的抗蒽环类药物相关心脏毒性的心脏保护剂，作用机制基于其螯合铁的能力。推荐右雷佐生仅适用于接受累积剂量为多柔比星 $> 300mg/m^2$ 或表阿柔比星 $> 540mg/m^2$ 的晚期或转移性乳腺癌患者。

（3）他汀类药物：具有多效性作用，包括减少血管炎症反应及氧化应激，在化疗药物使用前使用他汀类药物，可明显减少心力衰竭发生率。

（4）其他药物：螺内酯具有抗纤维化、抗氧化、抗细胞凋亡作用，在使用 ACEI/ARB 和β 受体阻滞剂后仍有心力衰竭症状、左心室射血分数 $< 35\%$ 的患者，推荐加用螺内酯治疗。利尿剂可减轻患者容量负荷，缓解呼吸困难、水肿等症状；地高辛可作为急性心力衰竭辅助

治疗药物，特别推荐用于心房颤动 / 心房扑动伴快速心室率的心力衰竭患者。伊伐布雷定和沙库巴曲 / 缬沙坦虽然作为美国、欧洲心力衰竭指南推荐的抗心力衰竭药物，但在化疗药物相关心力衰竭治疗中尚无相关研究。

（三）非药物治疗

（1）心脏同步化治疗、机械辅助循环装置治疗、心脏移植：心力衰竭晚期（阶段 D）的患者预后欠佳，需在抗心力衰竭药物基础上联合非药物治疗措施，但应综合患者年龄、心脏情况、并存疾病、预期寿命等因素，制订最佳的治疗方案。非药物治疗中，心脏移植和心脏同步化治疗是心力衰竭阶段 D 患者的重要治疗选择。

（2）运动及心理治疗：接受癌症治疗的患者往往有多种生理和心理上的不良反应，需要多学科协助的长期管理。在癌症患者中，运动训练也可提高患者的心肺功能储备、免疫力，同时可减轻化疗相关不良反应（如恶心、疲乏、疼痛），减少紧张、焦虑情绪，降低住院率，提高化疗成功率。

五、肾　　脏

很多细胞毒药物及其代谢产物通过肾脏排泄，对肾小球、肾小管、肾间质和肾微血管系统造成损伤，轻度有无症状性血清肌酐升高，重度为急性肾衰竭。

细胞毒药物导致的肾毒性按发病机制可以分为几个类别：由血栓性微血管病（TMA）导致的急性肾损伤（AKI）、中毒性急性肾小管坏死、晶体性肾病；由 TMA 导致的蛋白尿 / 肾病综合征、局灶性节段性肾小球硬化（FSGS）、膜性肾病；由电解质紊乱导致的肾小管病变等。

患者的一些个体因素，如血容量减少、同时使用其他药物（如氨基糖苷类药物、非甾体抗炎药等）、肿瘤导致的泌尿系梗阻、高血压、糖尿病、慢性心功能不全等因素都可能加重细胞毒药物导致的肾毒性。因此，肾脏对于细胞毒药物的易感性主要取决于与肾脏相关的肿瘤本身的作用、药物本身的肾毒性、给药方式、给药剂量等。

在细胞毒药物中，最常造成肾损伤的药物是顺铂，其他细胞毒药物还包括：环磷酰胺、甲氨蝶呤、培美曲塞、吉西他滨、丝裂霉素等。一些常见的导致肾损伤的药物特点及其预防肾损伤的方式总结见表 2-7。

表 2-7　细胞毒药物导致肾毒性的类别、作用机制及预防方式

药物	肾毒性类别	作用机制	预防方式
烷化剂：环磷酰胺，异环磷酰胺	低钠血症、出血性膀胱炎、范科尼综合征、肾小管性酸中毒、肾性尿崩症	主要是代谢产物丙烯醛作用于肾小管产生毒性	充分的水化，使用美司钠或者 N- 乙酰半胱氨酸，电解质监测
抗肿瘤抗生素：丝裂霉素	血栓性微血管病	直接的上皮损伤	停药，其他支持治疗等
抗代谢类药物：甲氨蝶呤，培美曲塞，吉西他滨	急性肾小管坏死、肾小管酸中毒、尿崩症、血栓性微血管病等	肾小动脉或肾小球系膜细胞狭窄导致肾小球滤过率（GFR）降低	充分的水化，碱化尿液，利尿剂，停药，其他支持治疗等
铂类	肾衰竭、肾小管酸中毒、低镁血症等	肾小管损伤	大量水化，利尿剂

关于细胞毒药物致肾毒性的预防，以顺铂为例，其具体的预处理和支持治疗措施包括水

化、补充电解质。一般顺铂剂量 $\geq 20mg/m^2$ 即需要适当地水化，顺铂剂量 $\geq 70mg/m^2$ 需要正规充分的水化和利尿，方法为：使用顺铂前 1 天，静脉注射等渗葡萄糖液 2000ml，使用顺铂当天输注等渗生理盐水或葡萄糖溶液 3000～3500ml，顺铂静脉滴注结束后 6h 仍保持液体的输入，保证每日尿量在 2000～3500ml，注意血钾、血镁等电解质的平衡。顺铂停药后还应水化、利尿 2 天，对于老年患者和心肺功能不全患者，往往不能耐受大量生理盐水的输入。为此，可将每日的顺铂量分为 3～4 天给予，以减轻肾毒性。在肾损伤的情况下，如必须继续使用细胞毒药物，其剂量调整方式见表 2-8。

表 2-8　肾损伤患者中常用细胞毒药物的剂量调整

药品	根据肌酐清除率（CCR）（ml/min）调整剂量的建议
顺铂	CCR 46～60ml/min，减量至 75%
	CCR 30～45ml/min，减量至 50%
	CCR ＜ 30ml/min，一般禁用，但必须使用时减量至 50%
卡铂	剂量 =（CCR + 25）× AUC，根据不同瘤种，AUC 的推荐值不同。当患者体重指数（BMI）$\geq 25kg/m^2$ 时，需要根据调整体重计算 CCR，以免高估卡铂剂量；当 CCR 的计算值高于 125ml/min 时，按美国 FDA 的标准，应取 125ml/min 计算，以免高估卡铂剂量
甲氨蝶呤	CCR 20～60ml/min，减量至 50%；
	CCR ＜ 20ml/min，禁用
卡培他滨	CCR 30～50ml/min，减量至 75%；
	CCR ＜ 30ml/min，禁用
替吉奥	CCR $\geq 80ml/min$，通常初始参考剂量（按体表面积计算）可以设为 40、50 或 60mg 3 个档次，每日 2 次，连续 28 天、停药 14 天为 1 个周期
	$60 \leq CCR ＜ 80ml/min$，必要时，单次剂量降低 1 个档次
	$40 \leq CCR ＜ 60ml/min$，单次剂量原则上降低 1 个档次
	$30 \leq CCR ＜ 40ml/min$，单次剂量原则上降低 2 个档次
	CCR ＜ 30ml/min，禁用
异环磷酰胺	CCR 46～60ml/min，减量至 80%
	CCR 31～45ml/min，减量至 75%
	CCR $\leq 30ml/min$，减量至 70%

六、肝　　脏

由于多数抗肿瘤药物需经肝脏代谢，药物的原型或其代谢物可对肝脏产生毒性；或由于患者特殊体质对药物的超敏反应，也有可能造成不同程度的肝脏损伤。细胞毒药物引起的肝脏毒性属于药物性肝损伤（drug-induced liver injury, DILI）。基于病程可以将药物性肝损伤分为急性和慢性：急性药物性肝损伤潜伏期差异较大，短则 1 至数日，长则数月，表现为血清丙氨酸氨基转移酶（ALT）、天冬氨酸氨基转移酶（AST）、碱性磷酸酶（ALP）、γ- 谷氨酰转肽酶（GGT）等出现不同程度升高，伴有或不伴有乏力、食欲减退、肝区胀痛及上腹部不适等消化道症状、胆汁淤积明显者可出现全身皮肤黄染，少数患者可有发热、皮疹、嗜酸性粒细胞增多和关节痛等过敏表现；慢性药物性肝损伤可表现为慢性肝炎、肝纤维化、代偿和失代偿性肝硬化、慢性肝内胆汁淤积和胆管消失综合征等。

药物性肝损伤可分为固有型和特异质型。固有型是剂量依赖性的、可预测的，潜伏期短、个体差异不显著；而特异质型是非剂量依赖性的、不可预测的，个体差异显著。目前临床上发生的药物性肝损伤多为特异质型。按受损靶细胞类型进行分类，可以将药物引起的肝损伤分为 3 种类型：①肝细胞损伤型：ALT ≥ 3ULN（3 倍正常上限），且 R ≥ 5；②胆汁淤积型：ALP ≥ 2ULN，且 R ≤ 2；③混合型：ALT ≥ 3ULN，ALP ≥ 2ULN，且 2 < R < 5。若 ALT 和 ALP 达不到上述标准，则称为"肝脏生化学检查异常"[其中，R=（ALT 实测值 /ALT ULN）/（ALP 实测值 /ALP ULN）]。目前国际上通常将急性药物性肝损伤的严重程度分为 1 ～ 5 级，详见表 2-9。

表 2-9 急性药物性肝损伤的分级

药物性肝损伤级别	具体表现
1 级（轻度肝损伤）	血清 ALT 和（或）ALP 可恢复性升高，总胆红素（TBil）< 2.5ULN（2.5mg/dl 或 42.75μmol/L），且国际标准化比值（INR）< 1.5。可有或无乏力、虚弱、恶心、厌食、右上腹痛、黄疸、瘙痒、皮疹或体重减轻等症状
2 级（中度肝损伤）	血清 ALT 和（或）ALP 升高，TBil ≥ 2.5ULN，或虽无 TBil 升高但 INR ≥ 1.5
3 级（重度肝损伤）	血清 ALT 和（或）ALP 升高 TBil ≥ 5ULN（5mg/dl 或 85.5μmol/L），伴或不伴 INR ≥ 1.5。患者症状进一步加重，需要住院治疗，或住院时间延长
4 级（急性肝衰竭）	血清 ALT 和（或）ALP 水平升高 TBil ≥ 10ULN（10mg/dl 或 171μmol/L）或每日上升 ≥ 1.0mg/dl（17.1μmol/L），INR ≥ 2.0，可同时出现：①腹水或肝性脑病；或②与药物性肝损伤相关的其他器官功能衰竭
5 级（致命）	因药物性肝损伤死亡，或需接受肝移植才能存活

药物性肝损伤细胞毒药物有：①烷化剂，如环磷酰胺、异环磷酰胺、卡莫司汀等；②铂类药物，如顺铂、卡铂、奥沙利铂等；③丝裂霉素；④二氢叶酸还原酶抑制剂，如甲氨蝶呤、培美曲塞；⑤胸腺核苷合成酶抑制剂，如氟尿嘧啶、替加氟、卡培他滨等；⑥ DNA 聚合酶抑制剂，如阿糖胞苷、吉西他滨等；⑦作用于核酸转录的药物，如多柔比星、表柔比星、柔红霉素等；⑧ DNA 拓扑异构酶抑制剂，如伊立替康、拓扑替康等；⑨干扰微管蛋白合成的药物，如紫杉类、长春碱类等。

化疗的前提条件是肝功能达到以下标准：无肝转移情况下，血清胆红素 ≤ 1.5ULN，且 ALP、AST 和 ALT ≤ 2.5ULN；若有肝转移，则 ALP，AST 和（或）ALT ≤ 5.0ULN。化疗期间密切监测肝功能，注意合并用药对肝脏的影响；合并病毒性肝炎者，监测病毒载量，必要时进行抗病毒治疗；对有肝脏基础病变的患者可预防性使用肝病治疗药物，出现肝损害给予积极治疗；化疗后随访监测。当化疗后出现 ≥ 2 级的肝毒性，停药到毒性恢复至 1 级以内，然后减量至原剂量的 75%；如第二次出现 ≥ 2 级的肝毒性，则暂停用药，直到毒性恢复至 1 级以内，然后减量至原剂量的 50%；如第三次出现 ≥ 2 级的肝毒性，则考虑停用此化疗药。

肝脏毒性的支持治疗原则：①遵循上述原则停药或减量，监测肝功能和凝血功能，避免重新使用引起肝损害的同一类药物。②选用肝病治疗药物。常用的肝病治疗药物可以分为 5 类，其作用机制和主要代表药物见表 2-10。

七、皮 肤

抗肿瘤药物引起的皮肤毒性主要包括手足综合征、皮肤干燥、皮疹、瘙痒、脱发、色素沉着 / 减退、甲沟炎 / 指甲改变等。其中手足综合征（hand- foot syndrome，HFS）是较为常见的细胞毒药物引起的皮肤毒性反应之一。

表 2-10 常用的肝病治疗药物类别、作用机制和主要代表药物

类别	作用机制	主要代表药物
甘草酸类抗炎药物	抑制转氨酶升高，减轻肝细胞变性、坏死和炎症细胞浸润，降低肝组织纤维化程度等	异甘草酸镁、甘草酸二铵、甘草酸单铵、复方甘草酸苷等
解毒抗氧化药物	能与多种化学物质及其代谢产物结合，通过其巯基与体内的自由基结合，促进易代谢的低毒化合物的形成，对部分外源性物质有减毒作用	还原型谷胱甘肽、葡醛内酯等
肝细胞膜保护剂	抑制脂质过氧化、抑制脂肪变性和纤维化，加速肝细胞膜的再生和稳定	多烯磷脂酰胆碱等
利胆药物	腺苷甲硫氨酸是人体组织和体液中普遍存在的生理活性分子，其合成酶的活性下降会导致其含量减少，造成胆汁淤积。补充腺苷甲硫氨酸可消除上述机制导致的代谢阻滞、恢复胆汁排泌的生理机制、恢复细胞膜的流动性、合成参与内源性解毒过程的含硫化合物	腺苷甲硫氨酸等
降酶药物	对症性地降低 ALT、AST 等转氨酶	双环醇、联苯双酯等

手足综合征主要是指手掌和足底红斑、不适、肿胀及刺痛。三种可能的发病机制，一是手脚表皮基底细胞增殖率较高，且对化疗药物十分敏感；二是部分细胞毒药物可以经汗腺排出，手足的汗腺较为丰富，因此药物的局部浓度较高；三是手足的血液循环丰富，温度较高，这也是导致手足皮肤毒性的原因之一。

常引起手足综合征的细胞毒药物有氟尿嘧啶、卡培他滨、多柔比星脂质体、阿糖胞苷、多西他赛、环磷酰胺等，通常化疗后 3 ~ 6 周，最初一般为手掌脚掌感觉异常和刺痛，可在几天内演变成灼烧痛和红斑并有水肿，严重时会起疱、脱皮和溃烂。手足综合征的分级有 2 个标准 [美国国家癌症研究所标准（NCI-CTCAE 5.0）和 WHO 标准]，见表 2-11。

表 2-11 手足综合征的分级

分级标准	1 级	2 级	3 级	4 级
NCI-CTCAE 5.0	轻微的皮肤改变，无疼痛的轻度肿胀、红斑或过度角化	伴有疼痛的皮肤改变，如肿胀、红斑、水疱、皲裂、脱皮、出血和过度角化，影响工具性的日常活动	严重的皮肤改变，如水疱、湿性溃疡、皲裂、脱皮、出血和过度角化，影响自理活动	无
WHO	手脚皮肤的感觉麻木 / 迟钝或刺痛，可伴无痛性红斑	手持物品和行走时不适，可伴有无痛性肿胀或红斑	疼痛性红斑或肿胀，或甲周红斑、肿胀	脱皮、溃疡、水疱、严重疼痛

手足综合征支持性预防措施包括：穿宽松鞋袜和戴手套；避免反复揉搓手脚、增加柔软的鞋垫、避免暴露于过热或过冷的环境中、外出避免长时间阳光直射、经常涂抹保湿润滑的乳液、适当口服维生素 B_6。

手足综合征支持性治疗：局部涂抹 12.5% 的尿素霜、每日口服维生素 E、局部使用激素类药物（如氢化可的松软膏和糠酸莫米松软膏）、需考虑局部溃烂处使用抗菌药物。维 A 酸类化合物对手足综合征也有一定的治疗作用。

八、神经系统

化疗药物常常会无差别地损坏正常细胞，其对周围神经或自主神经造成损伤而产生的感觉障碍被称为"化疗后周围神经病变（CIPN）"，化疗所致周围神经病理性疼痛（CIPNP）是其主要表现，常见四肢远端对称性的疼痛、麻木感和触觉异常，严重者可能累及四肢近端，伴有腱反射消失或运动失调。

CIPNP 多属于剂量限制性毒性反应，随着化疗药物剂量的持续累积，症状随之进行性加重，甚至造成永久性损伤。紫杉类（紫杉醇、多西他赛）、铂类（奥沙利铂、顺铂等）、长春碱类（长春新碱、长春瑞滨等）和蛋白酶体抑制剂（硼替佐米等）均可引起周围神经病理性疼痛。详见表 2-12。

表 2-12　不同药物引起的周围神经病理性疼痛发生率

药物	周围神经病理性疼痛发生率
紫杉醇	62%（重度 6%）
多西他赛	单药 $75mg/m^2$，周围感觉神经症状 24%
奥沙利铂	82%（12% 为功能障碍）
顺铂	累积剂量 $> 300mg/m^2$，发生率明显增加（12% ～ 85%）
长春新碱	发生率与单次剂量及总剂量成正比，累积剂量 $> 25mg$ 或年龄 > 40 岁者发生率较高，约 20%
硼替佐米	30% ～ 60%

1. CIPNP 发病机制　包括组织、细胞结构改变和功能异常。常见的机制包括离子通道改变、外周敏化、中枢敏化、下行抑制系统功能降低和神经胶质细胞活化等。如紫杉类化疗药导致神经轴突微管结构的破坏、轴突运输中断、初级传入神经元线粒体功能障碍和自由基的产生、离子通道紊乱、星形胶质细胞激活等，与 CIPNP 发病相关。铂类化疗药主要损伤背根神经节，造成神经元细胞凋亡，从而引起 CIPNP 发生，其机制与核 DNA 和线粒体 DNA 的损伤、氧化应激反应有关。长春新碱诱导 CIPNP 的主要机制包括内源性阿片类相关受体的改变、线粒体中钙离子含量增加、脊髓背角突触结构重塑及分裂原活化蛋白激酶的改变。

2. CIPNP 临床表现　主要表现为主观感觉异常（如麻木感、蚁走感、肿胀感、沉重感、电击感、冷热感或吹凉风感）、疼痛、感觉减退、感觉缺失或感觉超敏等。不同药物对深、浅感觉损伤侧重不同，严重时会影响肢体功能。其中疼痛可发生于相应的神经支配区域，出现麻木，手套样、袜套样及踩物感等感觉异常，或伴有肌肉痉挛、僵硬、无力和萎缩等症状。疼痛往往遇寒、热、物理刺激后可诱发急性加重。查体可见肌张力下降、肌肉萎缩，以及腱反射的减弱、消失，感觉异常等。即使停药后疼痛仍迁延持续，严重影响患者生活质量，并可伴发情感障碍。

3. CIPNP 的预防　西医的神经营养剂、抗氧化剂 / 细胞保护剂和钙镁合剂通过不同等级的临床研究已证实在预防 CIPNP 上具有一定疗效，可降低其发生率，改善生活质量，提高患者对化疗的耐受性和依从性。主要药物如下。

（1）神经营养剂：①甲钴胺片促进机体神经系统中神经元髓鞘及卵磷脂的形成，较强刺激轴突再生、促进神经生长。用法：0.5mg/ 次，3 次 / 天，口服。②单唾液酸四己糖神经节苷脂注射液：保护神经系统免受神经毒性物质损伤和促进神经重塑，多用于中枢及周围神经系统病变的治疗。用法：20 ～ 40mg/d，1 次或分次肌内注射或缓慢静脉滴注。③复方曲肽注射液：含有治疗神经损伤及其引起的脑功能障碍后遗症的曲克芦丁、活性多肽、多种氨基酸、多种神经节苷脂等活性物质，能抑制血小板聚集，有防止血栓形成的作用；能调节和改善脑代谢，加速病变、损伤的神经组织再生修复，有神经功能恢复和清除神经病变症状作用。用法：复方曲肽注射液 10ml+5% 葡萄糖注射液 100ml，1 次 / 天，静脉滴注。

（2）抗氧化剂 / 细胞保护剂：还原型谷胱甘肽是机体防御各类氧化反应的重要物质，其结构中含有巯基，能够将机体受侵害时生成的 H_2O_2 还原为 H_2O，从而保护神经细胞。用法：还原型谷胱甘肽 1800mg+5% 葡萄糖 250ml，静脉滴注。

《美国临床肿瘤学协会成人癌症幸存者化疗引起的周围神经病变的预防和管理指南》不推荐乙酰生肉碱在 CIPN 患者预防中使用，不推荐以下预防 CIPN 的干预疗法：冷冻疗法、加压疗法、运动疗法等物理性刺激疗法。不推荐干预药物：全反式视黄酸、氨磷汀、阿米替林、大麻素、卡马西平、加巴喷丁、普瑞巴林、二甲双胍、米诺环素、N- 乙酰半胱氨酸、尼莫地平、维生素 B、维生素 E 等。

4. CIPNP 的治疗　度洛西汀是唯一被美国临床肿瘤学协会指南推荐使用在 CIPNP 治疗中的药物。其是目前临床唯一公认可改善 CIPN 所致神经疼痛的药物。机制为抑制 5- 羟色胺（5-HT）和去甲肾上腺素（NE）再摄取，提升患者脊髓及大脑中的 5-HT 及 NE 浓度，增强上述 2 种神经递质在疼痛敏感及情感调控中发挥的作用，增强患者机体承受疼痛的能力。用法：起始剂量 30mg/d，维持剂量 60mg/d，4 周为 1 个周期。不推荐在临床试验范围之外治疗 CIPN 应用的干预措施及药物，如运动疗法、加压疗法、氯胺酮的局部凝胶、口服大麻素等。

九、呼 吸 系 统

抗肿瘤药物相关肺毒性是由抗肿瘤药物引起的气管、支气管、肺泡等肺部损伤的一组疾病，主要累及肺间质，可出现间质炎症、肺泡出血及肺泡弥漫性损伤等，可短期进展至呼吸衰竭或急性呼吸窘迫综合征，也可缓慢进展合并肺纤维化。按肺不良反应的病理形式可以分为过敏性肺炎、药物性肺水肿、间质性肺炎和肺纤维化等。由于患者的基因型和表现型不同，患者之间存在个体差异，所以一种抗肿瘤药物引起的肺不良反应可以存在早发和迟发，也可以由肺炎转变成肺纤维化，如甲氨蝶呤既可以引起过敏性肺炎，也可以引起间质性肺炎及肺纤维化。

1. 肺不良反应的产生机制　肺组织对药物的摄取及药物的活性代谢产物都可致肺损害；肺也是药物治疗发生急慢性过敏反应的场所，不少特发性肺纤维化患者可能是肺的急慢性过敏反应或未被发现的药物毒性反应的结果，抗肿瘤药物引起肺不良反应的机制主要有以下几方面。

（1）对肺组织的直接损伤：肺的毛细血管丰富，组织间隙疏松，容易受到药物的损伤。抗肿瘤药物除对肿瘤组织会产生直接的杀伤作用外，也会对肺泡毛细血管内皮细胞和肺泡细胞产生毒性作用，特别是对 I 型肺泡细胞的直接损伤。I 型肺泡细胞受到损伤后难以修复。目前直接细胞毒性的机制还不完全清楚。据报道，药物本身通过电子转移反应，如新致癌菌素、卡奇霉素和博来霉素等，或通过与炎症细胞反应，如博来霉素、白介素 -2（IL-2）等，产生自由基，包括反应性活性氧、羟自由基和一氧化氮等，从而在肺不良反应发生中起重要作用。

（2）免疫系统介导的损伤：人体免疫系统是机体保护自身的防御性结构，是机体抵抗外来入侵的主要武器。抗肿瘤物质本身是一种过敏原，通过 I 型变态反应即超敏反应引起肺组织损伤；也可以在体内形成免疫复合物，通过Ⅲ、Ⅳ型变态反应在发病中起重要作用，肺泡巨噬细胞可能是发病的中心环节。细胞因子和抗肿瘤药物导致肺不良反应有关。抗肿瘤药物产生疗效时，引起肿瘤溶解，从而导致大量的细胞因子释放，如成纤维细胞生长因子、肿瘤坏死因子和 IL-6 等，继而损伤肺组织。特别是某些抗体药物，如利妥昔单抗在首次输入人体后，有些患者就会出现急性呼吸窘迫综合征，这可能与抗体药物引起的细胞因子释放有关。

（3）肺脏的代谢功能与发病机制相关：肺脏参与了一些重要的血管活性物质如前列腺素、血管紧张素、5-羟色胺和缓激肽等的代谢，但有关肺脏是否参与药物的代谢目前尚不清楚。如博来霉素是通过正常组织和肿瘤中的一种氨基水解酶进行降解的，而肺脏中这种酶活性低，博来霉素在肺内失活慢，从而引起肺毒性。

（4）迟发型肺不良反应发生机制：抗肿瘤药物损伤肺毛细血管内皮细胞和肺泡细胞基因来引起细胞凋亡，损害肺泡毛细血管的完整性，导致液体渗漏到肺泡内。

2. 各类细胞毒药物引起肺不良反应的特点

（1）破坏 DNA 结构和功能的药物：主要包括烷化剂类、氮芥类和铂类药物，以烷化剂类和亚硝基脲类引起肺不良反应较常见，铂类药物比较少见。简述如下。

1）亚硝基脲类：都可以引起肺纤维，其中卡莫司汀应用最广，肺纤维化的发生率最高。①卡莫司汀：具有穿透血-脑屏障的作用，对脑瘤、脑转移瘤和脑膜白血病和恶性淋巴瘤、多发性骨髓瘤都有效，合用其他药物对恶性黑色素瘤有效。卡莫司汀引起早发的纤维化和肺泡炎的发生率在低剂量时为 1%，高剂量时为 30%，也存在迟发肺纤维化。如果骨髓移植患者接受卡莫司汀治疗时，2 年内肺纤维化的发生率达 40%，联用环磷酰胺会增加肺毒性。卡莫司汀引起肺纤维化具有剂量依赖性，浓度 > $1500mg/m^2$ 时容易出现。部分患者用激素治疗有效，死亡率在 60% 左右。②白消安：主要用于治疗慢性粒细胞白血病及真性红细胞增多症、骨髓纤维化等。白消安能够诱导急性、进展性的肺纤维化，发生率约为 4%，这种肺毒性的产生与剂量及其他因素无关。症状发生很迟，约在白消安应用 2 年后发生，临床症状及放射线检查与博来霉素的肺毒性相似。病理检查结果：淋巴细胞和浆细胞浸润入肺间质，II 型肺泡细胞增殖和间质纤维化，死亡率接近 80%，无有效治疗方法。

2）烷化剂：环磷酰胺在体外无活性，由于肝脏或肿瘤内存在过量的磷酰胺酶或磷酸酶水解，变为具有活性的磷酰胺氮芥而起作用。环磷酰胺治疗患者时引起的肺不良反应存在早发和迟发两种形式，一般起病隐匿，患者出现咳嗽、进行性呼吸困难、发热和疲劳，胸片上出现网状或结节状阴影。从药物治疗开始到发生肺毒性反应的时间一般为 2 周～ 13 年，大部分患者在用药后不久发生。环磷酰胺引起的肺毒性无明显的剂量相关性。

3）抗肿瘤抗生素类：①博来霉素：最严重的不良反应表现为非特异性肺炎至肺纤维化，甚至患者快速死于肺纤维化，死亡率高达 50%，并且与年龄及剂量呈正相关，药物累积剂量不宜 > 300mg。它进入体内后被细胞缓慢摄取，并在正常细胞和恶性细胞中的氨基水解酶作用下而失活。而肺组织与皮肤中的这种水解酶水平低，所以这两个器官对其毒性最敏感。它产生肺毒性的机制：产生活性氧代谢产物，直接损伤肺组织；白细胞大量浸润及蛋白酶释放量增多；成纤维细胞增生，胶原蛋白合成增加并导致肺纤维化。长春新碱与博来霉素合用，也可增加这种风险。其引起肺纤维化的发生率可能为 10% 左右，肺纤维化的死亡率为 1% ～ 2%。横纹肌肉瘤在儿童发病率较高，儿童患者经博来霉素治疗后，70% 患者出现明显的肺功能限制性改变。②丝裂霉素 C：毒性发生率为 12% ～ 39%。它引起的间质性肺炎或肺纤维化通常在完成治疗后 3 ～ 12 个月发生。伴发的危险因素包括氧暴露、放射线及别的细胞毒药物的合用。

（2）影响核酸合成的药物：主要有阿糖胞苷、吉西他滨、甲氨蝶呤等。

1）阿糖胞苷：主要用来治疗成人急性白血病。用中剂量或高剂量治疗后，大部分患者会出现急性肺毒性反应。给药中发生呼吸症状，而呼吸衰竭在给予阿糖胞苷后 27 天发生。症状包括发热、干咳、呼吸困难、呼吸急促和低氧血症，X 线片表现为局限型或混合型肺间质病变，同时下肺叶表现为毛玻璃样变，大多数最后进展为弥漫性肺泡病变。其诱导肺毒性机制与肺泡毛细血管通透性增加相关。它干扰 DNA 合成，抑制细胞分裂，从而可能破坏细胞膜的功能，降低肺泡细胞及毛细血管内皮细胞膜的完整性，引起早期细胞损伤反应，增加毛细血管通透性，液体渗透到肺实质。化疗引起的肿瘤溶解过程释放的蛋白酶可导致内皮细胞损伤。

2）吉西他滨：一种破坏细胞复制的二氟核苷类抗代谢抗癌药，用来治疗非小细胞肺癌（NSCLC）、胰腺癌、膀胱移行上皮细胞癌、乳腺癌和卵巢癌等。血管抑制是最常见的剂量限制性毒性反应。患者能相对耐受。但是，有关其诱导肺毒性的报道在增加。经吉西他滨治疗后，约 23% 的患者会出现呼吸困难，少量患者出现严重呼吸困难、弥漫性肺泡损伤、急性呼吸窘迫综合征、间质性肺炎或非心源性肺水肿。

3）甲氨蝶呤：为叶酸拮抗剂，主要用于肿瘤和炎症性疾病，包括白血病、肉瘤、乳腺癌、银屑病及风湿性关节炎。其具有多种给药方式，如口服、静脉注射、肌内注射及气管内给药，这些方式都可以引起肺损伤。药物不良反应肺毒性的发生率为 7%。甲氨蝶呤引起的肺损伤是一种超敏反应，而且与剂量无关。

（3）影响蛋白质合成和功能的药物：此类药物主要有长春瑞滨、紫杉醇等。

1）长春瑞滨：一个半合成的长春碱类抗肿瘤药物，用来治疗 NSCLC、乳腺癌和霍奇金淋巴瘤。临床研究数据表明，长春瑞滨是安全的，患者能很好地耐受，中性粒细胞减少症是最常见的剂量限制性毒性反应，具有轻到中度非血液学毒性，且易于控制。用长春瑞滨治疗 NSCLC 和乳腺癌患者，呼吸困难的发生率 < 5%。

2）紫杉醇和多西紫杉醇：引起的间质性肺炎，与累积量及治疗持续时间无关。紫杉醇和多西紫杉醇的作用机制相似，但毒性不同。紫杉醇溶于聚氧乙烯蓖麻油中，聚氧乙烯蓖麻油是一个过敏原，易出现超敏反应。多西紫杉醇诱导超敏反应及间质性肺炎的发生率低于紫杉醇。检测乳酸脱氢酶（LDH）和 II 型肺泡细胞表面抗原（KL-6）水平是诊断药物诱导肺纤维化的 2 个有效指标。KL-6 是表达于 II 型肺泡细胞表面的黏液素样糖蛋白。紫杉烷类诱导间质性肺炎的发生率 < 1%。

3. 肺不良反应的治疗 抗肿瘤药物引起的肺不良反应一经产生，首先终止抗肿瘤治疗，同时避免接触加重不良反应的因素，如 X 线、高浓度氧，然后采用激素治疗，辅助治疗包括支持治疗和小剂量供氧。至今，针对此种肺不良反应还没有非常有效的药物可以使用，不过，可以从以下几个方面进行尝试。

1）激素：临床上针对抗肿瘤药物引起的肺不良反应常采用激素治疗，由于激素的作用广泛，又具有抗感染作用，因此常用。

2）抗氧化治疗：氧自由基是引起肺不良反应的因素之一，因此抗氧化治疗可有保护作用。这些制剂有 N- 乙酰半胱氨酸、维生素 E、维生素 C 和腺苷等。

3）抗细胞因子治疗：细胞因子释放是引起不良反应的原因，因此细胞因子拮抗剂有保护作用。肿瘤坏死因子 -α（TNF-α）是肺血管内皮受损时释放的主要细胞因子，可以加剧抗肿瘤制剂对血管的损伤，因此 TNF-α 拮抗剂可能保护 TNF-α 诱导的细胞凋亡。

4）细胞保护剂：氨磷汀的化学名为氨基丙氨乙基硫代磷酸酯，又称 WR-2721，是美国

FDA 批准上市的第一个泛细胞保护剂，是结构中含有磷酸化的氨基巯基的前体药物，由碱性磷酸酯酶代谢为 WR-1065 而起作用。此药进入人体后很快被正常组织吸收，而肿瘤组织的吸收量要低得多，正常肺细胞膜碱性磷酸酶的活性是 NSCLC 组织的 275 倍，因此氨磷汀对正常组织具有选择性的保护作用。它能够清除抗肿瘤药物中产生的自由基，其活化产物中的自由巯基也能直接与某些化疗药物的代谢产物结合，松解拓扑异构酶引起的 DNA 超螺旋结构，与 DNA 核蛋白质结合后，改变了染色质核小体间的结构，从而保护抗肿瘤药物对肺组织的损伤。氨磷汀的分布、清除半衰期极短，分别为＜ 1min 及＜ 8.8min，90% 药物在 6min 内从血浆中清除。

第二节　小分子靶向药物的常见不良反应

肿瘤靶向药物是可对肿瘤细胞内异常的信号通路、靶点发挥特异性作用的一类药物制剂，可影响肿瘤细胞内的信号转导、细胞周期调控、细胞凋亡过程、血管生成等进程。靶向药物具有靶向性强、治疗效果突出、不良反应相对较低等特点，但是患者不良反应的发生率仍然很高，有以下几类：皮肤毒性、心血管系统毒性、消化道毒性、肾脏毒性、肝脏毒性、血液学毒性、神经系统毒性、呼吸系统毒性等。

一、消　化　道

消化道毒性是大多数抗肿瘤药物的常见不良反应，分子靶向抗肿瘤药物亦是如此，靶向制剂的消化道毒性常见于吉非替尼、厄洛替尼、克唑替尼等激酶抑制剂。临床症状为恶心、呕吐、食欲下降、腹泻、便秘、消化道出血等。研究发现，吉非替尼和厄洛替尼治疗后，消化道不良反应发生率达 80% 左右，吉非替尼和厄洛替尼治疗非小细胞肺癌时，腹泻发生率达 50% 左右，且持续到用药后数日。发生腹泻时应给予补液、纠正水电解质及酸碱失衡等相关对症处理，以改善症状。合并感染时可给予抗菌药物治疗，尤其合并重度粒细胞减少的患者应及时予以相关处理。常用的止泻药物有盐酸洛哌丁胺胶囊和复方地芬诺酯片，对症处理后仍不能缓解的则考虑减量或停药。如发生的不良反应是恶心干呕，建议患者在进餐以后使用药物可减少不良反应发生。肿瘤靶向药物的不良反应在口腔常见为口腔黏膜炎，肿瘤血管生成抑制剂引起的口腔黏膜炎发生率 7% ～ 29% 不等，其中以舒尼替尼和索拉非尼最为常见。阿弗他溃疡一般在用药后 2 周～ 2 个月出现，在服用雷帕霉素靶蛋白（mTOR）抑制剂、EGFR 抑制剂、VEGF 抑制剂等类型的靶向药物出现此类不良反应的概率较高。除此之外，多形性红斑、色素沉着、口干症、地图舌等症状也可发生，但一般会自行或停药后消退。常见的消化道不良反应症状及相应的处理方法，详见表 2-13。

表 2-13　常见消化道不良反应及处理方法

不良反应症状	处理方法
腹泻	一级腹泻：清淡饮食，避免可加重症状的食物，如辛辣、油腻的食物
	二级腹泻：首次出现时即应开始对症治疗，常用的药物有洛哌丁胺。对于中度腹泻患者，给予首次剂量 4mg，维持剂量 2mg，直到腹泻停止
	三级腹泻：对症处理后仍不能缓解的则应减量或停药。需要注意的是，对于高龄患者，尤其是 80 岁以上患者，如果出现腹泻，应当给予全身支持治疗

不良反应症状	处理方法
便秘	（1）在出现便秘的最初征象时应开始给予轻泻药，或者应常规给予轻泻药以预防便秘
	（2）常应用的轻泻药为多库酯钠、番泻叶或比沙可啶
	（3）如果上述药物无效，则给予镁盐、聚乙二醇 3350、乳果糖或山梨醇
胃肠道穿孔	（1）手术前 6 周、手术后 8 周禁用靶向药物
	（2）发生肠穿孔的患者，应永久停用靶向制剂
	（3）患者应接受禁食、胃肠减压、补液、抗感染、护肠胃等措施
口腔黏膜炎	Ⅰ～Ⅱ度：加强口腔卫生，给予 B 族维生素及葡萄糖酸锌等微量元素，并用漱口液进行处理
	Ⅲ～Ⅳ度：患者如出现口腔疼痛，可给予生理盐水 250ml+ 庆大霉素 16 万 U+ 普鲁卡因 4 ～ 6ml 于进食前含漱 3 ～ 5min
	Ⅴ度：口腔黏膜炎的患者可用 3% 碳酸氢钠溶液漱口以预防和治疗真菌感染。若已经并发真菌感染的患者可用制霉菌素 10 万 U/ml 漱口

二、皮　肤

　　皮肤毒性是肿瘤靶向药物常见的一种不良反应。不同种类的靶向药物因其作用靶点不同，其导致皮肤病理性改变的具体机制也各有不同。但大部分不良反应的出现是因为人类皮肤及皮下组织 EGFR 信号通路被特异性作用后，角质形成细胞死亡、毛细血管的修复机制受损，进而形成炎症。

　　酪氨酸激酶抑制剂等单靶点抑制剂所致皮肤不良反应的临床主要表现为丘疹脓疱疹、痤疮样皮疹、皮肤干燥、瘙痒等。患者在使用索拉非尼、舒尼替尼和阿帕替尼等多靶点小分子抑制剂也会出现脱发、指甲改变、手足综合征、斑丘疹、皮肤色素变化等症状。塞妥昔单抗、巴尼珠单抗等大分子单抗类药物治疗中出现丘疹、脓疱疹的概率大于 80%；但是症状大部分在轻、中度，重度患者不到 20%。治疗初期，30% 的患者会出现皮肤干燥、瘙痒；在治疗 3 个月后，近 20% 的患者会出现甲沟炎，只要及时进行适当的药物治疗，加强日常护理即可缓解症状。

　　目前，临床上针对皮肤不良反应的治疗主要以激素类配合抗生素软膏，出现重度不良反应的患者建议停服一周左右，待症状减轻后继续服药。一些中药复方制剂：养肺消疹汤、消疹散、疏风解毒消疹方等内服联合靶向药物治疗，能够减轻患者不良反应、提高生活质量。也有研究称将裴氏黄白散、复方黄水等方剂通过湿敷、外洗等方法可直接作用于皮疹局部，也可减轻患者胃肠道负担和肝脏代谢等。一些常见的靶向药物致皮肤不良反应及处理方法详见表 2-14。

表 2-14　常见皮肤不良反应及处理方法

不良反应症状	处理方法
皮疹	1 ～ 2 级的皮疹
	（1）继续使用药物
	（2）局部使用含类固醇类药物（如糠酸莫米松、复方醋酸地塞米松或氢化可的松软膏）或钙调磷酸酶抑制剂（0.1% 他克莫司软膏或 1% 吡美莫司霜）或外用抗菌药物（1% ～ 2% 克林霉素或 1% 甲硝唑，1% 四环素或 2% 夫西地酸软膏）
	（3）注意使用油膏基质的软膏，避免使用含乙醇的软膏
	（4）对伴有皮肤干燥和瘙痒者加用复方苯海拉明搽剂
	2 级皮疹瘙痒严重：可加用抗组胺药如西替利嗪、氯雷他定
	3 ～ 4 级皮疹：治疗原则同 2 级，如并发感染则选择口服头孢菌素类药物；若全身症状加重口服泼尼松

续表

不良反应症状	处理方法
手足综合征	（1）3 级需停药；待恢复到 ≤ 1 级时，以原剂量继续服药
	（2）给予口服维生素 B_6 片 200mg，qd；口服塞来昔布胶囊 100mg，bid；并外用尿素软膏
	（3）嘱咐避免阳光暴晒，适当使用护肤品保持手足皮肤不干燥，穿宽松的袜子，冷水浸泡手脚等
甲沟炎	出现甲沟炎症状者，可予金银花水浸泡患处，外涂可选用莫匹罗星、丙丙沙星或夫西地酸等 1 ～ 2 次 / 天，若无改善需口服药物治疗，可口服米诺环素 100mg，bid，或头孢呋辛 250mg，bid；严重者采用外科拔甲治疗

三、呼吸系统

目前国内批准上市的 26 种靶向药物中，只有重组人血管内皮抑制素注射液、尼妥珠单抗注射液、阿昔替尼、甲磺酸阿帕替尼、西达本胺、瑞戈非尼、维莫非尼 7 种药品未见肺损伤；在呼吸系统中间质性肺炎、肺出血等不良反应较为常见。间质性肺炎是表皮生长因子受体酪氨酸激酶抑制剂类药物少见不良反应，临床表现为干咳、不同程度的呼吸困难、限制性通气障碍及弥散功能降低、伴低氧血症。吉非替尼用于进展和复发的 NSCLC，特别是表皮生长因子受体基因突变的患者，全球因吉非替尼所致的间质性肺炎平均发病率约 1%。间质性肺炎多发生于使用吉非替尼治疗的 4 周内，机制尚不明确。在用药期间应定期进行胸部 X 线和 CT 检查，一旦确诊为吉非替尼所致的间质性肺炎，须立即停药并积极应用高剂量糖皮质激素治疗，以避免造成肺部的不可逆病变。

四、肝　　脏

多数靶向药物在肝脏内代谢，肝毒性表现包括胆红素升高、转氨酶升高、肝炎等。在甲磺酸伊马替尼治疗的最初 3 个月，转氨酶通常会升高，而 3 ～ 4 度转氨酶升高的发生率为 1% ～ 1.5%，已有患者因严重肝损伤导致死亡的病例报道。

厄洛替尼经肝脏代谢和胆道分泌，易发生肝损伤，最常见的肝脏不良反应为 3 或 4 级，并有因肝肾综合征和急性肝衰竭而死亡的报道。建议对使用靶向药物的患者进行肝功能监测，特别是使用 CYP3A4/CYP3A5 抑制剂（酮康唑、伊曲康唑、环丙沙星等）的患者，若转氨酶值高于正常值上限 5 倍，应先中断甲磺酸伊马替尼的治疗，直到转氨酶恢复正常，但应减少剂量；而当转氨酶值再次高于正常值上限 5 倍时，应终止治疗。若总胆红素增加 1 倍和（或）转氨酶增加 2 倍，应中断或停止厄洛替尼的治疗。在治疗期间应避免合用可导致肝损伤的药物和食物，如对乙酰氨基酚和乙醇等。

部分患者在接受靶向药物治疗后由于免疫力低下而激活乙型肝炎、丙型肝炎病毒导致病毒性肝炎。国外曾报道接受利妥昔单抗联合化疗后出现暴发性乙型肝炎的病例。鉴于我国肝炎发病率较高，在使用利妥昔单抗治疗前建议进行乙型肝炎病毒表面抗原及核心抗体的检测，并在治疗期间密切监测病毒载量。化疗前可预防应用拉米夫定等药物，进而降低乙型肝炎病毒再激活和急性肝炎的发生率。

五、肾　　脏

蛋白尿是 VEGF 抑制剂共同的不良反应，肾小球足细胞表达的 VEGF 是维持肾小球内皮细胞正常结构和功能所必需的，抑制了 VEGF 可破坏肾小球滤过屏障，最终形成蛋白尿。在贝伐珠单抗联合化疗治疗的临床研究中提示使用贝伐珠单抗可增加蛋白尿发生的风险。在索拉非尼治疗肝癌及舒尼替尼治疗肾癌的相关临床试验中也有患者出现相关性蛋白尿的报道。蛋白尿通常可逆，大多数无症状，对于接受 VEGF 抑制剂治疗的患者应密切监测肌酐、肾功能、血压和蛋白尿，对出现蛋白尿的患者应控制其蛋白摄入并注意休息。一旦出现了肾损伤或者肾病综合征，则必须停药并进行积极的对症治疗。

六、心血管系统

心血管系统毒性是分子靶向药物最常见的不良反应之一，主要表现为高血压、慢性心力衰竭、急性心肌梗死、左心室射血分数下降和 QT 间期延长等。高血压是抗血管生成药，如阿帕替尼、贝伐珠单抗、舒尼替尼等常见的不良反应，患者在治疗前及治疗中应定期监测血压情况。用药后出现高血压的患者，通常采用口服降压药物进行治疗，如血管紧张素转换酶抑制剂、利尿剂和钙通道阻滞剂等。高血压患者在用药后出现血压升高，应考虑原有降压药加量或加用另一种降压药物。如果口服降压药无法控制血压，则应终止抗血管生成药物的使用。

单克隆抗体曲妥珠单抗主要应用于人表皮生长因子受体 2（HER2）过度表达的乳腺癌患者，心脏毒性为该药最常见的不良反应，包括心悸、气促、心律失常等。用药前，应对患者的心功能状况进行评估，治疗期间监测左心室功能。当曲妥珠单抗与化疗药物合用时，心力衰竭发生率显著升高，因此应避免同时使用紫杉醇或蒽环类药物。一旦出现典型的心功能不全，应停止治疗并积极急救。

抗 VEGF 单克隆抗体贝伐珠单抗主要影响血管内皮细胞生成和增殖，显著增加各级别高血压的发生率，其对血压的影响具有剂量依赖性，高剂量组的发生率显著高于低剂量组，有高血压病史者要慎用。高血压患者用药前应遵循个体化的原则给予抗高血压药控制血压，同时建议在用药期间监测血压。

舒尼替尼及索拉非尼可增加高血压发生率，多为轻中度，在治疗期间注意血压变化。它引起左心室射血分数下降的发生率约为 10%，对于存在慢性心脏疾病、心动过缓和电解质紊乱的患者应慎重选择并应定期监测心电图和电解质。

影响血管内皮细胞生成和增殖的抗血管内皮生长因子类药物，使基质下的促凝血磷脂暴露，产生血栓栓塞，有相应症状时，应及时给予合理的溶栓抗凝药物进行治疗，以防止严重并发症发生。建议治疗后多运动，对行动不便者按摩下肢。

七、神经系统

有些靶向药物长期应用可导致神经系统不良反应，不常见，但若是发生时处理不当，可使患者留下神经系统后遗症甚至导致死亡，故应引起重视。

（1）可逆性脑白质后部综合征（RPLS）：是 VEGF 抑制剂的一种少见但是十分严重的不良反应，最早见于贝伐珠单抗，发生率约为 0.1%，表现为头痛、癫痫发作、嗜睡、不同程度意识障碍及视觉异常。影像学 MRI 表现为脑白质区广泛的血管源性水肿，多位于顶叶或枕叶。治疗应去除病因，再对症处理。影像学确诊发生 RPLS，立即停药，再给予降压等对症治疗。数天内好转，预后良好。

（2）进行性多灶性白质脑病（PML）：是一种亚急性脱髓鞘性疾病，常见于免疫系统功能受到严重抑制的患者，最常出现的症状为视觉障碍、肌无力和认知功能的改变，大部分患者在发病后 3 ～ 6 个月内死亡。利妥昔单抗上市以来已有多个个案报道其治疗后可导致 PML，其发病机制可能与 B 淋巴细胞缺乏后的免疫缺陷状态有关。其确诊依赖脑活检病理学检查。PML 发病率低，但病情进展迅速，且尚无可靠的预防措施及有效的疗法，患者的预后极差。如果患者出现神经症状，应考虑请神经科医生会诊，并进行相关检查。对于确诊为 PML 的患者，停用利妥昔单抗，积极进行抗病毒治疗，尽早重建机体免疫系统。

八、内分泌系统

甲状腺功能减退症在使用舒尼替尼的治疗中较为常见。在一项使用舒尼替尼治疗晚期肾癌患者的临床研究中显示，高达 85% 的患者出现甲状腺功能减退症，而另一项舒尼替尼一线治疗中国Ⅳ期转移性肾细胞癌患者的临床研究指出，甲状腺功能减退症的发生率为 24.8%，其发生机制可能与淋巴细胞浸润、碘摄取障碍及抑制甲状腺过氧化物酶活性有关。有研究显示甲状腺功能减退症的发生率随着舒尼替尼治疗周期的延长而逐步上升。推荐在每个治疗周期的第 1 天与第 28 天均进行甲状腺功能监测，以便掌控整个治疗周期内激素水平的变化，从而尽早发现潜在甲状腺功能异常。在使用舒尼替尼治疗期间应注意检查促甲状腺激素（TSH），而在使用其他靶向药物治疗期间如出现相关临床症状，也应进行 TSH 的检查。治疗过程中，对于 TSH 高于正常上限，但< 10mU/L 者，建议严密随访；若 TSH > 10mU/L，则可根据患者年龄、有无心脏疾病等因素，及时给予左旋甲状腺素进行激素替代治疗，同时根据临床及实验室结果对用药剂量进行调整。激素替代疗法可使以疲乏为主的大部分症状得以改善，因此一般不建议减量或停用药物。

第三节　免疫检查点药物的常见不良反应

免疫检查点抑制剂（immune checkpoint inhibitor，ICI）能够阻断免疫检查点通路，使机体重新产生抗肿瘤免疫。ICI 主要有 CTLA-4 单克隆抗体，PD-1 和 PD-L1 单克隆抗体。与传统化疗药物或分子靶向药物不同的是，ICI 治疗肿瘤的同时会破坏免疫耐受引起炎症反应即免疫相关不良反应（immune related adverse event，irAE）。其机制尚不明确，可能与 ICI 导致机体自身免疫系统稳态发生变化、诱发 T 淋巴细胞的抗宿主组织活性有关，且与个体使用 ICI 之前已存在的器官特异性炎症、造血干细胞或器官移植自身免疫性疾病的遗传易感性及炎性细胞因子有关。与化疗及靶向治疗引起的毒性反应相比，ICI 导致的 irAE 具有其独特性。①发生部位、时间和人群特征：irAE 可在治疗后任何时间发生在任何组织和器官；不同瘤种、使用不同 ICI 的 irAE 发生谱有差异；具有影响免疫状态的疾病、治疗史或特殊情况的患者使用 ICI 安全性各异。②安全性：总体安全性高，多数 irAE 为轻度，且可通过早期暂停给药和使用类固醇皮质激素得到逆转。③罕见 irAE：高致死率，如心肌炎的致死率可达 39.7%。

中国临床肿瘤学会（CSCO）《免疫检查点抑制剂相关的毒性管理指南 2021》将 irAE 毒性分为四级：1 级毒性，无须住院，不推荐使用糖皮质激素及其他免疫抑制剂，继续使用 ICI；2 级毒性，无须住院，使用糖皮质激素，不推荐使用其他免疫抑制剂，暂停使用 ICI（如仅表现为皮肤或内分泌症状，可继续使用 ICI）；3 级毒性，住院治疗，使用糖皮质激素，对糖皮质激素治疗 3 ～ 5 天症状未缓解者，可考虑在专科医生指导下使用其他免疫抑制剂，停用 ICI，基

于患者的风险 / 获益比讨论是否恢复 ICI 治疗；4 级毒性，住院治疗，进行积极的糖皮质激素药物治疗，若 3 ～ 5 天症状未缓解，在专科医生指导下使用其他免疫抑制剂，永久停用 ICI。

irAE 治疗总体原则：治疗前筛查和检查，鉴别，分级管理，重启免疫治疗；治疗中不建议增加或减少 ICI 剂量；轻度：严密监测，推迟治疗；重度：停药→糖皮质激素→麦考酚酸→英利昔单抗→抗胸腺细胞免疫球蛋白。详见表 2-15。

表 2-15 irAE 及治疗调整

不良反应	严重程度	治疗调整
免疫相关性肺炎	2 级（有症状：出现新的症状或症状恶化，包括：呼吸短促、咳嗽、胸痛、发热和缺氧；涉及多个肺叶且达到 25% ～ 50% 的肺实质，需要医学干预）	暂停给药[1]
	3 级（中度症状，严重的新发症状，累及所有肺叶或大于 50% 的肺实质，需要吸氧，住院）	永久停药，如给激素治疗无明显改善，可考虑接受英利昔单抗或吗替麦考酚酯或注射免疫球蛋白
	4 级（危及生命的呼吸障碍；需要紧急治疗，如气管切开或插管）	
免疫相关性肝炎（适用于非肝细胞癌患者）	2 级（3 < ALT 或 AST < 5ULN 或总胆红素为 1.5 ～ 3ULN）	暂停给药[1]
	3 级或 4 级（ALT 或 AST > 5ULN 或总胆红素 > 3ULN）	永久停药，若使用激素肝功能无好转，可考虑加用吗替麦考酚酯
免疫相关性肝炎（适用于肝细胞癌患者）	如基线时 ALT 或 AST 在正常范围内，之后升高至 3 ～ 10ULN	暂停给药[1]
	如果基线时 1 < ALT 或 AST ≤ 3ULN，之后升高至 5 ～ 10ULN	
	如果基线时 3 < ALT 或 AST ≤ 5ULN，之后升高至 8 ～ 10ULN	
	如果 ALT 或 AST 升高至 > 10ULN 或总胆红素升高至 > 3ULN	永久停药，若使用激素肝功能无好转，可考虑加用吗替麦考酚酯
免疫相关性结肠炎 / 腹泻	2 级结肠炎（腹痛，黏液便和便血）	暂停给药[1]，如激素无改善，可加用英利昔单抗
	2 级腹泻（与基线相比，大便次数增加每天 4 ～ 6 次；造瘘口排出物中度增加）	
	3 级结肠炎（剧烈腹痛；发热；腹膜刺激征阳性，借助工具排便）	
	3 级腹泻（与基线相比，大便次数增加每天大于 7 次；需要住院治疗，造瘘口排出物中度增加，基本日常生活活动受限）	
	4 级（危及生命，需要紧急治疗）	永久停药，如激素无改善，可加用英利昔单抗，如英利昔单抗耐药，可考虑维多珠单抗或参加临床研究
免疫相关性肾上腺功能不全	症状性（2 级及以上）	暂停给药[1]，在给予其他激素替代治疗前，首先给予皮质类固醇以避免肾上腺危象
免疫相关性垂体炎	2 级（中度：轻微、局灶性或需要非侵袭性治疗；相应的工具性日常生活活动受限）	暂停给药[1]，完善基线检查（ACTH、TSH、FT4、FT3、TT4、LH、FSH 等）
	3 级（中度或医学上有重要意义但不会危及生命；需要住院或者延长住院时间；基本日常生活活动受限）	
	4 级（存在危及生命的后果；需要紧急治疗）	永久停药
免疫相关性 1 型糖尿病	≥ 3 级高血糖（空腹血糖 > 250mg/dl 或 13.9mmol/L）	暂停给药[2]，开始胰岛素治疗

续表

不良反应	严重程度	治疗调整
免疫相关性胰腺炎	3级或4级血清淀粉酶或脂肪酶水平增加（＞5ULN）或2级或3级胰腺炎	暂停给药[1]，可考虑吗替麦考酚酯治疗，静脉补液水化
	4级或任何级别复发性胰腺炎	永久停药，可考虑吗替麦考酚酯治疗，静脉补液水化
免疫相关性心肌炎	2级（中度活动或劳累时出现症状）	暂停给药[1]
	3级（静息状态下或最低程度活动或劳累时便出现严重症状；需要治疗；新发症状）	永久停药，使用激素无效可加用丙种球蛋白、抗胸腺球蛋白、英利昔单抗、吗替麦考酚酯等
	4级（危及生命；需要紧急治疗，如连续静脉输液治疗或机械辅助血液循环）	
免疫相关性肌炎	2级（中度活动或劳累时出现症状）	暂停给药[1]，排除禁忌可给予非甾体抗炎药（NSAID）止痛
	3级（静息状态下或最低程度活动或劳累时便出现严重症状；需要治疗；新发症状）	
	4级或复发性3级肌炎	永久停药
	4级（危及生命；需要紧急治疗，如连续静脉输液治疗或机械辅助血液循环）	
炎性关节炎	1级（轻度疼痛伴炎症反应，红斑，关节肿胀）	继续使用，可使用NSAID，若NSAID无效，可使用小剂量糖皮质激素
	2级（中度疼痛伴炎症改变，红斑，关节肿胀；影响工具性日常生活活动能力）	暂停给药[2]
	3级或4级（重度伴有炎症表现的剧痛，皮肤红疹或关节肿胀；不可逆的关节损伤；残疾；基本日常生活活动受限）	暂停或永久停用，使用糖皮质激素治疗无效可使用其他免疫抑制药物（英利昔单抗、甲氨蝶呤等）
眼毒性	2级，有症状	暂停治疗，配合眼科医生，局部或系统使用糖皮质激素
	3级和4级	永久停用，配合眼科医生，局部或系统使用糖皮质激素
免疫相关性肾炎	2级，肌酐升高（2～3ULN）	暂停治疗[1]
	3级，肌酐升高（＞3ULN）或＞4.0mg/dl或4级（危及生命）	永久停药，若使用激素1周后，仍大于2级，可加用：硫唑嘌呤、环磷酰胺、环孢霉素、英利昔单抗、霉酚酸酯
输液相关反应	1级或2级	降低输注速率或暂停治疗，在后续给药时，可考虑使用解热药和抗组胺药进行预防治疗
	3级或4级	永久停药
皮疹/重度皮肤不良反应	3级或疑似史蒂文斯-约翰逊综合征（SJS）或中毒性表皮坏死松解症（TEN）[3]或药物反应伴嗜酸性粒细胞增多和全身性症状（DRESS）	暂停给药[1]，局部使用中效糖皮质激素联合口服止痒药物
	4级或确诊史蒂文斯-约翰逊综合征（SJS）或中毒性表皮坏死松解症（TEN）[3]或药物反应伴嗜酸性粒细胞增多和全身性症状（DRESS）	永久停药
反应性皮肤毛细管增生症	1级和2级（单个或多个结节，伴或不伴有破溃出血）	继续治疗，避免易摩擦部位出血
	3级，呈泛发性，可并发感染，可能需要住院治疗	暂停治疗，待恢复到≤1级后给药，避免易摩擦部位出血
免疫相关性甲状腺功能亢进症	症状性（2～4级）	暂停给药[2]，补充抗甲状腺素治疗

续表

不良反应	严重程度	治疗调整
免疫相关性甲状腺功能减退症	1 级（无症状；只需临床或诊断性检查；无须治疗）	继续治疗
	症状性（2～4 级）	暂停给药 [2]
	2 级（有症状；甲状腺激素替代治疗；工具性日常生活活动受限）	开始甲状腺激素替代疗法
	3 级（严重；基本日常生活受限；需要住院治疗）	
	4 级（危及生命，需要紧急治疗）	
吉兰 - 巴雷综合征、横断性脊柱炎	所有级别	永久停药
免疫相关性脑膜炎、脑炎	1 级（轻度，无脑神经症状，不影响患者工具性日常生活活动）	暂停给药 [2]
	2 级（中度，影响患者工具性日常生活活动）	
	3 级（重度，生活不能自理）	永久停药
	4 级（危及生命，需要经紧急治疗）	

注：ACTH，促肾上腺皮质激素；TSH，促甲状腺激素；FT4，游离甲状腺激素；FT3，游离三碘甲状腺原氨酸；TT4，总甲状腺素；LH，促黄体生成素；FSH，促卵泡激素。

1 应开始皮质类固醇治疗 [1～2mg/（kg·d）泼尼松或等效剂量]。如果在 12 周内完全或部分痊愈（0～1 级），而且皮质类固醇剂量减至≤ 10mg/d 口服泼尼松或等效剂量，则可重新治疗。

2 当症状得到控制且患者达到临床稳定状态时，可重新治疗。

3 无论严重程度如何。发生 2 级或 3 级其他免疫相关不良反应时应暂停本品治疗，并开始皮质类固醇治疗 [1～2mg/（kg·d）泼尼松或等效剂量]。如果症状改善至≤ 1 级时，则应根据临床情况对皮质类固醇逐渐减量。如果不良反应在 12 周内改善至≤ 1 级，而且皮质类固醇剂量减至每日≤ 10mg 口服泼尼松或等效剂量，则可恢复本品治疗。若发生 4 级其他免疫相关不良反应，或在发生不良反应后 12 周内皮质类固醇的剂量无法减少至每日≤ 10mg 泼尼松或等效剂量时，应永久停止本品治疗。

第四节　内分泌药物的常见不良反应

内分泌药物是通过与激素受体结合或下调激素相关通路，改变体内的内分泌环境来减缓癌细胞增殖率，主要用于治疗激素依赖性肿瘤，包括乳腺癌、前列腺癌、子宫内膜癌和神经内分泌肿瘤等。内分泌药物包括雌激素和抗雌激素药物、孕激素类药物、雄激素和抗雄激素药物、促性腺激素释放激素类似物，以及治疗神经内分泌肿瘤的生长抑素类似物等。内分泌药物在抑制肿瘤的同时，由于激素水平的骤然减少，破坏了人体正常的内分泌环境，长期应用辅助内分泌药物在延长患者生命期限的同时也给大多数患者带来了不良反应。

一、内分泌系统

对于长期服用抗雌激素内分泌药物治疗的患者，由于雌激素的水平降低，将会干扰人体正常的内分泌功能，使大脑内神经递质减少，中枢自主神经调节功能受损，出现类围绝经期综合征表现：潮热、急躁易怒、月经紊乱等。代表药物包括具有各种抗雌激素效应的药物，如他莫昔芬、非甾体类芳香化酶抑制剂（aromatase inhibitor，AI）、促性腺激素释放激素类似物等。治疗通常包括非激素策略，如生活方式调整，给予选择性 5- 羟色胺再摄取抑制剂（如帕罗西汀等）、5- 羟色胺 - 去甲肾上腺素再摄取抑制剂（如文拉法辛等）或加巴喷丁等。

二、泌尿生殖系统

对于应用抗雌激素及抗雄激素内分泌治疗的患者，由于体内性激素水平的降低或性激素活性的降低，可能出现一系列性功能障碍的表现。女性可表现为阴道干燥、性欲下降、阴道分泌物异常等；男性可表现为阴茎勃起功能障碍、性高潮障碍等，男性睾酮水平降低（或缺失）还可导致患者体像改变，包括男性乳房发育、阴茎和睾丸变小，以及体毛稀疏，患者可能会抱怨自己变得"女性化"。

对于抗雌激素治疗的患者，治疗前应告知女性患者这些可能的不良反应及可能的缓解方法。可给予非激素类阴道保湿剂和润滑剂治疗，若效果欠佳，则根据患者正在使用的乳腺癌治疗类型决定后续治疗。对于接受选择性雌激素受体调节剂（如他莫昔芬等）治疗的患者，建议给予低剂量阴道雌激素或阴道普拉睾酮。对于大多数使用芳香化酶抑制剂治疗的患者，建议不使用阴道雌激素、普拉睾酮或睾酮。但是，如果患者症状明显且愿意接受阴道激素治疗会影响癌症治疗有效性的可能性，也可以选择低剂量阴道雌激素或普拉睾酮。

对性功能障碍的男性患者可实施阴茎康复治疗，使用磷酸二酯酶-5抑制剂（如西地那非等）、真空勃起装置，尿道内或阴茎内注射前列腺素或手术放置阴茎假体。对于希望恢复性功能的患者，在口服药物无效时，应将其转至泌尿外科。前列腺癌发生不良反应者采取睾酮替代疗法存在争议。目前支持睾酮替代治疗安全性的证据较少，应考虑对于成功治疗前列腺癌后确诊症状性性腺功能减退症的患者，若密切监测一段时间后，患者并无残留癌症的临床或实验室证据，则可能适合睾酮替代治疗。若对此类病例实施睾酮替代治疗，应在启用前和之后1个月时测量前列腺特异性抗原水平，以确保前列腺癌未复发。若前列腺特异性抗原水平稳定，则需要在半年后和之后每年进行连续测量。

三、骨骼系统

辅助内分泌治疗会降低人体内的性激素水平，从而破坏骨吸收和骨形成之间的动态平衡。这一动态平衡的破坏会使骨小梁结构疏松，同时也会加快骨量丢失速度，增加骨折及骨质疏松等不良事件的发生率。使用芳香化酶抑制剂行辅助内分泌治疗，会加快体内雌激素水平的下降和骨质丢失。长期使用芳香化酶抑制剂的患者常出现关节炎、关节痛、肌肉疼痛，其骨质疏松及骨折的发生率较一般患者高，并可出现骨骼或关节疼痛的症状。前列腺癌使用雄激素剥夺治疗（androgen deprivation therapy，ADT）的患者，其骨质疏松，以及椎骨和髋骨骨折的风险增加。

若出现骨骼或关节疼痛时，应该注意均衡营养、规律运动，必要时使用非甾体抗炎药（NSAID）。对于使用某种芳香化酶抑制剂进行治疗的患者，若保守措施无效，停止治疗2～8周后再开始使用另一种芳香化酶抑制剂。如果采取上述措施后患者仍然有持续症状，可以使用度洛西汀。亦可考虑非药物疗法针刺。乳腺癌患者骨密度降低干预措施包括均衡营养、增加负重锻炼、减少或停止吸烟、减少饮酒，以及摄入足量钙和维生素D。对于接受芳香化酶抑制剂治疗的女性，建议每日摄入1200mg元素钙（膳食＋补充剂）和800IU维生素D。对于绝经后女性，可供选择的药物是双膦酸盐和地舒单抗，推荐选择双膦酸盐作为初始治疗药物，若不能耐受或无效，则选用地舒单抗。

对于接受ADT的患者，推荐测量骨密度。所有采用ADT的男性需要摄入膳食钙（食物和补充剂）1000 ～ 1200mg/d、补充维生素 D 800 ～ 1000IU/d。

四、心血管系统

雌激素促进脂质代谢，接受抗雌激素治疗的患者雌激素水平下降，导致血脂异常，增加患心血管疾病的风险。研究结果显示，非甾体类芳香化酶抑制剂（阿那曲唑和来曲唑）可使患者的总胆固醇（TC）和低密度脂蛋白胆固醇（LDC-C）升高。使用选择性雌激素受体调节剂在降低总胆固醇和低密度脂蛋白水平的同时也会增加静脉血栓和卒中的发生风险。对于前列腺癌患者，心血管疾病是前列腺癌生存者中最常见的非癌症相关性死因。这可能是由于 ADT 对心血管危险因素（包括脂蛋白、胰岛素敏感性和肥胖）的负面影响。接受前列腺癌治疗的患者（尤其接受 ADT 时）可能会发生与糖代谢相关的并发症，包括出现胰岛素敏感性降低、糖尿病风险升高和（或）既存糖尿病患者的血糖控制恶化。这些关联背后的复杂机制与代谢综合征和（或）ADT 引起的高血糖、高胰岛素血症或性腺功能减退症有关。

应向使用 ADT 的患者宣教纠正相关危险因素，包括肥胖、吸烟和高血压。

对接受 ADT 的前列腺癌生存者采取二级预防措施，包括使用他汀类药物治疗，以降低 LDL-C 水平至＜ 70mg/dl；酌情将血压降至＜ 130/80mmHg；将血糖降至推荐水平；确诊心血管疾病的患者接受阿司匹林治疗；仍在吸烟者应戒烟。

五、消化系统

针对神经内分泌肿瘤的治疗，包括长效奥曲肽、兰瑞肽在内的生长抑素类似物是控制类癌综合征或功能性神经内分泌瘤的首选。生长抑素类似物治疗一般耐受良好，在治疗最初几周患者常会出现恶心、腹部不适、腹胀感、稀便和脂肪吸收不良，随着继续用药，会自行缓解。生长抑素类似物可增加胆石症的风险，不建议行常规腹部超声监测，而是仅在出现提示胆石症的症状和体征时行超声检查。

第三章 癌症疼痛的规范化治疗

第一节 癌症疼痛的概述

1979 年，世界卫生组织（WHO）将疼痛定义为一种与组织损伤或潜在组织损伤相关的感觉、情感、认知和社会维度的痛苦体验，常伴有内分泌、免疫、精神及心理功能的变化。1995 年美国疼痛学会进一步提出疼痛是继心率、血压、脉搏、呼吸之外的第五大生命体征。癌症疼痛（cancer pain，简称癌痛）是指由癌症、癌症相关性病变及抗癌治疗所致的疼痛，其中癌症直接引起的疼痛占 80% 以上，主要通过肿瘤局部浸润伤害感受器、释放炎性介质激活伤害感受器，以及通过损伤外周和（或）中枢神经系统产生。

疼痛是癌症患者最常见且难以忍受的症状之一，严重降低了癌症患者的生活质量。死于癌症的患者中约 70% 有疼痛经历。疼痛在癌症各个阶段均可出现，甚至可作为癌症的首发症状。进展期和终末期癌症中疼痛更为常见且更严重。据 WHO 统计，癌症患者中 30% ~ 50% 伴有不同程度的疼痛。其中早期患者为 15% ~ 30%（约 1/4），中期为 40% ~ 55%（约 1/2），晚期为 50% ~ 75%（约 2/3 或 3/4）。目前，国内外文献对此报道基本一致。

若癌症疼痛不能得到及时、有效的控制，患者将感到极度不适，这不仅会引起或加重其焦虑、抑郁、乏力、失眠及食欲减退等症状，而且显著影响患者的日常活动、自理能力、社会交往等。更为严重的是长期的疼痛刺激可引起中枢神经系统的病理性重构，导致疼痛逐渐加重而难以控制。因此，在癌症治疗过程中，镇痛具有重要作用。对于癌症疼痛患者应当进行常规筛查、规范评估，并采取有效控制疼痛措施，强调全方位和全程管理。同时，还应当做好患者及其家属的宣教。

第二节 癌症疼痛的病因

癌症疼痛的病因复杂多样，一般分为肿瘤相关性疼痛、抗肿瘤治疗相关性疼痛、非肿瘤因素性疼痛三类。

一、肿瘤相关性疼痛

肿瘤相关性疼痛是癌症疼痛的主要原因，占 75% ~ 80%。主要是肿瘤引起以下几方面所致：①压迫：脑肿瘤可引起头痛及脑神经痛；鼻咽癌颈部转移可压迫臂神经丛或颈神经丛，引起颈、肩、臂痛；腹膜后肿瘤压迫腰、腹神经丛，可引起腰、腹疼痛；值得注意的是神经组织受肿瘤压迫常同时并存神经受侵犯。②组织毁坏：当肿瘤侵及肌肉、胸腹膜或神经，侵及骨膜或骨髓腔使其压力增高时，患者可出现疼痛，如骨转移、骨肿瘤所致的骨痛，肺癌侵及胸膜所致胸痛，肺尖部肿瘤侵及臂丛所致肩臂疼痛等。③阻塞：空腔脏器或血管、淋巴管被肿瘤阻塞时，可出现不适、痉挛，完全阻塞时可出现剧烈绞痛，常见于胃、肠及胰头癌等；此外，乳腺癌腋窝淋巴结转移时，可压迫腋淋巴及血管引起患者手臂肿胀疼痛。④张力：原发及肝转移肿瘤生长迅速时，肝包膜被过度伸展、绷紧，便引发右上腹剧烈胀痛。同样，空腔脏器被牵拉、膨胀也会引起疼痛。⑤肿瘤溃烂：导致局部炎症及水肿可引起疼痛。

二、抗肿瘤治疗相关性疼痛

抗肿瘤治疗相关性疼痛是癌症治疗的常见并发症，约占 8.2%。其主要包括由放射治疗引起的疼痛，如放射性口腔炎、放射性皮肤炎、放射性骨坏死、放射性神经炎、放射性脊髓病等所致疼痛；化疗药物渗漏引起的组织坏死及化学治疗引起的栓塞性静脉炎、黏膜损害、周围神经病变等所致疼痛；以及手术治疗后可能出现的神经损伤、切口瘢痕、脏器粘连等引起的疼痛。此外，各种穿刺操作（如静脉穿刺、腰椎穿刺、骨髓穿刺）也会导致急性短暂的疼痛。

三、非肿瘤因素性疼痛

非肿瘤因素引起的疼痛约占 7.2%，由患者的其他合并症、并发症等非肿瘤因素所致。包括癌症患者长期卧床并发压力性损伤的疼痛；机体免疫力低下引起局部感染或带状疱疹产生的疼痛；前列腺、肺、乳腺、甲状腺癌等出现骨转移引起病理性骨折疼痛；胃肠肿瘤引起空腔脏器引起的穿孔、梗阻、肌痉挛等疼痛。此外，癌症患者原有骨关节炎、骨质疏松、椎间盘膨出、动脉瘤，以及糖尿病性末梢神经损害等引起的疼痛。

另外，少数癌症患者还存在社会、心理、精神因素引起的疼痛。①焦虑：丧失生活信心，对死亡、癌症疼痛等晚期症状的恐惧，担心家庭破裂及经济状况，失去尊严及对机体的控制能力；②抑郁：失去社会、经济地位，失去在家庭中的作用，慢性疲劳、失眠、失望、毁容等；③愤怒：长期疾病折磨、延误诊断、治疗失败、缺少医护人员及亲属陪伴、朋友少探望等。这些因素在疼痛管理中同样不容忽视。

临床上癌症疼痛通常指第 1 种和第 2 种情况，这是癌症患者疼痛最主要的方面，也是癌症疼痛管理的重点关注内容。

第三节　癌症疼痛的分类

临床通常依据疼痛病理生理学机制、疼痛发病持续时间、疼痛发作特点等进行癌症疼痛分类，具体分类详见表 3-1。

表 3-1　临床常见癌症疼痛分类

分类	亚类	特点
按疼痛病理生理学机制分类	伤害感受性疼痛	1. 肿瘤浸润、压迫致躯体和内脏结构破坏引起，神经系统基本完好无损
		2. NSAID 及阿片类药物疗效肯定且呈量效比例关系，辅助镇痛药物无作用，必要时可神经阻滞或手术治疗，以获得明显缓解
	神经病理性疼痛	1. 定位差，多为持续性，也可表现为间断性针刺、撕裂感。可形容为灼痛、电击样痛或感觉迟钝异常，如麻木、麻刺、触痛，部分伴有交感神经功能障碍，如皮肤血管扩张、皮温增高、出汗改变
		2. 症状和损伤强度不成正比。①在没有任何外伤、损伤性刺激情况下，局部或区域可出现自发性（突发性）疼痛。②疼痛部位可能因轻微碰触而疼痛加剧，如接触衣服或床单

续表

分类	亚类	特点
按疼痛发病 持续时间 分类	急性疼痛	1. 有明确开始时间，持续时间＜1个月，可确认原因。例如，化学治疗引起的胃炎，胸、腹肿瘤切除术后的急性疼痛等 2. 急性疼痛多提示疾病早期或治疗期的治疗反应，通过直接镇痛或抗肿瘤治疗，疼痛会很快缓解、消失
	慢性疼痛	1. 疼痛持续≥3个月，患者通常回忆不起疼痛开始的时间。常由肿瘤进展压迫脏器或脏器包膜膨胀、侵犯神经而引起 2. 反复发生、持续存在、不断加重，患者常常情绪低落伴焦虑、抑郁症状
按解剖学分类	躯体痛	1. 由肿瘤压迫、浸润、转移激活分布于皮肤、肌肉、骨骼、关节、肌腱及其他结缔组织中的伤害感受器所致，占比较大 2. 可为急性或慢性，并可分为体表疼痛（皮肤）或深部疼痛（骨骼、关节、肌肉、肌腱、筋膜）。体表疼痛通常比较强烈，容易定位；深部疼痛不强烈，部位较弥散
	内脏疼痛	1. 因骨盆、胸腹部等脏器受癌肿浸润、压迫或膨胀、牵拉及血管病变引起，典型的内脏疼痛被描述为性质不明确，分布不清楚，常表现为胀痛、钝痛、酸痛、牵扯痛、压榨样疼痛，多伴有呼吸、血压变化，以及出汗、竖毛、呕吐、肌紧张增强等反应 2. 由无髓鞘C纤维传递，定位常不明确。例如，胃传入节段包括胸6～9，与肝、胆、胰、脾、十二指肠等重叠，因而疼痛常较弥散而难以准确定位
从药理学角度 分类	阿片无反应性疼痛	如肌肉痛、脊髓损伤所致传入性疼痛、截肢所致的幻肢痛，使用阿片类药物疗效差
	阿片部分反应性疼痛	如骨痛、神经压迫痛及其他类固醇反应性疼痛，使用阿片类药物疗效较差
	阿片反应性疼痛不能 使用阿片类药物	如肠痉挛性疼痛及胃挤压综合征
	阿片反应性疼痛能使 用阿片类药物	绝大多数癌症疼痛对阿片有较好反应，并且主张使用阿片类药物
按疼痛的程度 分类	轻度疼痛	临床上常用NSAID
	中度疼痛	癌症疼痛患者中50%为中至重度疼痛，临床常用各种阿片类药物进行止痛
	重度疼痛	30%左右为难以忍受的重度疼痛
按临床表现综 合征分类	骨转移瘤痛、硬膜外 脊髓压迫痛等	1. 此划分方法已越来越受重视，可为病因学、预后及制订有效治疗措施提供有价值的依据 2. 临床上常分为骨转移瘤痛、硬膜外脊髓压迫痛、臂丛神经和腰骶丛神经病变痛、脑神经痛及相关头面部痛、脑脊膜癌病痛等
按疼痛发作特 点分类	持续性疼痛	指疼痛持续不间断，按时用药而不是按需用药。旨在积极预防疼痛发作而不是被动地治疗疼痛
	突发性疼痛	1. 指在持续性疼痛的背景上间歇性加剧的疼痛，可以是自发，也可以由特定动作如翻身、行走、排便等引起，还可能与24h给药方案后期失效有关 2. 需要调整长效阿片类药的剂量或给药次数，发作时需用起效快的短效镇痛药作为补充用药
	不可预知的间歇疼痛	1. 24h给药方案常不能在疼痛发作时达到有效镇痛的目的，而无痛期又可能出现明显镇静等不良反应 2. 采用必要时给药的方式，运用起效快、作用时间短的即时强效镇痛药，常能有效治疗间歇发作性疼痛
其他疼痛分类	特发性疼痛	剧烈疼痛至少持续3～6个月，疼痛与神经系统解剖分布不一致，全身彻底检查后没有相应的病理学发现，这种疼痛常伴有抑郁和失眠，过度劳累也会诱发疼痛，中年女性居多
	"心因性"疼痛	精神因素和机体因素组合的综合感受，精神压抑表现为身体疼痛，如某类型的头痛

第四节　癌症疼痛的评估

　　癌症疼痛评估是合理、有效进行止痛治疗的前提。由于癌症疼痛是一种主观且个体化的感受，患者的主诉是癌症疼痛治疗的基础，而癌症疼痛的感受和表达存在明显的个体差异，准确评估疼痛程度需要患者的正确理解和主动配合。如果患者无法口头表述其疼痛，则应采用其他方法来评估疼痛强度和疗效。

　　目前，尚缺乏能够直接、准确量化疼痛的专用医疗设备。因此，临床工作中，医务人员首先应倾听患者的疼痛主诉，其次应仔细查体，这一点尤为重要。主治医生需结合从患者病史所获得的直接信息，针对疼痛部位进行局部检查，以及对患者皮肤、肌肉、骨骼、神经系统进行检查。必要时，应对患者进行全面的理化检查，如血常规、CT、磁共振等检查。根据国家卫健委颁发的《癌症疼痛诊疗规范（2018 年版）》，癌症疼痛的评估应当遵循"常规、量化、全面、动态"的评估原则。癌症疼痛评估必须是患者本人的自我评估，不能由家属或医务人员代替完成。

一、常规评估

　　癌症疼痛常规评估是指医务人员主动询问癌症患者有无疼痛，常规性评估疼痛病情，并及时进行相应的病历记录，一般情况下应当在患者入院后 8h 内完成。对于出现疼痛症状的癌症患者，应当将疼痛评估列入护理常规监测和记录的内容。在进行疼痛常规评估时，应当注意鉴别疼痛爆发性发作的原因，如需要特殊处理的病理性骨折、脑转移、合并感染及肠梗阻等急症所致的疼痛。此外，即使患者病情稳定，疼痛控制良好，也应该进行常规的疼痛评估。

二、量化评估

　　癌症疼痛量化评估是指采用疼痛程度评估量表等量化标准来评估患者疼痛主观感受程度，需要患者的密切配合。在量化评估疼痛前，应该仔细全面地对患者和主要照顾者宣教疼痛评估的具体实施方法和意义。量化评估疼痛时，应当重点评估最近 24h 内患者最严重和最轻的疼痛程度，以及平常情况的疼痛程度。通常，量化评估应在患者入院后 8h 内完成。癌症疼痛的量化评估，通常使用数字分级法（numerical rating scale，NRS）、面部表情疼痛评分量表法及主诉疼痛程度分级法（verbal rating scale，VRS）三种方法。

　　1. 数字分级法（NRS）　使用疼痛程度数字评估量表（图 3-1）对患者疼痛程度进行评估。将疼痛程度用数字 0～10 依次表示，0 表示无痛，10 表示能够想象的最剧烈疼痛。交由患者自己选择一个最能代表自身疼痛程度的数字，或由医务人员协助患者充分理解量表后选择相应的数字描述疼痛。按照疼痛对应的数字，将疼痛程度分为：轻度疼痛（1～3），中度疼痛（4～6），重度疼痛（7～10）。对于中、重度疼痛（NRS 为 4～10）的患者应该有医务人员交班记录。在医生、药师和护士的疼痛评分不一致时，应分析具体原因，明确评分标准，力求达到一致。

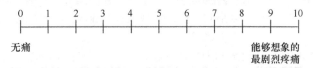

图 3-1　疼痛程度数字评估量表

2. 面部表情疼痛评分量表法 此方法始于1990年，由医务人员根据患者疼痛时的面部表情状态，对照面部表情疼痛评分量表（图3-2）进行疼痛评估。该方法对患者的年龄，以及文化背景、性别等方面没有特别的要求，易于掌握，适用于自身表达困难的患者，如儿童、老年人、存在语言文化差异或其他交流障碍的患者。

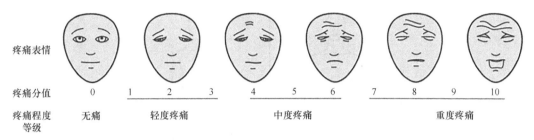

疼痛表情										
疼痛分值	0	1	2	3	4	5	6	7	8	9	10
疼痛程度等级	无痛	轻度疼痛			中度疼痛			重度疼痛			

图 3-2 面部表情疼痛评分量表

3. 主诉疼痛程度分级法（VRS） 主要是根据患者对疼痛的主诉，可将疼痛程度分为轻度、中度、重度三类。①轻度疼痛：有疼痛，但可忍受，生活正常，睡眠未受到影响。②中度疼痛：疼痛明显，不能忍受，要求服用镇痛药物，睡眠受到影响。③重度疼痛：疼痛剧烈，不能忍受，需用镇痛药物，睡眠受到严重影响，可伴自主神经功能紊乱或被动体位。

三、全 面 评 估

癌症疼痛全面评估是指对癌症患者的疼痛及相关病情进行全面评估，包括疼痛病因和类型（躯体性、内脏性或神经病理性）、疼痛发作情况（疼痛的部位、性质、程度、加重或减轻的因素）、止痛治疗情况、重要器官功能情况、心理精神情况、家庭及社会支持情况，以及既往史（如精神病史、药物滥用史）等。患者疼痛的自我报告是全面疼痛评估中最有价值的信息来源，因此应把握与癌症患者接触的每次机会进行疼痛评估。如果出现新的、恶化的或持续的疼痛，应进行全面的疼痛评估和重新评估，并将评估结果进行详细记录。应当在患者入院后8h内进行首次评估，并且在24h内进行全面评估，原则上不少于2次/月。

癌症疼痛全面评估，通常使用简明疼痛量表（brief pain inventory，BPI）（表3-2），评估疼痛及其对患者情绪、睡眠、活动能力、食欲、日常生活、行走能力，以及与他人交往等生活质量的影响。另外可使用ID疼痛量表等辅助诊断神经病理性疼痛（表3-3），若ID疼痛量表评分≥2分，考虑存在神经病理性疼痛。

四、动 态 评 估

癌症疼痛动态评估是指持续性、动态评估癌症疼痛患者的疼痛症状及变化情况，包括疼痛病因、部位、性质、程度变化情况，爆发性疼痛发作情况，疼痛减轻和加重因素，止痛治疗的效果及不良反应等。动态评估对于药物治疗剂量滴定尤为重要。在止痛治疗期间，应当及时记录用药种类、剂量滴定、疼痛程度及病情变化。

表 3-2 简明疼痛量表（BPI）

1. 在一生中，我们多数人都曾体验过轻微头痛或扭伤和牙痛，今天您是否有疼痛？

    □是   □否

2. 请您用阴影在下图中标出您的疼痛部位，并在最疼痛的部位打 ×（可有多部位）。

前面   后面

右   左   左   右

3. 请您圈出一个数字，以表示您在 24h 内疼痛最重的程度。

  0 1 2 3 4 5 6 7 8 9 10

  不痛   您能想到的最痛

4. 请您圈出一个数字，以表示您在 24h 内疼痛最轻的程度。

  0 1 2 3 4 5 6 7 8 9 10

  不痛   您能想到的最痛

5. 请您圈出一个数字，以表示您在 24h 内疼痛的平均程度。

  0 1 2 3 4 5 6 7 8 9 10

  不痛   您能想到的最痛

6. 请您圈出一个数字，以表示您现在疼痛的程度。

  0 1 2 3 4 5 6 7 8 9 10

  不痛   您能想到的最痛

7. 请圈出一个百分数，以表示 24h 内镇痛治疗后疼痛缓解了多少。

  0 10% 20% 30% 40% 50% 60% 70% 80% 90% 100%

  无缓解   完全缓解

8. 请圈出一个数字，表示您上周受疼痛影响的程度。

（1）日常活动

（无影响）0 1 2 3 4 5 6 7 8 9 10（完全影响）

（2）情绪

（无影响）0 1 2 3 4 5 6 7 8 9 10（完全影响）

（3）行走能力

（无影响）0 1 2 3 4 5 6 7 8 9 10（完全影响）

（4）日常工作

（无影响）0 1 2 3 4 5 6 7 8 9 10（完全影响）

（5）与他人的关系

（无影响）0 1 2 3 4 5 6 7 8 9 10（完全影响）

（6）睡眠

（无影响）0 1 2 3 4 5 6 7 8 9 10（完全影响）

（7）生活乐趣

（无影响）0 1 2 3 4 5 6 7 8 9 10（完全影响）

表 3-3 ID 疼痛量表

自测题	评分	
	是	否
您是否出现针刺般疼痛？	1	0
您是否出现烧灼样疼痛？	1	0
您是否出现麻木感？	1	0
您是否出现触电般疼痛？	1	0
您的疼痛是否会因为衣服或床单的触碰而加剧？	1	0
您的疼痛是否只出现在关节部位？	−1	0

总分：最高分 =5，最低分 =−1

结果分析

总分	−1 或 0	1	2 或 3	4 或 5
分析	基本排除神经病理性疼痛	不完全排除神经病理性疼痛	考虑患神经病理性疼痛	高度考虑患神经病理性疼痛

第五节 癌症疼痛的病因治疗

癌症疼痛应当采用综合治疗的原则，根据患者的病情和身体状况，应用恰当的止痛治疗手段，及早、持续、有效地消除疼痛，预防和控制药物的不良反应，降低疼痛和有关治疗带来的心理负担，提高患者生活质量。

癌症疼痛病因治疗即针对引起癌症疼痛的病因进行治疗。癌症疼痛的主要病因是癌症本身和（或）并发症等；需要给予针对性的抗癌治疗，包括手术、放射治疗、化学治疗、分子靶向治疗、免疫治疗及中医药治疗等，有可能减轻或解除癌症疼痛。

第六节 癌症疼痛的药物治疗

一、基本原则

根据 WHO《癌痛三阶梯止痛治疗指南》进行改良，癌症疼痛药物止痛治疗的五项基本原则为口服给药、按阶梯用药、按时用药、个体化给药、注意具体细节。

1. 口服给药 方便、经济，可免除创伤性给药的不便，依从性高，因此也是最常用的给药途径；还可以根据患者的具体情况选用其他给药途径，包括静脉、皮下、直肠和经皮给药等。

2. 按阶梯用药 是指应当根据患者疼痛程度，选择相应性质、作用强度的药物进行治疗（图 3-3）。轻度疼痛可选用非甾体抗炎药；中度疼痛可选用弱阿片类药物或低剂量的强阿片类药物，并可联合应用非甾体抗炎药以及辅助镇痛药物（镇静剂、抗惊厥类药物和抗抑郁类药物等）；重度疼痛首选强阿片类药物，并可合用非甾体抗炎药以及上述辅助镇痛药物。在使用阿片类药物治疗的同时，适当地联合应用非甾体抗炎药，可以增强阿片类药物的止痛效果，并可减少阿片类药物用量。如果能达到良好的镇痛效果，且无严重的不良反应，轻度和中度疼痛时也可考虑使用强阿片类药物。如果患者诊断为神经病理性疼痛，应首选三环类抗抑郁药或抗惊厥类药物等。如果是癌症骨转移引起的疼痛，应该联合使用双膦酸盐类药物，抑制溶骨活动。

3. 按时用药 是指按规定时间间隔规律性给予镇痛药。按时用药有助于维持稳定、有效的血药浓度，保证疼痛持续缓解。目前，缓释药物的使用日益广泛，建议以速释阿片类药物进行剂量滴定，以缓释阿片类药物作为基础用药的止痛方法；出现爆发痛时，可给予速释阿片类药物对症处理。

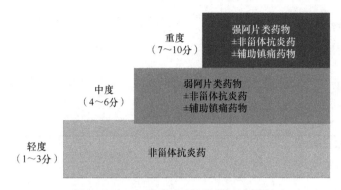

图 3-3　WHO 癌症疼痛三阶梯治疗原则

4. 个体化给药　是指按照患者病情和癌症疼痛缓解药物剂量，制订个体化用药方案。由于阿片类药物对疼痛的敏感度个体差异大，在使用阿片类药物时，并无统一的标准用药剂量，应当根据患者的病情，使用足够剂量的药物，尽可能使疼痛得到缓解。同时，还应鉴别是否有神经病理性疼痛的性质，考虑联合用药的可能。

5. 注意具体细节　对正在使用镇痛药的癌症疼痛患者要加强监护，密切观察其疼痛缓解程度和机体反应情况，注意药物联合应用时的相互作用等具体细节，并且及时采取必要措施尽可能地减少药物的不良反应，以提高患者的生活质量。

根据癌症患者疼痛的性质、程度、正在接受的治疗和伴随疾病等情况，合理地选择止痛药物和辅助镇痛药物，个体化调整用药剂量、给药频率，积极防治不良反应，以期获得最佳止痛效果，且减少不良反应。

二、癌症疼痛治疗药物分类

癌症疼痛治疗药物包括非阿片类药物和阿片类药物，以及辅助镇痛药物。非阿片类药物主要包括非甾体抗炎药和对乙酰氨基酚。

1. 非甾体抗炎药和对乙酰氨基酚

（1）非甾体抗炎药定义及临床常用非甾体抗炎药的基本特征：非甾体抗炎药是具有解热镇痛、抗炎、抗风湿作用的一类药物，主要用于炎症和疼痛的治疗。非甾体抗炎药仅有中等程度镇痛作用，对各种严重创伤性剧痛及内脏平滑肌绞痛无效，但对伴有炎性反应的疼痛（包括肿瘤、皮肤转移结节或浸润），以及骨和软组织疼痛的治疗效果确切。主要用于轻度疼痛，也常作为合并用药用于中至重度疼痛，以增强阿片类药物作用，减少阿片类药物的用量，从而减少阿片类药物的不良反应。该类药物不产生欣快感与成瘾性，故临床广泛应用。

值得注意的是，非甾体抗炎药具有"天花板"效应，即当药物超过常用剂量时治疗作用并不增加，但不良反应增加。因此，非甾体抗炎药联合阿片类药物治疗中、重度癌症疼痛时，非甾体抗炎药剂量达到上限后应只调整阿片类药物剂量，不得增加非甾体抗炎药和对乙酰氨基酚的剂量。此外，非甾体抗炎药蛋白结合率通常为90% ～ 95%，因此不主张同时使用两种非甾体抗炎药，且没有证据表明哪种药物止痛效果最好。不过当一种药物无效时，另一种药物依然可能有效。常用非甾体抗炎药基本特征见表3-4。

表3-4 临床常用非甾体抗炎药基本特征

通用名	适应证	用法用量（癌症疼痛）	注意事项	禁忌证	主要不良反应
布洛芬	1. 缓解各种慢性关节炎的关节肿痛症状 2. 各种软组织风湿疼痛及运动损伤后疼痛 3. 创伤、术后急性疼痛、牙痛、头痛等 4. 解热	400mg，每日4次，最大日剂量3200mg	1. 交叉过敏反应 2. 可能增加胃肠道出血的风险并导致水钠潴留 3. 轻度肾功能不全者可使用最小有效剂量并密切监测肾功能和水钠潴留情况 4. 妊娠安全等级为B级 5. 哺乳期妇女慎用	1. 活动性消化性溃疡 2. 阿司匹林或其他非甾体抗炎药过敏者 3. 严重肝病患者及中、重度肾功能不全者	1. 常见胃烧灼感、胃痛、恶心、呕吐 2. 少见胃肠道和消化道出血及头痛、眩晕、耳鸣、皮疹、支气管哮喘发作、肝酶升高、血压升高、白细胞计数减少、水肿等 3. 罕见的肾功能不全
双氯芬酸	1. 各种急、慢性关节炎和软组织风湿所致的疼痛 2. 创伤、术后急性疼痛、牙痛、头痛等 3. 对成年人和儿童的发热有解热作用	180mg，1～2贴/日	1. 增加胃肠道出血的风险并导致水钠潴留，血压上升 2. 轻度肾功能不全者可使用最小有效剂量并密切监测肾功能和水钠潴留情况 3. 使用期间需监测肝功能 4. 妊娠妇女及哺乳期妇女慎用 5. 胃肠道溃疡病史者慎用 6. 有眩晕史或其他中枢神经疾病史的患者服用本品期间应禁止驾车或操纵机器 7. 长期用药应定期进行肝肾功能、血常规、血压监测	1. 对本品或同类药品有过敏史者 2. 活动性消化性溃疡患者 3. 中、重度心血管病变者	1. 常见腹部疼痛、以及恶心、呕吐、腹泻、腹部绞痛、消化不良、腹部胀气、畏食 2. 少见头痛、头晕、血压升高、血清AST及ALT升高 3. 罕见过敏反应、以及水肿、胃肠道溃疡、出血、穿孔和出血性腹泻
塞来昔布	1. 缓解骨关节炎、类风湿关节炎、强直性脊柱炎的肿痛症状 2. 缓解手术前后、软组织创伤等急性疼痛	200mg，每日两次	1. 适用于消化性溃疡、肠道出血病史者 2. 有心血管风险者慎用 3. 长期服用需监测血压、肠道功能、肝肾功能 4. 与磺胺类药有交叉过敏反应 5. 有支气管哮喘病史、过敏性鼻炎、等麻疹病史者慎用 6. 有中度肝、肾损者慎用 7. 服用本品时不能停服阿司匹林因需防治心血管所需服用的小剂量阿司匹林，但同时服用会增加胃肠道不良反应	1. 磺胺过敏者 2. 阿司匹林或其他非甾体抗炎药过敏者 3. 有心肌梗死史或卒中史者，严重心功能不全者及重度肝功能损害者，冠状动脉搭桥术（CABG）围术期疼痛患者 4. 妊娠妇女、哺乳妇女	1. 常见胃肠胀气、腹痛、腹泻、消化不良、鼻窦炎；由于水钠潴留可出现下肢水肿、头痛、头晕、嗜睡、失眠 2. 少见口腔炎、便秘、心悸、血压升高、ALT及AST升高 3. 罕见味觉异常、脱发、癫痫恶化、四肢麻木、肌肉痉挛、疲乏

续表

通用名	适应证	用法用量（癌症疼痛）	注意事项	禁忌证	主要不良反应
对乙酰氨基酚	1. 中、重度发热 2. 缓解轻度至重度疼痛，如头痛、肌痛、关节痛等的对症治疗 3. 轻、中度骨性关节炎的首选药	650mg，每 4 小时一次；1g，每 6 小时一次；最大日剂量 4g	1. 肝病患者避免长期使用 2. 肾功能不全者长期大量使用本品有增加肾脏毒性的危险，建议减量使用 3. 妊娠期的安全性等级为 B 级 4. 哺乳期患者慎用 5. 3 岁以下儿童因肝、肾功能发育不全，应慎用	1. 严重肝、肾功能不全患者 2. 对本品过敏患者	1. 少见恶心、呕吐、出汗、腹痛、皮肤苍白等 2. 罕见过敏性皮炎（皮疹、皮肤瘙痒等）、粒细胞缺乏、血小板减少、高铁血红蛋白血症、贫血，肝肾功能损害和胃肠道出血

（2）非甾体抗炎药不良反应的防治：非甾体抗炎药常见不良反应有消化性溃疡、消化道出血、血小板功能障碍、肾功能损伤、肝功能损伤、心血管不良反应及严重皮肤不良反应等。这些不良反应的发生，与用药剂量和持续使用时间相关。使用非甾体抗炎药，用药剂量达到一定水平以上时，再增加用药剂量并不能增强其止痛效果，但是药物毒性反应将明显增加。因此，如果需要长期使用非甾体抗炎药，或日用剂量已达到限制性用量时，应考虑更换为单用阿片类止痛药；如为联合用药，则只增加阿片类止痛药用药剂量，不得增加非甾体抗炎药物剂量。消化道不良反应症状可发生在所有非甾体抗炎药治疗过程中的任何时候，其风险可能是致命的，当患者服用该药发生胃肠道出血或溃疡时，应停药。有心血管疾病或心血管疾病危险因素的患者，其心血管不良反应风险大，即使既往没有心血管症状，医务人员和患者也应对此类不良反应的发生保持警惕，应告知患者严重心血管不良事件的症状和（或）体征，以及如果发生应采取的措施。皮肤严重不良反应可在没有征兆的情况下出现，应告知患者严重皮肤不良反应的症状和体征，在第一次出现皮肤皮疹或过敏反应的其他征象时，及时停药。

2. 阿片类药物

（1）阿片类药物的定义及临床常用阿片类药物的基本特征：阿片类药物是指能与阿片类受体相结合，消除或减轻疼痛并改变对疼痛情绪反应的药物，包括天然的阿片类生物碱、合成及半合成的衍生物。由于其药物成分最早来源于阿片，故称阿片类药物。阿片类药物是中、重度癌症疼痛治疗的首选药物。长期使用阿片类药物镇痛时，首选口服给药途径，有明确指征时可选用透皮吸收途径给药，也可临时皮下注射用药，必要时可以自控镇痛给药。临床常用阿片类药物的基本特征详见表3-5。

（2）阿片类药物的初始剂量滴定：阿片类止痛药的有效性和安全性存在较大的个体差异，为获得最佳用药剂量，需要逐渐调整剂量，称为剂量滴定。剂量滴定对象包括：①阿片类药物未耐受的患者；②弱阿片类药物治疗不满意，需要调整为强阿片类药物的患者；③已经接受强阿片类药物治疗，因为疼痛加重或出现新的急性疼痛而要求增加剂量的患者；④既往长期治疗不足，目前疼痛严重、急需有效快速干预的患者。

根据《癌症疼痛诊疗规范（2018年版）》，对于初次使用阿片类药物止痛的中、重度癌症疼痛患者，推荐初始用药时选择短效阿片类药物，按照如下原则进行剂量滴定。

1）使用吗啡即释片进行治疗，根据疼痛程度，拟定初始固定剂量5～15mg，口服，每4h一次或按需给药。

2）用药后疼痛不缓解或缓解不满意，应于1h后根据疼痛程度给予滴定剂量：NRS为2～3时，剂量滴定增加幅度≤25%；NRS为4～6时，剂量滴定增加幅度25%～50%；NRS为7～10时，剂量滴定增加幅度50%～100%。密切观察疼痛程度、疗效及药物不良反应。

3）第1天治疗结束后，计算次日药物剂量，次日药物剂量＝前24h总固定量＋前日总滴定量。次日治疗时，将计算所得的次日药物剂量分6次口服，次日滴定量为前24h药物剂量的10%～20%。依法逐日调整剂量，直到疼痛评分稳定在0～3。如果出现不可控制的药物不良反应，疼痛强度＜4，应考虑将滴定剂量下调10%～25%，并且重新评价病情。

4）对于未曾使用过阿片类药物的中、重度癌症疼痛患者，推荐初始用药时选择短效阿片类药物，个体化滴定用药剂量；当用药剂量调整到理想止痛及安全的剂量水平时，可考虑换用等效剂量的长效阿片类药物。

表 3-5 临床常用阿片类药物基本特征

通用名	作用机制	适应证	注意事项	禁忌证	主要不良反应
吗啡	强阿片片受体激动剂，激动 μ、κ、δ 受体	1. 其他镇痛药无效的急性锐痛 2. 心源性哮喘	1. 国家特殊管理的麻醉药品 2. 镇痛使用剂量由医生根据病情需要和耐受性情况决定 3. 忌用于不明原因的疼痛，贻误诊治 4. 胆绞痛、肾绞痛需与阿托品合用，单用本药反而加剧疼痛 5. 过量可致急性中毒，主要表现为昏迷、针尖样瞳孔、呼吸浅弱、血压下降等	1. 禁用于脑外伤颅内高压、慢性阻塞性肺疾病、支气管哮喘、肺源性心脏病、甲状腺功能减退症、皮质功能不全、前列腺增生、排尿困难、肝功能减退的患者 2. 禁用于妊娠期妇女、哺乳期妇女、新生儿和婴儿	1. 常见便秘、排尿困难、直立性低血压、嗜睡、头痛、恶心、呕吐等 2. 少见呼吸抑制、幻觉、耳鸣、惊厥、抑郁、皮疹、支气管痉挛和喉头水肿、依赖及成瘾现象等 3. 中毒的主要症状为昏迷、呼吸深度抑制、针尖样瞳孔
哌替啶	强阿片片受体激动剂，激动 μ、κ 受体，镇痛作用相当于吗啡的 1/10~1/8	1. 镇痛 2. 分娩镇痛 3. 手术后镇痛 4. 麻醉前给药 5. 中、重度镇痛	1. 国家特殊管理的麻醉药品 2. 忌用于不明原因的疼痛，以防掩盖症状，贻误诊治 3. 成瘾性虽比吗啡轻，但连续应用亦能成瘾 4. 肝功能损伤、甲状腺功能不全者慎用 5. 妊娠期妇女、哺乳期妇女护本品对新生儿的抑制呼吸作用	1. 禁用于脑外伤颅内高压、慢性阻塞性肺疾病、支气管哮喘、肺源性心脏病、严重肝功能减退者 2. 有轻微的阿托品样作用，给药后可致心率加快，禁用于室上性心动过速者 3. 禁用与单胺氧化酶抑制剂同用	1. 治疗剂量时可出现轻度眩晕、出汗、口干、恶心、呕吐、心动过速及直立性低血压 2. 皮下注射局部有刺激性；静脉注射后可出现外周血管扩张、血压下降
羟考酮	强阿片片受体激动剂，激动 μ、κ 受体	中、重度疼痛	1. 国家特殊管理的麻醉药品 2. 低血压患者慎用 3. 服药期间不能驾车、从事机械作业	1. 禁用于缺氧性呼吸抑制、颅脑损伤、麻痹性肠梗阻、急腹症、胃排空延迟、慢性便秘、肺源性心脏病、慢性支气管哮喘、高碳酸血症、中重度肝功能障碍、重度肾功能损害患者 2. 严禁与单胺氧化酶抑制剂同用 3. 妊娠期妇女或哺乳期妇女禁用 4. 手术前或手术后 24h 内不宜使用	1. 常见便秘、恶心、呕吐、头痛、口干、多汗、嗜睡和乏力等 2. 少见过敏反应、血压、胃肠疾病等 3. 罕见超敏反应、胆道痉挛、抽搐等
芬太尼	强阿片片受体激动剂，激动 μ 受体，镇痛作用约为吗啡的 80 倍	1. 重度癌症疼痛 2. 麻醉诱导 3. 复合麻醉镇痛	1. 国家特殊管理的麻醉药品 2. 可引起胸壁肌肉强直，可以通过缓慢静脉滴注加以预防，同时使用苯二氮䓬类药物和肌松药 3. 甲状腺功能减退症、肝肾功能不全、酒精中毒和使用过其他对中枢神经系统有抑制作用的药物患者慎用 4. 服药期间不能驾车、从事机械作业	1. 对芬太尼或其他阿片片类药物过敏者禁用 2. 禁用于急、慢性疼痛的治疗 3. 禁用于 40 岁以下非癌症疼痛患者（艾滋病或瘫痪者不受年龄限制） 4. 妊娠期妇女或哺乳期妇女均禁用	1. 常见恶心、呕吐等 2. 少见便秘、皮肤反应等

续表

通用名	作用机制	适应证	注意事项	禁忌证	主要不良反应
地佐辛	强阿片受体部分激动剂，激动μ、κ受体，镇痛作用与吗啡相当	1. 中、重度疼痛 2. 内脏绞痛	1. 国家特殊管理的精神药品 2. 具有阿片拮抗剂的性质，对麻醉药有依赖性的患者不推荐使用 3. 肝肾功能不全者慎用	1. 禁用于阿片类药物过敏者 2. 妊娠期妇女或哺乳期妇女均禁用	1. 常见恶心、呕吐、镇静等 2. 少见出汗、寒战、便秘、呼吸抑制、皮疹等
布桂嗪	弱阿片受体激动剂，镇痛作用约为吗啡的1/3	1. 中度疼痛 2. 偏头痛 3. 三叉神经痛	1. 国家特殊管理的麻醉药品 2. 处方量每次不应超过1次常用量	—	少见恶心、眩晕、困惑等
可待因	弱阿片受体激动剂，激动μ、κ、δ受体，镇痛作用约为吗啡的1/12～1/7	1. 剧烈干咳和刺激性咳嗽 2. 中度以上疼痛 3. 麻醉辅助镇静	1. 国家特殊管理的麻醉药品 2. 支气管哮喘患者慎用 3. 服药期间不得从事机械作业	1. 禁用于CYP2D6超快代谢者 2. 哺乳期妇女禁用 3. 12岁以下儿童禁用	1. 常见心理变态、幻想、呼吸微弱、心率异常等 2. 少见惊厥、荨麻疹等过敏反应、精神抑郁或肌肉强直等
曲马多	非阿片受体激动剂，但与阿片受体有很弱的亲和力	中、重度疼痛	1. 国家特殊管理的精神药品 2. 肝肾功能不全、心脏疾病的情况减量或慎用 3. 与中枢神经系统抑制剂（如乙醇、麻醉药品、镇静催眠药等）合用时需减量	1. 禁用于乙醇、镇静剂、阿片类药急性中毒者 2. 严禁与单胺氧化酶抑制剂同用 3. 禁用于严重脑损伤、呼吸抑制患者 4. 禁用于没有完全被控制的癫痫发作的患者	1. 常见眩晕、恶心、呕吐、便秘等 2. 少见心悸、心动过速 3. 罕见心动过缓、视物模糊、皮肤反应等

对于已经使用阿片类药物治疗疼痛的患者，可以根据患者的疗效和疼痛强度，参照表 3-6 的剂量换算进行滴定。对于疼痛病情相对稳定的患者，可以考虑使用阿片类药物缓释剂作为背景给药，在此基础上备用短效阿片类药物，用于治疗爆发性疼痛。

表 3-6　阿片类药物剂量换算表

药物	非胃肠道给药	口服	等效剂量
吗啡	10mg	30mg	非胃肠道：口服 =1 ：3
			非胃肠道：口服 =1 ：1.2
可待因	130mg	20mg	吗啡（口服）：可待因（口服）=1 ：6.5
羟考酮	10mg		吗啡（口服）：羟考酮（口服）=（1.5 ～ 2）：1
芬太尼透皮贴剂	25μg/h（透皮吸收）		芬太尼透皮贴剂，q72h
			剂量（μg/h）=1/2× 口服吗啡剂量（mg/d）

（3）阿片类药物的维持用药和停药原则：阿片类药物的维持用药应选用吗啡缓释片、羟考酮缓释片和芬太尼透皮贴剂等长效阿片类药物。在应用长效阿片类药物期间，应备用短效阿片类药物，以应对爆发性疼痛。当维持用药的患者因病情变化或发生爆发性疼痛时，应立即给予短效阿片类药物，进行解救治疗及剂量滴定。当总滴定剂量为前 24h 用药总量的 10% ～ 20% 或每日短效阿片类药物滴定次数 ≥ 3 次时，应当考虑将前 24h 滴定总剂量换算成长效阿片类药物的剂量，并按时给药。在更换阿片类药物治疗时，需仔细观察患者病情变化，并且个体化滴定用药剂量。如需减少或停用阿片类药物，应该采用逐渐减量法，一般情况下阿片类药物剂量可按照每天 10% ～ 25% 剂量减少，直到每天剂量相当于 30mg 口服吗啡的药量，再继续服用两天后即可停药。

（4）阿片类药物不良反应的防治：阿片类药物常见的不良反应包括便秘、恶心、呕吐、嗜睡、瘙痒、头晕、尿潴留、谵妄、认知障碍及呼吸抑制等。除了便秘之外，这些不良反应大多是暂时性的或可以耐受的。应把预防和处理阿片类药物不良反应作为止痛治疗计划和患者宣教的重要组成部分。便秘症状通常会持续发生于阿片类药物止痛治疗全过程，多数患者需要使用缓泻剂或大便软化剂来防治便秘，并根据便秘症状的轻重和阿片类药物剂量的调整来调整缓泻剂的剂量。恶心、呕吐、嗜睡和头晕等不良反应大多出现在未曾使用过阿片类药物患者的用药初期，随着用药时间的延长这一不良反应也会逐渐耐受。在阿片类药物用药初期，可按需给予甲氧氯普胺等止吐药预防恶心、呕吐，必要时可采用 5- 羟色胺 3 受体拮抗剂类药物和其他辅助治疗药物。如果按需给药时恶心呕吐症状无好转，则应调整为按时给药，1 周后患者症状好转，可再改为按需给药。过度镇静、精神异常等不良反应常见于用药初期，还应注意其他因素的影响，包括肝肾功能不全、高钙血症、代谢异常及合用精神类药物等；同时，需要减少阿片类药物用药剂量，甚至停用和更换镇痛药。阿片类药物不良反应具有可预期性，因此应该注重预防，从小剂量开始使用，规范剂量滴定方法。

3. 辅助镇痛药物　主要功能虽然不是镇痛作用，但能够辅助性增强阿片类药物的止痛效果，或对某些特殊疼痛（病理性疼痛、骨痛和内脏痛）产生较好的镇痛作用。辅助镇痛药物选择品种和调整剂量也需要个体化。

抗癫痫类药物常用于神经损伤所致的撕裂痛、放电样疼痛及烧灼痛；三环类抗抑郁药常用于中枢性或外周神经损伤所致的麻木样痛、灼痛，也可以用于改善情绪及睡眠；双膦酸盐类药物常用于预防骨转移及缓解由此产生的骨痛。辅助镇痛药物可供选择品类较多，应在全面评估疼痛的基础上，综合考虑疗效及不良反应，选择最适宜的药物。癌症疼痛患者药物治疗期间，应当在病历中及时、详细记录疼痛评分变化和药物的不良反应，以确保患者的疼痛获得有效、安全、持续控制或缓解。

第七节　癌症疼痛的非药物治疗

除 WHO 推荐的三阶梯疗法外，临床上还需要联合或单独使用一些非药物治疗手段来镇痛、提升患者生活质量。临床常用于癌症疼痛治疗的非药物治疗方法主要有放射治疗、介入治疗、针灸、经皮穴位电刺激等物理治疗、认知 - 行为训练及社会心理支持治疗等。适当地应用非药物疗法，可以作为药物止痛治疗的有益补充；而与镇痛药物治疗联用，可能增加镇痛治疗的效果。

放射治疗作为恶性肿瘤的临床主要治疗手段之一，在对肿瘤进行以根治为目的的病因性治疗的同时还可以通过改善骨转移和肿瘤压迫正常组织，进而缓解疼痛。介入治疗在镇痛的应用中主要包括神经阻滞、神经松解术、经皮椎体成形术、神经损毁性手术、神经刺激疗法及射频消融术等干预性治疗措施。硬膜外、椎管内或神经丛阻滞等途径给药，可通过单神经阻滞而有效控制癌症疼痛，有利于减轻阿片类药物的胃肠道反应，降低阿片类药物的使用剂量。介入治疗前，应当综合评估患者的体能状况、预期生存时间、是否存在抗肿瘤治疗指征、介入治疗适应证、潜在获益和风险等。社会心理治疗主要用于老年体弱及严重的癌症疼痛患者，通过改善其不良情绪及疼痛认知，积极应对癌症疼痛和不良反应的治疗。良好的社会心理支持治疗，如注意力分散法、放松疗法等不仅可以增强病因治疗和药物镇痛治疗的治疗效果，还可以缓解患者的焦虑情绪。

第八节　癌症疼痛患者的健康教育与随访

一、癌症疼痛患者的健康教育

癌症疼痛治疗过程中，患者及其家属的理解和配合至关重要，应当有针对性地开展止痛知识宣传教育。重点健康教育内容应包括如下几方面。

（1）认知转变。耐心细致地与患者沟通，鼓励患者主动向医务人员如实描述疼痛的情况并教会患者如何评估自己的疼痛强度、部位、性质、持续时间，以及加重或缓解的因素等，根据患者的需求进行个体化治疗。止痛治疗是肿瘤综合治疗的重要部分，忍痛对患者有害无益，应提高患者对疼痛治疗的认知和积极性，转变其对疼痛的治疗观念。

（2）消除"成瘾性"误区。告知患者合理应用阿片类药物而导致的成瘾现象极为罕见，纠正患者对麻醉药品成瘾性、依赖性、耐受性等的认识误区。

（3）重视药物不良反应。鼓励患者主动参与医疗安全管理，告知在止痛治疗时要学会观察药物的疗效和不良反应，随时与医务人员沟通，以便共同调整治疗目标及治疗措施；告知患者及家属药物治疗可能产生的副作用及预防措施。

（4）指导用药及停药注意事项。告知患者阿片类口服止痛药物为控（缓）释片，口服时应整片吞服，不能嚼碎或切开，以及芬太尼透皮贴剂的使用方法；按要求规律服药，不宜自行调整止痛方案和药物（种类、用法和剂量等）。如需减少或停用阿片类药物，应咨询医生后按医嘱逐渐减量或停药。阿片类药物废贴、空安瓿应归还医疗机构销毁。

（5）定期随访或复诊。

二、癌症疼痛患者的随访

定期随访能够指导癌症疼痛患者正确服用止痛药物，预防和减少不良反应，帮助癌症疼痛患者缓解痛苦，做到早预防、早发现、早治疗。

患者出院时应告知患者及家属定期随访时间及随访方式（如电话随访、微信公众号咨询等）。通过随访了解患者在家的遵医行为及癌症疼痛的控制情况。随访时间通常从患者出院开始计算，首次随访在出院后 1 周内完成。后续，若患者疼痛缓解可 1～2 周随访 1 次，直到该患者死亡或者转入其他正规医疗机构接受治疗后方可终止随访。

根据随访、疼痛评估及记录用药情况，进一步开展患者教育和指导。注重以人文关怀，最大限度满足患者的镇痛需要，保障其获得持续、合理、安全、有效的治疗。

第九节　病例实践与分析

一、病　例　1

（一）病例资料

患者，男，66 岁，身高 172cm，体重 70kg，东部肿瘤协作组（ECOG）体能状况评分 2 分。因左侧胸背部疼痛持续 2 月余，现伴有胸部闷痛，吸气时疼痛加剧，难以入眠入院，NRS 评分 6。行胸部 CT，提示左肺门占位，穿刺病理考虑为低分化鳞状细胞肺癌。免疫组化结果：CKpan（++），TTF-1（−），Napsin A（−），P40（+），P63（+），Syn（−），CgA（−），CD56（−），Ki-67（+50%）。腹部 MRI 提示肝转移。患者无其他并发症和特殊既往史。诊断：左上肺鳞癌伴肝转移（ⅣB 期，cT4N3M1c），PD-L1（−）；癌症疼痛。拟行 TP 方案治疗。入院当天，给予盐酸吗啡缓释片 20mg q12h 口服缓解疼痛，并同时予乳果糖预防便秘，予甲氧氯普胺预防恶心呕吐，24h NRS 评分降至 5。第 2 天，给予盐酸吗啡缓释片 30mg q12h 口服，NRS 评分进一步降至 2，疼痛得到缓解，此剂量维持至患者出院。

（二）治疗原则

患者系左上肺鳞癌伴肝转移。病情较晚，无法治愈。治疗目的为姑息治疗，以延长生存时间，改善生活质量为主，应积极处理癌症疼痛。

《癌症疼痛诊疗规范（2018 年版）》提出癌症疼痛应当采用综合治疗的原则，根据患者的病情和身体状况，应用恰当的止痛治疗手段，及早、持续、有效地消除疼痛，预防和控制药物的不良反应，降低疼痛和有关治疗带来的心理负担，提高患者生活质量。世界卫生组织（WHO）《癌痛三阶梯止痛治疗指南》中癌症疼痛的药物治疗基本原则：患者癌症疼痛的治疗应遵循口服给药、按阶梯用药、按时用药、个体化给药、注意具体细节。

（三）药物治疗方案分析

患者入院时的 NRS 评分为 6，为初治的中度癌症疼痛。WHO《癌痛三阶梯止痛治疗指南》、美国国家综合癌症网络（NCCN）指南、《癌症疼痛诊疗规范（2018 年版）》均建议可选用弱阿片类药物或低剂量的强阿片类药物，因此选盐酸吗啡缓释片镇痛合理。《北京市癌症疼痛管理规范（2017 年版）》以缓释阿片类药物为背景用药的滴定流程中提出 NRS 评分 ≥ 4（中重度疼痛）或出现未控制疼痛的临床指征（未达到患者的目标），对于阿片类药物未耐受患者，起始可给予硫酸吗啡缓释片 10 ～ 30mg q12h，若 24h 后评估疗效疼痛评分仍为 4 ～ 6，背景剂量可增加前 24h 总剂量的 25% ～ 50%，故本病例滴定方案合理。

（四）药学监护

（1）有效性：主动询问患者有无疼痛，常规性评估疼痛病情，用疼痛程度评估量表等量化标准来评估患者疼痛主观感受程度，对癌症患者的疼痛及相关病情进行全面评估，持续性、动态地监测、评估癌症疼痛患者的疼痛症状及变化情况。

（2）安全性：吗啡缓释片可能引起便秘，必要时可给予缓泻药或软便药物治疗；可能引起恶心呕吐，必要时可给予止吐药治疗；可能引起血压降低，用药期间应注意定期监测血压；可能引起排尿困难，对于合并前列腺疾病的患者需尤其注意；可能引起呼吸困难，对合并有呼吸系统疾病的患者需尤其注意；用药期间，若出现嗜睡、瞳孔缩小、精神异常等，可能为药物过量引起的中枢神经系统反应，应及时就医。

（3）用药教育与指导：除上述安全性监护外，吗啡缓释片应每 12h 一次，按时服药；须整片吞服，不得掰开、碾碎或咀嚼；不可以自行突然减量或停药，必须在医生或药师指导下逐渐减量，否则可引起戒断样症状；用药期间，不得从事开车或操作机器等工作。

二、病 例 2

（一）病例资料

患者，女，34 岁，身高 161cm，体重 50kg。确诊直肠癌，已行 CAPEOX 方案化疗 4 周期，诉本次入院前双下肢疼痛，大腿内侧肌肉痛为主，伴腰骶部疼痛，NRS 评分 7。行全身 PET-CT 检查示：骨恶性肿瘤并多发淋巴结转移。入院当天予盐酸羟考酮缓释片 50mg q12h 口服缓解疼痛，同时予甲氧氯普胺预防恶心呕吐，予乳果糖预防便秘。现诉已 5 ～ 6 天未排便，遂停用羟考酮缓释片，换用芬太尼透皮贴 8.4mg q72h 外用，并予以开塞露、聚乙二醇 4000 散等对症处理后便秘逐渐缓解。

（二）治疗原则

患者系直肠癌、骨恶性肿瘤并多发淋巴结转移。治疗目的为姑息治疗，以延长生存，改善生活质量为主，应积极处理癌症疼痛及相关药物不良反应。

《癌症疼痛诊疗规范（2018 年版）》提出癌症疼痛应当采用综合治疗的原则，根据患者的病情和身体状况，应用恰当的止痛治疗手段，及早、持续、有效地消除疼痛，预防和控制药物的不良反应，降低疼痛和有关治疗带来的心理负担，提高患者生活质量。WHO《癌痛三阶梯止痛治疗指南》中癌症疼痛的药物治疗基本原则：患者癌症疼痛的治疗应遵循口服给药、按阶梯用药、按时用药、个体化给药、注意具体细节。

（三）药物治疗方案分析

患者入院时的 NRS 评分 7，为重度疼痛。NCCN 癌症疼痛指南及《癌症疼痛诊疗规范

（2018 年版）》均建议首选强阿片类药物进行镇痛治疗，本案例选盐酸羟考酮缓释片镇痛合理。根据《癌症疼痛诊疗规范（2018 年版）》，初用阿片类药物的数天内，可考虑同时给予甲氧氯普胺（胃复安）等止吐药预防恶心、呕吐，且应用阿片类药物止痛时宜常规合并应用缓泻剂，本案例选用甲氧氯普胺预防恶心呕吐，乳果糖预防便秘合理。后患者 5～6 天未排便，提示可能出现便秘的副作用，NCCN 癌症疼痛指南提出对于难治性慢性便秘，可考虑将阿片类药物转换为芬太尼或美沙酮透皮贴剂，而 30mg/d 口服吗啡 =15～20mg 羟考酮，60mg/d 口服吗啡≈ 30μg/h 芬太尼透皮贴剂。故患者长期便秘后换用芬太尼透皮贴 8.4mg q72h 合理。

（四）药学监护

（1）有效性：持续性、动态地监测、评估癌症疼痛患者的疼痛症状及变化情况，包括疼痛病因、部位、性质、程度变化情况，爆发性疼痛的发作情况，疼痛减轻和加重因素，止痛治疗的效果及不良反应等。

（2）安全性：不能将芬太尼贴剂切割或以任何其他方式损坏。避免贴剂使用的部位和周边暴露在热源下，温度升高使芬太尼释放加速，可能导致剂量过量，出现严重不良反应。

（3）用药教育与指导：选择上臂、背部、腹部等皮肤平整的部位，避开手肘、腋下等褶皱较多处。选择无毛或毛发较少的部位，如有毛发，最好在使用前剪除（勿用剃须刀剃除）。避免每次选择同样的部位，可以在不同部位间轮换，以免引起皮肤不适，避开过敏、红肿、创伤的部位。使用前若需清洗应用部位，则需使用清水，不能使用肥皂、油剂、洗肤制剂，因其可能会刺激皮肤或改变贴剂特性。使用贴剂前，皮肤应保持完全干燥。用药期间禁止饮酒，用药后避免操纵机器或驾驶汽车。

第四章　小细胞肺癌的药物治疗学

第一节　小细胞肺癌的概述

一、小细胞肺癌的概念

小细胞肺癌（small cell lung cancer，SCLC）源于支气管，沿支气管壁黏膜向腔内浸润生长。小细胞肺癌是一种分化程度低、侵袭性强的神经内分泌肿瘤，其临床、病理和分子特征与非小细胞肺癌（NSCLC）不同。小细胞肺癌特征为恶性程度高、生长迅速、早期转移。治疗初期对药物和放射治疗有效，但易耐药、复发和全身多处转移。

二、小细胞肺癌的流行病学

小细胞肺癌在全部肺癌中占 15% 左右，每年新发小细胞肺癌患者约 25 万例。过去 20 年，小细胞肺癌的男性发病率呈下降趋势，而女性发病率却稳步上升，5 年生存率不超过 2%。

三、小细胞肺癌的病因

肺癌的高危因素：①吸烟：最基本高危因素；②职业和环境：接触铝制品的副产品、砷、石棉、铬化合物、焦炭炉、芥子气、含镍的杂质、氯乙烯、铍、镉、硅、甲醛、工业废气；③放射：铀和氟石矿工接触惰性气体氡气、衰变的铀副产品等；④肺部慢性感染：如肺结核、支气管扩张症患者；⑤内在因素：家族、遗传和先天性因素，以及免疫功能降低，代谢、内分泌功能失调。

四、小细胞肺癌的诊断

1. 临床表现

（1）肺癌早期可无症状。发展到一定程度出现刺激性干咳、痰中带血或血痰、胸痛、气促等。呼吸道症状经治疗超过 2 周不能缓解，尤其是痰中带血、刺激性干咳，或原有的呼吸道症状加重，要高度警惕肺癌。

（2）当肺癌侵及周围组织或转移时，有如下症状：肿瘤侵犯喉返神经出现声嘶。肿瘤侵犯上腔静脉，出现面、颈部水肿。肿瘤侵犯胸膜引起胸膜腔积液，常为血性；大量积液可引起气促。肿瘤侵犯胸膜及胸壁引起持续的剧烈胸痛。

上叶尖部肺癌可侵入和压迫位于胸廓入口的器官组织，如第 1 肋骨，锁骨下动、静脉，臂丛神经，颈交感神经等，产生剧烈胸痛、上肢静脉怒张、水肿、臂痛、上肢运动障碍和霍纳（Horner）综合征的表现。近期出现头痛、恶心、眩晕等神经系统症状和体征，提示可能有脑转移。持续固定部位的骨痛、血浆碱性磷酸酶或血钙升高，提示可能有骨转移。右上腹痛、肝大，以及碱性磷酸酶、天冬氨酸氨基转移酶、乳酸脱氢酶或胆红素升高，提示可能有肝转移。皮下转移时可在皮下触及结节。血行转移到其他器官可出现转移器官的相应症状。

多数肺癌患者无相关阳性体征。若出现原因不明、久治不愈的肺外征象，如杵状指（趾）、非游走性肺性关节疼痛、男性乳腺增生、皮肤黝黑或皮肌炎、共济失调、静脉炎等；体检发现声带麻痹、上腔静脉梗阻综合征、Horner 征、潘科斯特（Pancoast）综合征等提示有局部侵犯及转移，可高度怀疑为肺癌。体检发现肝大伴有结节、皮下结节、锁骨上窝淋巴结肿大等提示肺癌远处转移的可能性。

2. 实验室检查

（1）血液生化检查：对于原发性肺癌，无特异性的血液生化检查。肺癌患者的血浆碱性磷酸酶或血钙升高考虑骨转移的可能性，血浆碱性磷酸酶、天冬氨酸氨基转移酶、乳酸脱氢酶或胆红素升高考虑肝转移的可能性。

（2）血液肿瘤标志物检查：目前尚无特异性的肺癌标志物应用于临床诊断，故不作为常规检查项目，但可酌情进行如下检查，作为肺癌评估的参考。

1）癌胚抗原（CEA）：目前血清中 CEA 的检查主要用于判断肺癌的预后及对治疗过程的监测。

2）神经元特异性烯醇化酶（NSE）：是小细胞肺癌的首选标志物，用于小细胞肺癌的诊断和治疗反应的监测。

3）细胞角蛋白 19 片段抗原 21-1（CYFRA21-1）：对肺鳞癌诊断的敏感性高，特异性有一定的参考意义。

4）鳞状细胞癌抗原（SCCA）：对肺鳞状细胞癌的疗效监测和预后判断有一定价值。

3. 影像学检查

（1）X 线检查：通过 X 线检查可以了解肺癌的部位和大小，可能看到因支气管阻塞引起的肺不张或病灶邻近部位的肺部炎症改变。

（2）胸腹部 CT 平扫 / 增强，头颅 CT 或 MRI 平扫 / 增强：相较于 X 线有更高的敏感性，除了可以确定肿瘤的大小、部位外，还可以看到纵隔淋巴结情况，有无其余脏器转移、肿瘤与周围组织之间的侵袭关系等。

4. 支气管镜检查　通过支气管镜可直接观察支气管内膜及管腔的病变情况。可取肿瘤组织行病理学检查，或吸取支气管分泌物做细胞学检查，以明确诊断和判定组织学类型。

5. 细胞学检查　痰细胞学检查是肺癌普查和诊断的一种简便有效的方法。中央型肺癌痰细胞学检查的阳性率可达 70% ～ 90%，周围型肺癌痰细胞学检查的阳性率较低，为 50% 左右。

6. 剖胸探查术　肺部肿块经多种检查和短期诊断性治疗未能明确病变性质，有肺癌可能性又不能排除者，应做剖胸探查术。这样可避免延误病情致使肺癌患者不能早期治疗。

7. 发射计算机断层显像（ECT）检查　骨 ECT 可以较早地发现骨转移灶。X 线片与骨显像都有阳性发现，如病灶部成骨反应静止，代谢不活跃，则骨显像为阴性，X 线片为阳性，两者互补，可以提高诊断率。

8. 纵隔镜检查　主要用于伴有纵隔淋巴结转移，不适合外科手术治疗，而其他方法又不能获得病理诊断的患者。

五、小细胞肺癌的分型分期

小细胞肺癌通常根据美国退伍军人事务肺癌研究组（Veterans' Affairs Lung Study Group, VALSG）标准进行临床分期：分为局限期和广泛期。

局限期：病变局限于同侧胸腔，病变能被一个可以耐受的放射野覆盖，包括同侧纵隔淋巴结、同侧锁骨上淋巴结，不包括血行播散。

广泛期：病变超越局限期范围，包括血行播散。

小细胞肺癌早期病例术前和术后分期用小细胞肺癌的 TNM 分期，如ⅠA、ⅠB 期，ⅡA、ⅡB 期，ⅢA、ⅢB 期和ⅣA、ⅣB 期。非手术病例的分期一般均用局限期和广泛期。

第二节　小细胞肺癌的治疗原则

小细胞肺癌以化疗和放射治疗为主。除少数的Ⅰ期（T1～T2，N0）患者外，小细胞肺癌患者极少接受手术治疗。有手术适应证者，先行术前化疗再手术，或直接手术再行术后辅助化疗。局限期病例行化疗加放射治疗，或同步放化疗。广泛期病例以化疗为主，合并放射治疗。

一、适宜手术小细胞肺癌的治疗

Ⅰ～ⅡA 期的小细胞肺癌可能从手术中获益。有数据显示手术治疗能显著改善 5 年的生存率。ⅡB～ⅢA 期小细胞肺癌，手术的作用存在争议。ⅢB～ⅢC 期小细胞肺癌缺乏有效证据证明手术有效，因此不推荐手术治疗。术后 N0 患者接受辅助化疗，术后 N1 患者接受辅助化疗 ± 纵隔淋巴结放射治疗，术后 N2 患者接受辅助化疗 + 纵隔淋巴结放射治疗。

二、局限期小细胞肺癌的治疗

局限期小细胞肺癌占病例的 30%～40%。超过 T1～T2，N0，ECOG 体能状况 0～2 分的患者行同步放化疗或化疗后序贯放射治疗。ECOG 体能状况 3～4 分的患者，若体能状况为小细胞肺癌所致，应充分综合考虑，谨慎选择治疗方案，如化疗（单药方案或减量联合方案），如果治疗后 ECOG 体能状况能达到 0～2 分，可考虑给予同步或序贯放射治疗；如果 ECOG 体能状况仍无法恢复至 2 分以内，看具体情况决定是否采用胸部放射治疗。若体能状况非小细胞肺癌所致，则行最佳支持治疗。经对症支持治疗后，如果体能状况得到改善，ECOG 体能状况能够达到 0～2 分，可按照 ECOG 体能状况 0～2 分患者的治疗策略进行治疗。由于小细胞肺癌脑转移发生率高，对达到完全缓解的患者应行预防性全脑放射治疗，可减少脑转移发生率，延长生存期。

三、广泛期小细胞肺癌的治疗

以化疗为主，合并姑息性放射治疗，改善生活质量。

广泛期小细胞肺癌若无局部症状和脑转移，ECOG 体能状况 0～2 分患者采用化疗 + 免疫治疗。ECOG 体能状况 3～4 分的患者，若体能状况为小细胞肺癌所致，治疗方法同 ECOG 体能状况 0～2 分患者；若体能状况非小细胞肺癌所致，则行最佳支持治疗。有局部症状患者，视情况采取局部放射治疗 + 化疗的方式。有脑转移患者，若无症状可先行化疗 ± 免疫治疗，再行全脑放射治疗；若有症状则先行全脑放射治疗，待症状稳定后再行化疗 ± 免疫治疗。

四、复发小细胞肺癌的治疗

小细胞肺癌对于初始治疗非常敏感，但大多数的小细胞肺癌患者在初始治疗后出现复发及耐药。治疗的有效率很大程度上取决于初始治疗结束至复发的时间间隔。

1. 敏感复发　距离一线治疗结束大于 6 个月复发或进展者，可选择初始治疗方案。但对于既往阿替利珠单抗或度伐利尤单抗维持治疗＞6个月后复发的患者，不推荐重新使用 PD-L1 抑制剂＋化疗的联合方案，建议可使用卡铂＋依托泊苷或顺铂＋依托泊苷方案。

2. 难治复发　在一线治疗结束6个月内复发或进展者，推荐二线治疗，选择拓扑替康、伊立替康、吉西他滨、紫杉醇或长春瑞滨等药物治疗，同时也推荐进入临床试验。

第三节　小细胞肺癌的药物治疗方案

一、局限期小细胞肺癌初始治疗方案

1. EP 方案＋同步/序贯放射治疗

（1）顺铂：75mg/m^2，静脉滴注，第1天。

（2）依托泊苷：100mg/m^2，静脉滴注，第1～3天。

每3～4周重复，4～6周期。

在第一或第二周期开始同步放射治疗。

2. EP 方案

（1）顺铂：25mg/m^2，静脉滴注，第1～3天。

（2）依托泊苷：100mg/m^2，静脉滴注，第1～3天。

3. EC 方案

（1）卡铂：AUC=5～6，静脉滴注，第1天。

（2）依托泊苷：100mg/m^2，静脉滴注，第1～3天。

二、广泛期小细胞肺癌初始治疗方案

1. EC＋阿替利珠单抗方案（用药顺序：阿替利珠单抗，继之卡铂，之后依托泊苷）

（1）阿替利珠单抗：1200mg 静脉滴注，第1天（首次滴注时间至少持续60min，如耐受性良好，随后的滴注时间至少持续30min）。

（2）卡铂：AUC=5，静脉输注，第1天。

（3）依托泊苷：100mg/m^2，静脉输注，第1～3天。

每3周重复，共4周期。

4周期后阿替利珠单抗1200mg 维持治疗，每3周重复，直至疾病进展或毒性不可耐受。

2. EP＋度伐利尤单抗方案（用药顺序：度伐利尤单抗，继之顺铂，之后依托泊苷）

（1）度伐利尤单抗：1500mg，静脉滴注，第1天（时间60min）。

（2）顺铂：75～80mg/m^2，静脉滴注，第1天。

（3）依托泊苷：80～100mg/m^2，静脉滴注，第1～3天。

每3周重复，共4周期。

4周期后度伐利尤单抗1500mg 维持治疗，每4周重复，直至疾病进展或毒性不可耐受。

3. EC＋度伐利尤单抗方案（用药顺序：度伐利尤单抗，继之卡铂，之后依托泊苷）

（1）度伐利尤单抗：1500mg，静脉滴注，第1天（时间60min）

（2）卡铂：AUC=5～6，静脉滴注，第1天。

（3）依托泊苷：80～100mg/m^2，静脉滴注，第1～3天。

每3周重复，共4周期。

4 周期后度伐利尤单抗 1500mg 维持治疗，每 4 周重复，直至疾病进展或毒性不可耐受。

4. EP 方案

（1）依托泊苷：100mg/m^2，静脉滴注，第 1 ～ 3 天。

（2）顺铂：75mg/m^2，静脉滴注，第 1 天；或顺铂 25mg/m^2，静脉输注，第 1 ～ 3 天。

每 3 周重复，共 4 ～ 6 周期。

5. EC 方案

（1）卡铂：AUC=5 ～ 6，静脉滴注，第 1 天。

（2）依托泊苷：100mg/m^2，静脉滴注，第 1 ～ 3 天。

每 3 周重复，共 4 ～ 6 周期。

6. IP 方案

（1）伊立替康：60mg/m^2，静脉滴注，第 1、8、15 天。

（2）顺铂：60mg/m^2，静脉滴注，第 1 天。

每 4 周重复，共 4 ～ 6 周期。

三、复发小细胞肺癌常用的治疗方案

（1）拓扑替康：1.25mg/m^2，静脉滴注，第 1 ～ 5 天，每 3 周重复；或 2.3mg/m^2，口服给药，每日 1 次，第 1 ～ 5 天，每 3 周重复。

（2）安罗替尼：12mg，口服给药、每日 1 次，第 1 ～ 14 天，每 3 周重复。

（3）纳武利尤单抗：240mg，静脉滴注（滴注时间超过 30min），第 1 天，每 2 周重复，直至疾病进展或毒性不可耐受。

（4）帕博利珠单抗：200mg，静脉滴注（滴注时间超过 30min），第 1 天，每 3 周重复，直至疾病进展，毒性不可耐受或 24 个月。

四、临床研究进展

免疫治疗在局限期小细胞肺癌进行了初步探索，STIMULI 研究中对比了局限期小细胞肺癌患者在同步放化疗及 PCI 治疗后接受免疫巩固治疗和支持治疗的疗效，免疫巩固治疗组应用纳武利尤单抗 + 伊匹木单抗 4 周期巩固治疗后继续行纳武利尤单抗维持治疗 12 个月。该试验后因入组速度慢而提前终止，且未达到主要终点，免疫巩固治疗组和支持治疗组的无进展生存期（PFS）分别为 10.7 个月和 14.5 个月，P=0.93，免疫巩固治疗组中有 55.1% 的患者因不良事件终止治疗，≥ 3 级不良事件患者比例为 61.5%（治疗相关不良事件占 51.3%），对照组为 25.3%，短期积极治疗后出现无法耐受的毒性反应致治疗终止可能影响了整个试验的疗效评价。ADRIATICH 研究、ML41257 研究、SHR-1316-111-302 研究、MK7339-013/KEYLYNK-013 研究和 NRG-LU005 研究等其他免疫治疗在局限期小细胞肺癌中的研究结果值得期待。

SHR-1316（阿得贝利单抗）是国产的人源化 PD-L1 抑制剂。SHR-1316-11-301 研究是项随机、双盲、Ⅲ期研究，评估了 SHR-1316 或安慰剂联合依托泊苷和卡铂用于广泛期小细胞肺癌一线治疗的有效性和安全性，结果显示 SHR-1316 联合化疗对比安慰剂联合化疗可以显著延长患者总生存期（OS）。2022 年 1 月国家药品监督管理局（NMPA）受理了 SHR-1316 的上市许可申请。斯鲁利单抗是国产的 PD-1 抑制剂，ASTRUM-005 是一项对比斯鲁利单抗联合化疗及安慰剂联合化疗的有效性和安全性的随机、双盲、国际多中心、Ⅲ期临床研究，期中分析结果显示，斯鲁利单抗组和安慰剂组的总人群中位 OS 分别为 15.38 个月和 11.10 个月，死亡风险降低至 38%（中国亚组至 41%），2 年总生存率（OSR）分别为 43.2% 和 8.0%，且具有良好的安全性。日前，斯鲁利单抗已正式获批用于经过标准治疗失败的，不可切除或转移性高度微卫星不稳定型实体瘤。此外，TQB2450-11-04 研究（TQB2450 联合安罗替尼和化疗）、JUPITER028 研究（特瑞普利单抗联合化疗）、BGB-A317-312 研究（替雷利珠单抗联合化疗）等免疫检查点抑制剂联合化疗的Ⅲ期研究已经结束入组，期待结果公布。

PASSION1221 研究是一项卡瑞利珠单抗联合阿帕替尼二线治疗广泛期小细胞肺癌的多中心、两阶段Ⅱ期研究，研究共纳入 59 例患者，客观缓解率（ORR）达到 34.0%，中位的 PFS 和 OS 分别为 3.6 个月和 8.4 个月，敏感复发和耐药复发患者均可获益，同时联合治疗的毒性可以接受，为进一步探索免疫联合抗血管治疗复发小细胞肺癌提供了依据。鲁比卡丁是小细胞肺癌二线治疗又一重要探索，在Ⅱ期研究中纳入 105 例患者，ORR 为 35.2%，PFS 3.5 个月，OS 9.3 个月，20 例无化疗间歇（CTFI）≥ 180 天的患者，鲁比卡丁单药治疗的 ORR 为 60%，OS 达到 16.2 个月，对于适合铂类再治疗的小细胞肺癌患者，鲁比卡丁略优于既往铂类再治疗的疗效。然而鲁比卡丁联合多柔比星与 CAV 方案或者拓扑替康作为对照二线治疗小细胞肺癌的Ⅲ期 ATLANTIS 研究并没有达到主要研究终点。

第四节　小细胞肺癌的主要治疗药物

一、细胞毒药物

依托泊苷（etoposide）

【化学名称】 9-[4, 6-O-（R）- 亚乙基 -β-D- 吡喃葡萄糖苷]-4'- 去甲基表鬼臼毒素。

【简写】 VP-16。

【药理作用】 细胞周期特异性抗肿瘤药物，作用于 DNA 拓扑异构酶Ⅱ，形成药物 - 酶 -DNA 稳定的可逆性复合物，阻碍 DNA 修复。试验发现此复合物可随药物的清除而逆转，使损伤的 DNA 得到修复，降低了细胞毒作用。因此，延长药物的给药时间，可能提高抗肿瘤活性。

【药代动力学】 人体血药浓度的半衰期（$t_{1/2}$）为 7h（3 ～ 12h）。97% 与血浆蛋白结合。本品与拓扑异构酶Ⅱ可逆结合，作用于细胞周期中持续时间较长的 S 期及 G_2 期，因此血药浓度持续时间长短比峰浓度高低更重要，采用静脉滴注。44% ～ 60% 由肾排泄（2/3 以原型排泄）。粪便排泄仅占 16%。脑脊液中的浓度（给药 2 ～ 20h 后）为血药浓度的 1% ～ 10%。

【适应证】 主要用于治疗小细胞肺癌、恶性淋巴瘤、恶性生殖细胞瘤、白血病，对神经母细胞瘤、横纹肌肉瘤、卵巢癌、非小细胞肺癌、胃癌和食管癌等有一定疗效。

【用法用量】 静脉滴注。需用氯化钠注射液稀释，浓度每毫升不超过 0.25mg，静脉滴注大于 30min。实体瘤：一日 60 ～ 100mg/m²，连续 3 ～ 5 天，每隔 3 ～ 4 周重复用药。白血病：一日 60 ～ 100mg/m²，连续 5 天，根据血常规，间隔重复给药。小儿常用量：静脉滴注每日按体表面积 100 ～ 150mg/m²，连用 3 ～ 4 天。

【不良反应】 可逆性骨髓抑制，包括白细胞及血小板减少，常出现在用药后 1 ～ 2 周，

20 天左右后正常。食欲减退、恶心、呕吐、口腔炎等消化道反应，脱发亦常见。若静脉滴注＜ 30min，可有低血压、喉痉挛等过敏反应。

【禁忌】　骨髓抑制，白细胞、血小板明显低下，心、肝肾功能有严重障碍者和孕妇禁用。因含苯甲醇，禁止用于儿童肌内注射。

【注意事项】　本品不宜静脉注射，静脉滴注不得少于 30min，否则容易引起低血压、喉痉挛等过敏反应。不得进行胸腔、腹腔和鞘内注射。在动物中有生殖毒性及致畸性，经乳汁排泄，孕妇及哺乳期妇女慎用。用药时定期检查血常规和肝肾功能。稀释后立即使用且不能有沉淀。

【特殊人群用药】　孕妇禁用。哺乳期妇女慎用。因含苯甲醇，禁止用于儿童肌内注射。

【相互作用】　明显骨髓抑制作用，注意与其他抗肿瘤药物联用。抑制机体免疫，使疫苗接种不能激发人体抗体产生。化疗结束后 3 个月以内，忌接种病毒疫苗。与血浆蛋白结合率高，因此，与其他血浆蛋白结合的药物可影响本品排泄。

伊 立 替 康

【化学名称】　4 S-4，11- 二乙基 -4- 羟基 -9[（4- 哌啶基哌啶）羰基]-1 H 吡喃 [3′，4′：6，7] 吲哚嗪 [1，2-b] 喹啉 -3，14（4 H，12 H）- 二酮盐酸盐。

【简写】　CPT-11。

【药理作用】　伊立替康是喜树碱的衍生物，特异作用于拓扑异构酶Ⅰ。伊立替康和它的活性代谢产物 SN-38 结合到拓扑异构酶Ⅰ -DNA 复合物上，阻止断裂的单链再连接。

伊立替康和 SN-38 以一种活性内酯和一种非活性的羟基酸阴离子的形式存在。酸性环境可以促进内酯的形成，反之碱性环境促进羟基酸阴离子的形成。

【药代动力学】　吸收和分布：静脉滴注后，血浆浓度以多指数的形式下降，平均终末清除半衰期为 6 ～ 12h。活性代谢产物 SN-38 的平均终末清除半衰期为 10 ～ 20h。

超过推荐的 50 ～ 350mg/m² 剂量范围时，盐酸伊立替康的 AUC 增长与剂量增大呈线性关系；盐酸伊立替康具有中等血浆蛋白结合率（30% ～ 68%），SN-38 与人的血浆蛋白结合率高（大约 95%）。与它们结合的血浆蛋白主要是白蛋白。

代谢：盐酸伊立替康被 CYP3A4 氧化，主要发生在肝脏中。

排泄：盐酸伊立替康的尿液排泄量是其注射剂量的 11% ～ 20%；SN-38 ＜ 1%；SN-38 葡萄糖醛酸为 3%；肝功能损害：在肝功能异常时清除率下降。

【适应证】　本品适用于晚期大肠癌患者的治疗：与氟尿嘧啶（5-FU）和亚叶酸钙（LV）联合治疗既往未接受化疗的晚期大肠癌患者；单药治疗含氟尿嘧啶化疗方案失败的患者。此外，本品也可用于小细胞肺癌的治疗。

【用法用量】　联合用药剂量方案：盐酸伊立替康与 5-FU 和 LV 联用两周用药方案。盐酸伊立替康 180mg/m² 静脉滴注 30 ～ 90min，第 1 天；LV 400mg/m²，应该在盐酸伊立替康输注后马上给予，滴注时间相同，之后再立即给予 5-FU，第 1 天和第 2 天；5-FU 400mg/m² 静脉注射，然后 600mg/m² 持续静脉滴注 22h，第 1 天和第 2 天。每 2 周重复。

盐酸伊立替康 180mg/m² 静脉滴注 30 ～ 90min，第 1 天；LV 400mg/m² 应该在盐酸伊立替康输注后立即给予，滴注时间相同，第 1 天；5-FU 400mg/m² 静脉注射，第 1 天，然后 1200mg/（m²·d）×2 天持续静脉滴注（总量 2400mg/m²，输注 46 ～ 48h）。每 2 周重复。

儿童用药：儿童使用本品的安全性或有效性尚不确定。

配制注意：推荐使用手套。如果接触到皮肤，应立即用肥皂和清水彻底冲洗皮肤。如果本品接触到黏膜，则用清水彻底冲洗。

【不良反应】 胃肠道不良反应、中性粒细胞减少、乙酰胆碱综合征，早期的反应如呼吸困难、肌肉收缩、痉挛及感觉异常；轻度皮肤反应、超敏反应及注射部位的反应，血清中短暂、轻至中度氨基转移酶、碱性磷酸酶、胆红素水平升高。

【禁忌】 骨髓抑制，白细胞、血小板明显低下，心、肝肾功能有严重障碍者和孕妇禁用。因含苯甲醇，禁用于儿童肌内注射。

【注意事项】 禁用于准备怀孕、孕期和哺乳期妇女，以及慢性肠炎和（或）肠梗阻，对该药或者辅料过敏，胆红素超过正常值上限 3 倍，严重骨髓功能衰竭，ECOG 体能状况＞2分的患者。

【特殊人群用药】 哺乳期妇女使用本品后可能引起胎儿的损害，应中断人乳喂养。老年人慎用。

儿童使用本品的安全性或有效性尚不确定。

【相互作用】

1. 神经肌肉阻滞剂 盐酸伊立替康有胆碱抑制的活性，可以延长琥珀胆碱的神经肌肉阻滞作用，非去极化神经肌肉阻滞剂可能被拮抗。

2. 抗肿瘤药物 骨髓抑制和腹泻可以被其他有相似不良反应的抗肿瘤药物加重。

3. 抗惊厥剂 合并使用 CYP3A 诱导的抗惊厥剂（如卡马西平、苯巴比妥或苯妥英钠）会引起 SN-38 暴露减少，对于需要抗惊厥剂治疗的患者，应该考虑在初次使用盐酸伊立替康治疗之前至少一周开始换用非酶诱导的抗惊厥剂。

4. 酮康唑 合用酮康唑引起伊立替康的清除率显著下降，停止使用酮康唑一周。

5. 贯叶连翘 合用贯叶连翘，活性代谢产物 SN-38 的暴露减少。在初次使用盐酸伊立替康前至少一周停用贯叶连翘。

6. 阿扎那韦 同时使用阿扎那韦（一种 CYP3A4 和 UGT1A1 的抑制剂）可能使 SN-38 暴露增加。

7. 地塞米松 地塞米松可能加重盐酸伊立替康导致的患者淋巴细胞减少。

8. 丙氯拉嗪 在盐酸伊立替康治疗当天同时给予丙氯拉嗪的患者，其静坐不能的发生率比较高。

9. 缓泻剂 本品治疗的同时使用缓泻剂有可能会加重腹泻的严重程度或发生率。

10. 利尿剂 由于在呕吐后有继发脱水的潜在风险，避免合用盐酸伊立替康。

顺　铂

【化学名称】 （Z）- 二氨二氯铂。

【简写】 DDP。

【药理作用】 顺铂生化特性与双功能烷化剂相同。通过与 DNA 产生链内式链间交联抑制 DNA 合成。蛋白质和 RNA 合成也可被抑制。顺铂作用呈非细胞周期特异性。

【药代动力学】 因与血清蛋白共价结合，静脉注射 4h 内，顺铂由血浆中迅速消除，然后进入较慢的消除相。未结合铂的血浆水平按半衰期 20min ～ 1h 下降，取决于输注速率。消除均通过尿。静脉注射 2 ～ 4h 内，15% ～ 25% 的铂被迅速消除，大部分为原型药物，用药后 24h 内有 20% ～ 80% 被排泄，其余是结合组织或血浆蛋白的药物。

【适应证】 顺铂注射剂适用于小细胞肺癌、非精原细胞性生殖细胞癌、晚期难治性卵巢癌、晚期难治性膀胱癌、难治性头颈部鳞状细胞癌的姑息治疗。它可单药应用或与其他化疗药联合应用，在适当情况下，可在放射治疗和外科手术等其他治疗基础上，加用顺铂。

【用法用量】 作为单药治疗成人与儿童常用剂量为 $50\sim100mg/m^2$，每 $3\sim4$ 周静脉滴注一次，或每天静脉滴注 $15\sim20mg/m^2$，连用 5 天，$3\sim4$ 周重复用药。

【不良反应】 消化道反应、肾毒性、神经毒性、骨髓抑制、过敏反应、心脏功能异常。

【禁忌】 顺铂禁忌用于对顺铂或其他含铂化合物有过敏史的患者、孕妇或哺乳妇女，以及肾功能不良的患者。顺铂慎用于存在听力损害或骨髓抑制的患者。

【注意事项】 监测末梢血常规、肝肾功能、末梢神经毒性及听力表现等变化，必要时减量或停药，并进行相应的治疗，避免采用与本品肾毒性或耳毒性叠加的药物，如氨基糖苷类抗生素、两性霉素 B、头孢噻吩、呋塞米、依他尼酸钠等。静脉滴注时需避光。

【特殊人群用药】 在动物细胞培养中，顺铂可引起染色体畸变。在小鼠中，顺铂具有致畸性和胚胎毒性。顺铂可能对胎儿的泌尿生殖道产生毒性。应告知患者，使用本品期间避免怀孕。尚未知道顺铂是否排泄于乳汁中，不赞成在顺铂治疗期间哺乳。

【相互作用】 ①青霉胺或其他的整合剂，会减弱顺铂的活性；②其他具有肾毒性或耳毒性的药物（例如，头孢菌素）会增加顺铂毒性，避免合用；③与秋水仙碱、丙碘舒或磺吡酮（sulfinpyrazone）合用时，顺铂可能提高血液中尿酸的水平；④抗组胺药、吩噻嗪类药或噻吨类药（thioxanthene）与顺铂合用，可能掩盖耳毒性的症状；⑤与各种骨髓抑制剂或放射治疗同用，可增加毒性作用；⑥患者接受顺铂化疗后至少 3 个月，才可接受病毒疫苗接种；⑦对肾功能的影响也会影响其他经肾排出药物的药代动力学；⑧顺铂可能降低抗惊厥药的效用。

卡　铂

【化学名称】 顺 - 二氨 -1，1- 环丁烷二羧酸合铂。

【简写】 CBP。

【药理作用】 本品属周期非特异性抗肿瘤药物，作用于 DNA 链间及链内交联，破坏 DNA 复制而抑制肿瘤生长。

【药代动力学】 卡铂与血浆蛋白结合较少，呈二次开放模型，主要经肾脏排泄。使用本品后，用药剂量和人体内血浆铂浓度和游离铂浓度之间都呈线性关系。同样剂量连续 4 天重复给药，血浆内没有铂的蓄积。游离铂和卡铂的终末半衰期分别约为 6h 和 1.5h。血浆中总铂的终末半衰期为 24h。游离铂的全身清除率和肾脏清除率与肾小球滤过率有关，与肾小管分泌无关。据报道儿童患者中卡铂的清除率高 $3\sim4$ 倍。肾功能可能会造成卡铂清除率改变。

【适应证】 适用于晚期上皮来源的卵巢癌的一线治疗，其他治疗失败后的二线治疗。适用于治疗小细胞肺癌和头颈部鳞癌等。

【用法用量】 本品仅供静脉使用。可单用也可合用其他抗癌药物。肾功能正常的成人初治患者，推荐剂量为 $400mg/m^2$，单剂静脉滴注 $15\sim60min$，慢速，不可过快。肌酐清除率 $41\sim59ml/min$，初始剂量 $250mg/m^2$，肌酐清除率 $16\sim40ml/min$，初始剂量 $200mg/m^2$。联合治疗依据方案调整。前一个疗程后 4 周和（或）中性粒细胞计数 $\geqslant2\times10^9/L$ 及血小板计数 $\geqslant100\times10^9/L$ 方可进行下一疗程治疗。

【不良反应】 常见骨髓抑制、注射部位疼痛、恶心不伴呕吐、肾毒性。较少见不良反应：过敏反应、周围神经毒性、耳毒性、视物模糊、黏膜炎、口腔炎、便秘或腹泻等。

【禁忌】 严重骨髓抑制及严重肝肾功能不全患者；对本品过敏和对其他铂类药物过敏患

者；出血性肿瘤患者；孕妇、哺乳期妇女及有严重并发症者；一般禁用于儿童。

【注意事项】 用前检测血常规和肝肾功能；治疗期间至少每周检查一次白细胞与血小板、肝肾功能、听力、神经功能，并测定血清钙、镁、钾、钠离子水平；带状疱疹、感染、肾功能减退者慎用；超过推荐剂量可能引起视力受影响；本品避免漏于血管外，溶解后 8h 内滴完；滴注与存放时应避免日晒。

【特殊人群用药】 怀孕妇女使用本品后可能引起胎儿的损害；哺乳期用药应中断人乳喂养；老年人应谨慎使用；儿童使用本品的安全性或有效性尚不确定。

【相互作用】 卡铂会改变肾功能。不与肾毒性的药物合用。与各种骨髓抑制剂或放射治疗合用，可增加骨髓抑制的毒副作用，此时卡铂应作剂量调整。与其他抗癌药物合用，应注意其毒性的增加。用顺铂造成听力损伤的患者，用卡铂治疗后，耳毒性还会持续或加重。用顺铂治疗过的患者，再用卡铂治疗，神经毒性发生率和强度都上升。

拓 扑 替 康

【化学名称】 （S）-10[（二甲氨基）甲基]-4- 乙基 -4，9 二羟基 -1H- 吡喃 [3', 4': 6, 7] 中氮茚 [1，2-b] 喹啉 -3，14-（4H，12 H）- 二酮，单盐酸盐。

【简写】 TPT。

【药理作用】 为拓扑异构酶Ⅰ抑制剂，与拓扑异构酶Ⅰ -DNA 复合物结合可阻止拓扑异构酶Ⅰ所诱导 DNA 单链可逆性断裂后的重新连接，导致细胞死亡，为 S 期细胞周期特异性药物。

【药代动力学】 在体内呈二室模型，分布非常快，易分布到肝、肾等血流灌注好的组织，其 $t_{1/2\alpha}$ 为 4.1 ～ 8.1min。代谢物内酯式托泊替康大部分（26% ～ 80%）经肾脏排泄，小部分经胆汁排泄。肾功能不全者对该药清除率低，肝功能不全者与正常人无差异。

【适应证】 小细胞肺癌、晚期转移性卵巢癌经一线化疗失败者。

【用法用量】 剂量：推荐剂量为 1.2mg/（m^2·d），静脉滴注 30min。持续 5 天，21 天为一疗程。肝功能不全（血浆胆红素 1.5 ～ 10mg/dl）患者，一般不需剂量调整。轻微肾功能不全（肌酐清除率 40 ～ 60ml/min）一般不需剂量调整，中度肾功能不全（肌酐清除率 20 ～ 39ml/min）剂量调为 0.6mg/m^2。

【不良反应】 骨髓抑制（主要是中性粒细胞）是本品的剂量限制性毒性，与其他细胞毒药物联合应用时可加重骨髓抑制；还可出现恶心、呕吐、腹泻、便秘、脱发、关节肌肉痛、乏力、不适、发热等症状；有时出现肝功能异常，转氨酶升高。静脉注射时，若药液漏在血管外可产生局部刺激、红肿；罕见过敏反应及血管神经性水肿。

【禁忌】 对该类药物或其任何成分过敏者；严重骨髓抑制者和妊娠、哺乳期妇女禁用。

【注意事项】 治疗时监测外周血常规，观察患者有无感染、出血倾向等临床症状，如有异常，需减药、停药。沾染在皮肤上，应马上用肥皂和清水清洗；沾染在黏膜或角膜上，用水冲洗。温度 20 ～ 25℃避光包装，稀释后在 20 ～ 25℃可保存 24h。

【特殊人群用药】 美国 FDA 妊娠药物分级为 D 级；孕妇及哺乳期妇女禁用；除非肾功能不全，老年患者一般不作剂量调整。

【相互作用】 与其他抗肿瘤药物合用能提高细胞毒性。

二、小分子靶向药物

安罗替尼

【化学名称】 1-[[[4-（4-氟-2-甲基-1H-吲哚-5-基）氧基-6-甲氧基喹啉-7-基]氧基]甲基]环丙胺二盐酸盐。

【简写】 AL3818。

【药理作用】 安罗替尼是一种多靶点的受体酪氨酸激酶（RTK）抑制剂。可抑制VEGFR1、VEGFR2、VEGFR3、c-Kit、PDGFRβ 的激酶活性。

【药代动力学】 安罗替尼口服后血浆浓度平均达峰时间为 9.3h，平均消除半衰期为 113h，人血浆蛋白结合率为 93%，高脂饮食可降低口服生物利用度。主要由 CYP1A2 和 CYP3A4/5 代谢，其主要代谢产物经粪和尿排泄。

【适应证】 可用于局部晚期或转移性非小细胞肺癌、小细胞肺癌、软组织肉瘤、腺泡状软组织肉瘤、透明细胞肉瘤、甲状腺髓样癌的治疗。

【用法用量】 推荐剂量为每次 12mg，每日 1 次，早餐前口服。连续服药 2 周，停药 1 周，即 3 周（21 天）为一个疗程。用药期间如出现漏服，确认距下次用药时间短于 12h，则不再补服。

【不良反应】 出血是安罗替尼最重要的不良反应；高血压是其最常见的不良反应，一般在服药后 2 周内出现；还有可能出现心肌缺血、蛋白尿、手足综合征、胃肠道反应、牙龈肿痛、甲状腺功能异常、高脂血症等不良反应。

【禁忌】 对任何成分过敏者、中央型肺鳞癌或具有大咯血风险者、重度肝肾功能不全患者、妊娠期及哺乳期妇女禁用。

【注意事项】 有出血风险、凝血功能异常患者应严密监测血小板、凝血酶原时间；开始用药前 6 周每天监测血压；若突发胸痛或呼吸困难等症状，须立即就医；发生腹泻需评估是否有脱水或电解质失衡，必要时对症治疗；保持口腔清洁；避免压力和摩擦，以免发生手足综合征；每 6 ～ 8 周常规监测心电图，肾功能不全患者每 6 ～ 8 周检查尿常规，对连续 2 次尿蛋白≥ ++ 者，须进行 24h 尿蛋白测定；低脂饮食，2 级或以上高脂血症使用羟甲基戊二酰辅酶 A（HMG-CoA）还原酶抑制剂等降血脂药物治疗；一旦发生 RPLS，患者应永久停药；正在进行重大外科手术的患者暂停给药以预防伤口愈合延缓情况的发生。

【特殊人群用药】 育龄期女性在接受安罗替尼治疗期间和治疗结束至少 6 个月内应采取有效的避孕措施；妊娠期妇女禁用；哺乳期妇女禁用；尚无 18 岁以下患者应用安罗替尼安全性和有效性的资料；无须根据患者的年龄（65 岁以上）调整剂量，但轻中度肝肾功能不全患者慎用，重度肝肾功能不全患者禁用。

【相互作用】 安罗替尼主要由 CYP1A2 和 CYP3A4/5 代谢，避免与 CYP1A2 和 CYP3A4的抑制剂及诱导剂合用。

三、免疫检查点药物

阿替利珠单抗

【简写】 T 药。

【药理作用】 一种直接结合 PD-L1 并阻断与 PD-1 和 B7.1 受体之间交互作用的单克隆抗

体，解除 PD-L1/PD-1 产生免疫应答抑制，包括重新激活抗肿瘤免疫应答而不激活抗体依赖性细胞毒性。

【药代动力学】 阿替利珠单抗 840mg 每 2 周给药一次和 1200mg 每 3 周给药一次，以及 1680mg 每 4 周给药一次的总暴露量相当，多次给药后 6～9 周后达到稳态；采用静脉滴注给药，主要通过分解代谢被清除，终末消除半衰期（$t_{1/2}$）为 27 天。

【适应证】 联合卡铂和依托泊苷用于广泛期小细胞肺癌的一线治疗；联合贝伐珠单抗治疗既往未接受过全身系统性治疗的不可切除肝细胞癌患者；表皮生长因子受体（EGFR）基因突变阴性和间变性淋巴瘤激酶（ALK）阴性的转移性非小细胞肺癌（NSCLC）一线单药治疗。

【用法用量】

1. 小细胞肺癌 与卡铂和依托泊苷联合用药：在诱导期，第 1 天静脉注射阿替利珠单抗，推荐剂量为 1200mg，继之静脉滴注卡铂，之后是依托泊苷。第 2 天和第 3 天静脉滴注依托泊苷。该方案每 3 周给药一次，共 4 个治疗周期。诱导期之后是无化疗的维持期，在此期间每 3 周静脉滴注一次 1200mg 阿替利珠单抗。

2. 肝细胞癌 与贝伐珠单抗联合用药：首先静脉滴注阿替利珠单抗，推荐剂量为 1200mg，继之静脉滴注贝伐珠单抗 15mg/kg。该方案每 3 周给药一次。

3. 非小细胞肺癌 静脉滴注阿替利珠单抗，推荐剂量为 1200mg。该方案每 3 周给药一次。与卡铂或顺铂和培美曲塞联合用药：在诱导期，第 1 天静脉滴注阿替利珠单抗，推荐剂量为 1200mg，继之静脉滴注培美曲塞 500mg/m^2，之后是卡铂 AUC 6mg/（ml·min）或顺铂 75mg/m^2。该方案每 3 周给药一次，共 4 个或 6 个治疗周期。诱导期之后是维持期，在此期间每 3 周静脉滴注一次 1200mg 阿替利珠单抗和培美曲塞 500mg/m^2。

阿替利珠单抗第一次静脉滴注时间需至少持续 1h。若首次滴注患者耐受性良好，随后的滴注时间可缩短，但至少持续 30min，应在其联用药品之前先行给药。

【不良反应】 最常见的不良反应为疲乏、食欲下降、恶心、咳嗽、呼吸困难、发热、腹泻、皮疹、骨骼肌肉疼痛、呕吐、乏力、瘙痒症、尿路感染和头痛等。

【禁忌】 禁用于已知对阿替利珠单抗或其任何辅料过敏的患者。

【注意事项】 可发生免疫相关性肺炎、免疫相关性肝炎、免疫相关性结肠炎、免疫相关性内分泌疾病、甲状腺功能减退症、甲状腺功能亢进症、肾上腺功能不全、垂体炎和 1 型糖尿病（包括糖尿病酮症酸中毒）、免疫相关性脑膜脑炎、免疫相关性神经病变、免疫相关性胰腺炎、免疫相关性心肌炎、免疫相关性肌炎、免疫相关性肾炎、输液相关反应等。

【特殊人群用药】 尚未确立在 18 岁以下儿童和青少年患者中的安全性和有效性；年龄 ≥65 岁患者无须调整剂量；轻度肝功能损伤患者无须调整剂量；肾功能损伤患者无须调整剂量；育龄期女性患者在接受阿替利珠单抗治疗期间，以及末次给药后至少 5 个月内，要采取有效的避孕措施；妊娠期不建议使用阿替利珠单抗，除非对母体的潜在获益大于对胎儿的潜在风险；哺乳期须停止哺乳或停止阿替利珠单抗治疗。

【相互作用】 阿替利珠单抗通过分解代谢从循环中清除，几乎不会发生代谢性药物相互作用。

度伐利尤单抗

【简写】 无。

【药理作用】 度伐利尤单抗是采用中国仓鼠卵巢细胞（CHO）表达制备的 PD-L1 人源化

单克隆抗体（IgG1 κ 型）。与 PD-L1 结合并阻断 PD-L1 与 PD-1 和 CD80（B7.1）相互作用。阻断 PD-L1/PD-1 和 PD-L1/CD80 相互作用可避免免疫抑制，度伐利尤单抗不会诱导抗体依赖性细胞介导的细胞毒作用（ADCC）。

在共移植人肿瘤和免疫细胞异种移植小鼠模型中，度伐利尤单抗阻断 PD-L1 后可增加体外 T 细胞的活化，并使肿瘤体积缩小。

【药代动力学】　在 1902 例患者中研究了度伐利尤单抗的药代动力学，剂量范围为 0.1（推荐剂量的 1%）～ 20mg/kg（推荐剂量的 2 倍），每 2、3 或 4 周给药一次。当每 2 周给药一次、剂量＜ 3mg/kg（0.3 倍推荐剂量）时，药代动力学暴露量的增加大于剂量增加比例；在剂量≥ 3mg/kg 时，药代动力学暴露量的增加与剂量成正比。在大约第 16 周时达到稳态。

分布：稳态分布容积的几何平均值为 5.6L[变异系数 %（CV%）为 18%]。

消除：度伐利尤单抗的清除率随时间而减少，相对于基线值平均最大减少约 23%（CV% 为 57%），第 365 天稳态清除率的几何平均值为 8.2ml/h（CV% 为 39%）；稳态清除率的减少不具有临床意义。基于基线时的清除率，终末半衰期的几何平均值约为 18 天（CV% 为 24%）。

基于年龄（19 ～ 96 岁）、体重（31 ～ 149kg）、性别、人种、白蛋白水平（4 ～ 57g/L）、乳酸脱氢酶水平（18 ～ 15800U/L）、肌酐水平、可溶性 PD-L1（67 ～ 3470pg/mL）、肿瘤类型（NSCLC、SCLC 和 TC）、不同程度的器官损害，包括轻度至中度肾损害（CLcr 30 ～ 89mL/min）、轻度至中度肝损害（胆红素≤ 3×ULN 和任何 AST）或 ECOG/WHO 体能状态，度伐利尤单抗的药代动力学无临床意义差异。尚不清楚重度肾功能损害（CLcr15 ～ 29mL/min）或重度肝损害（胆红素＞ 3×ULN 和任何 AST）对度伐利尤单抗药代动力学的影响。

【适应证】　本品适用于在接受铂类药物为基础的化疗同步放射治疗后未出现疾病进展的不可切除、Ⅲ期非小细胞肺癌以及小细胞肺癌患者的治疗。

【用法用量】　推荐剂量为静脉滴注 10mg/kg，每 2 周一次，每次滴注超过 60min，直至出现疾病进展或不能耐受的毒性。最长使用不超过 12 个月。出现不良反应时，不推荐减少本品剂量，根据不良反应严重程度选择是否暂停或中止给药。

配制：抽取所需体积，使用 0.9% 氯化钠注射液或 5% 葡萄糖注射液稀释至浓度为 1 ～ 15mg/ml，轻轻翻转混合稀释溶液，不得摇动溶液。

输液的贮藏：制备后应马上输液。如不能立即输液，则从药瓶刺穿到开始给药的总时间不应超过：① 2 ～ 8℃冰箱中 24h；②室温 25℃下 4h。不得冷冻与振荡。

【不良反应】　本品可导致免疫相关性肺炎、肝炎、结肠炎、肾炎，免疫相关性内分泌疾病（甲状腺疾病、肾上腺皮质功能不全、1 型糖尿病、垂体炎），免疫相关性皮肤反应，其他免疫相关反应（无菌性脑膜炎、溶血性贫血、免疫性血小板减少性紫癜、心肌炎、肌炎和眼部炎症性毒性）；感染；输液反应；胚胎 - 胎儿毒性。

【禁忌】　无。

【注意事项】　免疫相关不良反应：在度伐利尤单抗治疗期间和中止度伐利尤单抗治疗后，监测患者有无免疫介导性疾病相关体征、症状，进行临床生化监测。出现 2 级免疫介导性不良反应，排除其他原因，并根据临床指征开始糖皮质激素治疗。如出现重度（3 级或 4 级）不良反应，则给予糖皮质激素治疗，泼尼松 1 ～ 4mg/（kg·d）或等效剂量，之后逐渐降低剂量。根据反应的严重程度中断或终止度伐利尤单抗治疗。

感染：监测患者是否出现感染体征和症状。如出现 3 级或更高级别感染，则暂停度伐利尤单抗治疗，并在临床疾病稳定后恢复治疗。

输液反应：监测输液反应体征和症状。根据严重程度中断、减慢输注速度或永久终止度伐利尤单抗治疗。如出现 1 级或 2 级输液相关反应，则考虑在后续给药前使用预治疗。

胚胎 - 胎儿毒性：告知孕妇使用本品可能会对胎儿造成损害。在本品治疗期间及本品末次给药后至少 3 个月内，建议育龄期妇女采用有效的避孕措施。

【特殊人群用药】

妊娠：孕妇服用本品会对胎儿造成损害。尚未获得关于孕妇使用本品的数据。

哺乳：尚不清楚度伐利尤单抗是否分泌至人乳汁中，以及对乳儿和泌乳量的影响。由于在母乳喂养的婴儿中可能引起不良反应，建议哺乳期妇女在本品治疗期间和末次给药后至少 3 个月内停止哺乳。

有生育能力的男女患者：建议具有生育能力的女性患者在本品治疗期间和本品末次给药后至少 3 个月内采取有效的避孕措施。

儿童人群：尚未确立本品在 18 岁以下儿童及青少年中的安全性和有效性。

老年人群：本品目前在老年患者（65 岁及以上）和年轻患者之间未发现总体安全性或疗效差异，无须进行剂量调整。

肝损伤：轻度肝损伤患者无须进行剂量调整。本品在中度或重度肝损伤患者中使用的安全性及有效性尚未建立，如经医生评估使用本品预期获益大于风险，需在医生指导下谨慎使用。

肾损伤：轻度和中度肾损伤患者无须进行剂量调整。本品在重度肾损伤患者中使用的安全性及有效性尚未建立，不推荐使用，如经医生评估使用本品预期获益大于风险，需在医生指导下谨慎使用。

【相互作用】 未进行正式药物相互作用研究，鉴于本品体内消除不是通过肝脏或肾脏途径，主要通过内皮网状系统的蛋白质分解或靶点介导的处置，因此，与其他药物之间预期不会产生药代动力学方面的相互作用。

纳武利尤单抗

【简写】 O 药。

【药理作用】 纳武利尤单抗是一种人类免疫球蛋白 G4（IgG4）单克隆抗体（HuMAb），可与 PD-1 受体结合，阻断其与 PD-L1 和 PD-L2 之间的相互作用，阻断 PD-1 通路介导的免疫抑制反应，包括抗肿瘤免疫反应。在同源小鼠肿瘤模型中，阻断 PD-1 活性可抑制肿瘤生长。

【药代动力学】 纳武利尤单抗的药代动力学特征在 0.1 ～ 10mg/kg 的剂量范围内呈线性。根据群体药代动力学分析，几何平均清除率、几何平均稳态分布容积和几何平均消除半衰期分别为 7.9ml/h（CV% 为 46%）、6.6L（CV% 为 24.4%）和 25.2 天（CV% 为 55.4%）。

尚未对纳武利尤单抗的代谢途径进行评估。预期纳武利尤单抗采用与内源性 IgG 相同的方式，通过代谢途径被降解成小肽和氨基酸。

群体药代动力学分析表明，基于年龄、性别、种族、肿瘤类型、肿瘤大小和肝损伤，纳武利尤单抗的清除率无差异。虽然 ECOG 体能状况、基线肾小球滤过率（GFR）、白蛋白和体重对纳武利尤单抗清除率有影响，但其影响不具有临床意义。

【适应证】

非小细胞肺癌：本品单药适用于治疗表皮生长因子受体（EGFR）基因突变阴性和间变性淋巴瘤激酶（ALK）阴性、既往接受过含铂方案化疗后疾病进展或不可耐受的局部晚期或转移性非小细胞肺癌成人患者。

头颈部鳞状细胞癌：本品单药适用于治疗接受含铂类方案治疗期间或之后出现疾病进展且肿瘤 PD-L1 表达阳性（定义为表达 PD-L1 的肿瘤细胞 ≥ 1%）的复发性或转移性头颈部鳞状细胞癌患者。

胃或食管胃交界处腺癌：本品可用于治疗既往接受过两种或两种以上全身性治疗方案的晚期或复发性胃或食管胃交界处腺癌患者。

本药适用于治疗小细胞肺癌。

【用法用量】 推荐剂量为 3mg/kg 或 240mg 固定剂量，静脉注射每 2 周一次，持续30min，直至出现疾病进展或产生不可接受的毒性。根据个体患者的安全性和耐受性，可能需要暂停给药或停药。不建议增加或减少剂量。

不得采用静脉注射给药。可采用 10mg/ml 溶液直接输注，或者采用 0.9% 氯化钠注射液或5% 葡萄糖注射液稀释，浓度可低至 1mg/ml。

【不良反应】 最常见的不良反应为疲劳、皮疹、瘙痒、腹泻和恶心。

可引起免疫相关不良反应，包括免疫相关性肺炎、结肠炎、肝炎、肾炎或肾功能障碍、免疫相关性内分泌疾病（甲状腺功能减退症、甲状腺功能亢进症、肾上腺功能不全、垂体炎、糖尿病和糖尿病酮症酸中毒），免疫相关性皮肤反应（皮疹、史蒂文斯 - 约翰逊综合征和中毒性表皮坏死松解症），其他免疫相关反应（胰腺炎、葡萄膜炎、脱髓鞘、自身免疫性神经病变、吉兰 - 巴雷综合征、肌无力综合征、脑炎、胃炎、结节病、十二指肠炎、肌炎、心肌炎和横纹肌溶解症）；输液反应；实验室指标异常。还可引起伏格特 - 小柳 - 原田（VKH）综合征。

【禁忌】 对活性成分或任何辅料存在超敏反应的患者。

【注意事项】 免疫相关不良反应：纳武利尤单抗可引起免疫相关不良反应。应持续进行患者监测（至少至末次给药后 5 个月）。对于疑似免疫相关不良反应，应进行充分的评估以确认病因或排除其他病因。根据不良反应的严重程度，应暂停纳武利尤单抗治疗并给予皮质类固醇。若使用皮质类固醇免疫抑制疗法治疗不良反应，症状改善后，需至少 1 个月的时间逐渐减量至停药。快速减量可能引起不良反应恶化或复发。如果虽使用了皮质类固醇但仍恶化或无改善，则应增加非皮质类固醇性免疫抑制治疗。在患者接受免疫抑制剂量的皮质类固醇或其他免疫抑制治疗期间，不可重新使用纳武利尤单抗治疗。若出现任何重度、复发的免疫相关不良反应，以及任何危及生命的免疫相关不良反应，必须永久停止该药治疗。

在接受免疫抑制治疗的患者中，应预防性使用抗生素预防机会性感染。

输液反应：如果出现重度或危及生命的输液反应，必须停止纳武利尤单抗治疗，给予适当的药物治疗。出现轻或中度输液反应的患者在接受纳武利尤单抗治疗时应给予密切监测，并依照输液反应预防的本地治疗指南预防用药。

药物类特异性警告和注意事项：不建议在沙利度胺类似物联合地塞米松的方案基础上再联合 PD-1 阻断抗体用于多发性骨髓瘤患者的治疗。

控制钠摄入的患者：本品每毫升含 0.1mmol（或 2.5mg）钠。在对控制钠摄入的患者进行治疗时，应考虑这一因素。

对驾驶和操作机器能力的影响：由于可能出现疲劳等不良反应，建议患者在驾驶或操作机器期间慎用本品，直至确定纳武利尤单抗不会对其产生不良影响。

配伍禁忌：在没有进行配伍性研究的情况下，本品不得与其他医药产品混合。本品不应与其他医药产品经相同的静脉通道合并滴注。

【特殊人群用药】

妊娠：尚无妊娠女性使用纳武利尤单抗的数据。动物研究已经显示其具有胚胎 - 胎儿毒性。不建议在妊娠期间、在不采用有效避孕措施的育龄期女性中使用纳武利尤单抗，除非临床获益大于潜在风险。应在最后一次应用纳武利尤单抗后至少 5 个月内采用有效避孕措施。

哺乳：尚不清楚纳武利尤单抗是否会经人乳分泌。由于许多药品（包括抗体）会在人乳中分泌，无法排除会对新生儿 / 婴儿造成风险。在考虑母乳喂养对孩子的益处，以及治疗对妇女的益处后，必须做出是停止母乳喂养还是停止纳武利尤单抗治疗的决定。

儿童：尚未确立本品在 18 岁以下儿童青少年中的安全性和疗效。

老年人群：老年患者（≥ 65 岁）无须调整剂量。来自 75 岁或以上 NSCLC 患者的数据有限，不能就该人群得出相关结论。

肾损伤：根据群体药代动力学结果，轻或中度肾损伤患者无须调整剂量。重度肾损伤患者的数据有限，不能就该人群得出相关结论。

肝损伤：轻或中度肝损伤患者无须调整剂量。没有对重度肝损伤患者进行本品的相关研究。重度（总胆红素＞ 3ULN）肝损伤患者必须慎用本品。

【相互作用】 纳武利尤单抗是一种人单克隆抗体，尚未进行药代动力学相互作用研究。因单克隆抗体不经细胞色素 P450（CYP）酶或其他药物代谢酶代谢，合并使用的药物对这些酶的抑制或诱导作用预期不会影响纳武利尤单抗的药代动力学。

帕博利珠单抗

【商品名】 可瑞达。

【简写】 K 药。

【药理作用】 帕博利珠单抗是一种可与 PD-1 受体结合的单克隆抗体，可阻断 PD-1 与 PD-L1、PD-L2 的相互作用，解除 PD-1 通路介导的免疫应答抑制，包括抗肿瘤免疫应答。在同源小鼠肿瘤模型中，阻断 PD-1 活性可抑制肿瘤生长。

【药代动力学】

吸收：帕博利珠单抗采用静脉途径给药，因此生物利用迅速且完全。

分布：帕博利珠单抗在稳态下的分布容积较小（–6.0L；CV% 为 20%），这与在血管外分布有限相一致。帕博利珠单抗不以特殊方式与血浆蛋白结合。

生物转化：帕博利珠单抗通过非特异性途径分解，代谢与其清除无关。

清除：与首个剂量用药 [252ml/d（CV% 为 37%）] 相比，在稳态下达到最大变化后，帕博利珠单抗的清除率约降低 23%[几何平均值，195ml/d（CV% 为 40%）]。这种清除率随时间的降低并不具有临床意义。稳态下终末半衰期的几何平均值为 22 天（CV% 为 32%）。

线性 / 非线性：在有效剂量范围内，以帕博利珠单抗峰浓度（C_{max}）或血浆浓度 - 时间曲线下面积（AUC）表示的暴露量随给药剂量成比例增加。每 3 周一次重复给药方案在第 16 周达到帕博利珠单抗稳态浓度，全身累积为 2.1 倍。按每 3 周一次给药 2mg/kg 或 200mg，中位稳态谷浓度（C_{min}）分别约为 22μg/ml 和 29μg/ml。按每 3 周一次给药 2mg/kg 或 200mg，中位 3 周的血浆浓度 - 时间曲线下面积（AUC0-3 周）分别为 794μg · d/ml 和 1053μg · d/ml。

特殊人群：以下因素对于帕博利珠单抗的清除无临床重要影响：年龄（范围 15 ～ 94 岁）、

性别、种族、轻度或中度肾功能受损、轻度肝功能受损和肿瘤负荷。按体重给药和固定剂量给药均会获得适当且相似的暴露量。

【适应证】

黑色素瘤：帕博利珠单抗适用于经一线治疗失败的不可切除或转移性黑色素瘤的治疗。

非小细胞肺癌：帕博利珠单抗适用于由国家药品监督管理局批准的检测评估为 PD-L1 肿瘤比例分数（TPS）≥ 1% 的表皮生长因子受体（EGFR）基因突变阴性和间变性淋巴瘤激酶（ALK）阴性的局部晚期或转移性非小细胞肺癌一线单药治疗。联合培美曲塞和铂类药物化疗适用于表皮生长因子受体基因突变阴性和间变性淋巴瘤激酶阴性的转移性非鳞状非小细胞肺癌的一线治疗。帕博利珠单抗联合卡铂和紫杉醇适用于转移性鳞状非小细胞肺癌患者的一线治疗。

食管癌：帕博利珠单抗单药用于通过充分验证的检测评估肿瘤表达 PD-L1[综合阳性评分（CPS）≥ 10] 的、既往一线全身治疗失败的、局部晚期或转移性食管鳞状细胞癌（ESCC）患者的治疗。

头颈部鳞状细胞癌（HNSCC）：帕博利珠单抗单药用于通过充分验证的检测评估肿瘤表达 PD-L1[综合阳性评分（CPS）≥ 20] 的转移性或不可切除的复发性头颈部鳞状细胞癌患者的一线治疗。

结直肠癌：帕博利珠单抗单药用于 *KRAS*、*NRAS* 和 *BRAF* 基因均为野生型，不可切除或转移性高微卫星不稳定型（MSI-H）或错配修复基因缺陷型（dMMR）结直肠癌（CRC）患者的一线治疗。

本药适用于治疗小细胞肺癌。

【用法用量】　帕博利珠单抗用于成人的推荐剂量为：200mg 每 3 周一次或 400mg 每 6 周一次。帕博利珠单抗联合化疗给药时，应首先给予帕博利珠单抗。患者应使用帕博利珠单抗治疗至疾病进展或发生不可接受的毒性。根据个体患者的安全性和耐受性，可能需要暂停给药或停药。不建议增加或减少剂量。

给药方法：帕博利珠单抗必须通过静脉滴注 30min 以上，不得通过静脉注射或单次快速静脉注射给药。

药品配制与贮藏：请勿摇晃药瓶，使用前将药瓶恢复至室温（25℃或以下），稀释前，药瓶可从冰箱取出（温度在 25℃或以下）最长放置 24h。抽取所需体积的浓缩液，使用 0.9% 氯化钠注射液或 5% 葡萄糖注射液，制备最终浓度范围为 1 ～ 10mg/ml 的稀释液。本品一经稀释必须马上使用。不得冷冻。稀释溶液如不能立即使用，在 2 ～ 8℃条件下，理化稳定性为24h，该 24h 包括室温下（25℃或以下）最长保存 6h。冷藏后，药瓶和（或）静脉输液袋必须在使用前恢复至室温。请勿使用同一输液管与其他药物同时给药。帕博利珠单抗仅供一次性使用，药瓶中剩余的任何未使用药物必须丢弃。

【不良反应】　帕博利珠单抗最常发生免疫相关不良反应，包括免疫相关性肺炎、结肠炎、肝炎、肾炎，免疫相关性内分泌疾病，免疫相关性皮肤不良反应，其他免疫相关性反应（包括葡萄膜炎、关节炎、肌炎、心肌炎、胰腺炎、吉兰 - 巴雷综合征、肌无力综合征、溶血、贫血、结节病和脑炎）；移植相关的不良反应；异基因造血干细胞移植的并发症。对于多发性骨髓瘤患者，在沙利度胺类似物和地塞米松的基础上加用帕博利珠单抗治疗后，死亡率增加。还可发生输液反应、实验室指标异常、胚胎毒性等。对驾驶和操作机器的能力有轻微影响，因有帕博利珠单抗给药后出现眩晕和疲劳的报道。

【禁忌】 对药品活性成分和辅料过敏者禁用。

【注意事项】 接受帕博利珠单抗治疗的患者可发生可逆的免疫相关不良反应，可通过中断帕博利珠单抗、皮质类固醇治疗和（或）支持治疗来处理。帕博利珠单抗末次给药后也会发生免疫相关不良反应。免疫相关不良反应可同时发生在多个器官系统。

对于疑似免疫相关不良反应，应进行充分的评估以确定病因或排除其他病因。根据不良反应的严重程度，应暂时停用帕博利珠单抗，并应用皮质类固醇治疗。

当免疫相关的不良反应改善至≤1级时，需至少1个月的时间逐步减少皮质类固醇的用量直至停药。如果不良反应保持在≤1级，且皮质类固醇剂量已降至每天≤10mg 泼尼松或等效剂量，则可在最后一次帕博利珠单抗给药后12周内重新开始帕博利珠单抗治疗。除了可用激素替代疗法控制的内分泌疾病外，对于任何复发性3级免疫相关不良反应及任何4级免疫相关不良反应，应永久停用帕博利珠单抗。

应向患者告知妊娠期妇女使用本品可能会对胎儿造成伤害，并推荐其采用高效避孕方法，并在最后一次帕博利珠单抗用药后4个月内持续避孕。

【特殊人群用药】

育龄期妇女：育龄期妇女在接受帕博利珠单抗治疗期间，以及最后一次帕博利珠单抗给药后至少4个月内应采取有效避孕措施。

妊娠期：尚无孕妇使用帕博利珠单抗的相关信息。通过保持母体对胎儿的免疫耐受来维持妊娠是 PD-1/PD-L1 通路的主要功能之一。妊娠期间给予帕博利珠单抗有潜在的风险，包括流产或死胎的比例增加。已知人免疫球蛋白 G4（IgG4）能够穿过胎盘屏障，因此，作为一种 IgG4，帕博利珠单抗可能从母体传播给发育中的胎儿。非临床疾病需要，妊娠期间不得使用帕博利珠单抗。

哺乳期：尚不清楚本品是否可进入人乳汁。由于许多抗体可在人乳汁中分泌，不能排除本品对新生儿/婴儿的风险。应权衡哺乳对胎儿的获益及本品治疗对女性患者的获益，再决定是停止哺乳，还是停止帕博利珠单抗治疗。

儿童人群：本品在儿童（<18岁）中的安全性和有效性尚不明确。

老年人群：老年（≥65岁）与年轻患者（<65岁）在安全性或有效性上未出现总体的差异。无须在这一人群中进行剂量调整。

肾功能不全：轻度或中度肾功能不全患者无须剂量调整。帕博利珠单抗尚未在重度肾功能不全患者中进行研究。

肝功能不全：轻度肝功能受损患者无须剂量调整。帕博利珠单抗尚未在中度或重度肝功能不全患者中进行研究。

【相互作用】 帕博利珠单抗尚未进行正式药代动力学药物相互作用研究。由于帕博利珠单抗通过分解代谢从血液循环中清除，预计不会发生代谢性药物 - 药物相互作用。

在使用本品之前应避免使用全身性皮质类固醇或免疫抑制剂，因为这些药物可能会影响本品的药效学活性及疗效。但在本品开始给药后，可使用全身性皮质类固醇或其他免疫制剂治疗免疫相关不良反应。

当帕博利珠单抗与化疗联合用药时，皮质类固醇也可以作为治疗前用药来预防呕吐和（或）缓解化疗相关不良反应。

第五节　病例实践与分析

一、病　例　1

（一）病例资料

患者，男，66 岁，ECOG 体能状况 1 分，NRS 1 分，体表面积 $1.876m^2$。因无明显诱因出现反复咳嗽、咳痰和面部水肿症状入院。行胸和全腹部 CT 提示：左肺下叶背段肺门旁结节，考虑新生物可能，建议纤维支气管镜检查；双肺多发实性、磨玻璃样结节；右侧第 10 肋骨骨密度增高。纤维支气管镜见左肺下叶背段可见新生物，堵塞管腔予以活检，肺泡灌洗液 DNA 定量见少量 DNA 倍体异常细胞（DI > 2.5），肺泡灌洗液查见不典型细胞。免疫组化：CMV（-），CD56（+），CgA（-），Syn（-），Ki-67（+，70%），EGFR（+），TTF-1（-），P40（-），CK7（+），CK（+）。病检结果提示：左肺下叶背段小细胞癌。确诊为左肺下叶小细胞肺癌，广泛期。排除禁忌后予以阿替利珠单抗 1200mg，第 1 天 +EC 方案 [依托泊苷 $100mg/m^2$，第 1～3 天 + 卡铂 AUC=5mg/（ml·min），第 1 天] q3w 全身治疗。

（二）治疗原则

患者诊断为左肺下叶小细胞肺癌，广泛期。对于广泛期小细胞肺癌的初始治疗，根据有无局部症状或脑转移的情况，选择不同的治疗方式：对于无局部症状或脑转移患者，推荐化疗联合免疫治疗 / 单纯化疗；对于有局部症状患者，推荐局部治疗 + 化疗；对于有脑转移患者，推荐全脑放射治疗 + 全身治疗。本例患者 ECOG 体能状况 1 分，无局部症状或脑转移，初始治疗方案可选择化疗联合免疫治疗 / 单纯化疗，根据 Impower133 研究显示免疫 + 化疗治疗小细胞肺癌可延长中位总生存期、中位无进展生存期，降低疾病进展风险，则本例患者选用免疫联合化疗治疗合理。

（三）药物治疗方案分析

广泛期小细胞肺癌的初始治疗可选择的化疗方案有：依托泊苷 + 顺铂 / 卡铂、伊立替康 + 顺铂 / 卡铂；可选择的免疫治疗有阿替利珠单抗 / 度伐利尤单抗 / 斯鲁利单抗。对于化疗方案，依托泊苷的不良反应相对较低，可采用依托泊苷联合铂类。

有荟萃分析证实顺铂和卡铂方案在小细胞肺癌中的疗效相似，由于顺铂有明显肾毒性的特点，使用过程中需要大量水化以减轻对肾脏的损害。而该患者有面部水肿，表明有上腔静脉综合征，大量输液为治疗禁忌，因此选用卡铂治疗。对于免疫治疗，3 种免疫检查点抑制剂在小细胞肺癌治疗中都显示了良好的临床活性，结合药物的可及性及 NMPA 批准的适应证，选用阿替利珠单抗治疗。因此，患者以阿替利珠单抗 + 依托泊苷 + 卡铂为一线治疗方案合理。

（四）药学监护

（1）有效性：密切观察该患者的咳嗽、咳痰和面部水肿症状有无缓解。患者每次入院可进行症状、体能状态、肝肾功能及肿瘤标志物等检查。一般情况每 2～3 个治疗周期行胸腹部 CT 及脑 MRI 复查。

（2）安全性：治疗前完善相关辅助检查。检查血常规、电解质、肝肾功能、心电图，给药前后都需要监测，发现异常及时给予对症处理。免疫相关基线检查：一般血常规检查、皮肤黏膜检查、甲状腺功能检查、肾上腺功能检查、肺功能检查及心血管系统检查等。

（3）在治疗过程中的注意事项：输注顺序为先阿替利珠单抗，再卡铂，最后依托泊苷。监测血压，依托泊苷输注速度过快可能引起低血压，则在输注前后需要监测血压。

（4）在治疗期间及治疗后需监护其不良反应：胃肠道反应主要表现为恶心、呕吐、食欲不振等。肝肾功能异常表现为血尿、蛋白尿、少尿或无尿等。耳神经毒性表现为听觉障碍、听力下降、耳鸣等。皮肤毒性表现为脱发、皮疹、剥脱性皮炎等。免疫相关不良反应表现为咳嗽、咳痰、气短、胸痛、腹泻、甲状腺功能异常等症状。如出现以上这些不适，及时对症处理。此外，治疗结束后每隔 2～3 天复查血常规，每周检测 1 次肝肾功能、电解质水平。

二、病 例 2

（一）病例资料

患者，男，53 岁，ECOG 体能状况 1 分，NRS 1 分。因无明显诱因出现咳嗽、咳痰，伴活动后胸闷气促入院检查。胸腹部 CT 检查提示：左上肺门见 5.4×4.6cm 新生物，伴左肺上舌段阻塞性炎症可能，纵隔内淋巴结肿大，双肺散在小实性结节，双上胸膜增厚。行纤维支气管镜检查并取样活检，免疫组化：CK（＋）、CgA（＋）、Syn（＋）、CD56（＋）、TIF-1（＋）、Ki-67 约 90%+，病理结果提示小细胞肺癌。诊断为左肺上叶小细胞肺癌，局限期（T2N2M0，ⅢA 期）。遂行 4 周期 EP 方案（依托泊苷 100mg/m^2，第 1～3 天 + 顺铂 25mg/m^2，第 1～3 天）化疗，之后行同侧肺门及淋巴结放射治疗 25 次。治疗结束复查胸部 CT 提示左上肺门病灶范围缩小至约 2.4cm×1.0cm，阻塞性炎症基本吸收，纵隔及双肺门淋巴结较前缩小，疗效评价部分缓解。后规律复查，病情稳定。第 6 个月复查胸部 CT 提示左上肺门病灶范围较前稍增大，双肺新增炎症，纵隔及双肺门淋巴结增大。头颈部 MRI 检查提示右侧基底核区小结节明显强化影，转移可能。考虑疾病复发，给予拓扑替康 1.25mg/m^2，第 1～5 天治疗。

（二）治疗原则

患者初始诊断为左肺上叶小细胞肺癌，局限期（T2N2M0，ⅢA 期），对ⅢA 期的小细胞肺癌，手术作用存在争议，初始治疗方案可选择化疗 + 同步 / 序贯放射治疗。

小细胞肺癌对初始治疗较为敏感，但易复发及耐药。后续治疗方案拟定需参照初始治疗结束至复发时间的间隔。当间隔期＞6 个月，考虑为铂敏感型复发，可选择原化疗方案进行全身治疗；而间隔期≤6 个月，考虑为铂耐药型复发，不建议继续原化疗方案。本例患者于治疗结束的第 6 个月复发，属于耐药型复发，需调整全身治疗方案。

（三）药物治疗方案分析

CSCO 和 NCCN《小细胞肺癌诊疗指南》推荐局限期小细胞肺癌的经典一线方案是依托泊苷联合铂类，常用的方案是 EP、EC 方案，该患者 ECOG 体能状况 1 分，肾功能正常，选 EP 方案进行初始治疗合理。患者疾病耐药型复发后，指南推荐的二线治疗药品有拓扑替康、紫杉醇、多西他赛、吉西他滨等。拓扑替康为拓扑异构酶Ⅰ的抑制剂，在多个Ⅱ期研究中证实了该药在中国人群中的疗效和安全性，所以二线选择拓扑替康治疗合理。

（四）药学监护

（1）有效性：监护患者咳嗽、咳痰和胸闷等临床症状改善情况，评估体能状况，每化疗周期前检测肿瘤标志物，每 2～3 个治疗周期行胸腹部 CT 及脑部 MRI 检查。

（2）安全性：监护拓扑替康引起的中性粒细胞减少和依托泊苷引起的血小板减少，每周复查 2～3 次血常规，当相关指标出现异常，积极予以对症治疗。顺铂的剂量限制性毒性为肾毒性，主要表现为肾小管损伤，使用过程中需进行充分水化处理，出院后一般每周检测 1 次肝肾功能。监护患者恶心、呕吐等不良反应，给予预防性止吐药物，对化疗中和结束后的爆发性和延迟性呕吐给予对症处理。

三、病　例　3

（一）病例资料

患者，男，51 岁。身高 174cm，体重 68kg，体表面积 1.78m^2，ECOG 体能状况 1 分，NRS 0 分。因咳嗽 20 天，外院抗感染治疗效果不佳入院。行胸部增强 CT 提示右上肺门 7.1cm×4.8cm 团块状软组织影，形态不规则，包绕右上肺动、静脉，右肺中上叶支气管变窄，右肺门淋巴结肿大。CT 引导下右肺门占位穿刺活检，免疫组化：P53（强+，80%），CD56（+），Ki-67（+，约 90%），TTF-1（+），Syn（+），病理结果提示小细胞肺癌。确诊为右肺上叶小细胞肺癌，广泛期。排除治疗禁忌后，行 EP 方案（依托泊苷 100mg/m^2 100mg，第 1～5 天 + 顺铂 25mg/m^2 40mg，第 1～3 天 q3w）化疗。治疗 6 周期后部分缓解。随后每 1 个月定期复查，病情稳定。8 个月后复查胸部 CT 提示右肺上叶尖段新增片状影，行 PET-CT 提示右肺多发实性结节影，骨代谢未见明显异常，考虑肿瘤进展伴肺内转移。

（二）治疗原则

CSCO 和 NCCN《小细胞肺癌诊疗指南》，对于小细胞肺癌广泛期初始治疗方案，无局部症状患者需紧急采用一线的免疫 + 化疗方案，化疗可选 EP/EC/IP/IC 方案，免疫药物可选阿替利珠单抗或度伐利尤单抗，优选阿替利珠单抗。化疗 4 周期后以免疫药物维持治疗。达到完全缓解或部分缓解的患者可进行预防性脑放射治疗。有局部症状可先放射治疗缓解症状，再行全身治疗。在制订个体化治疗方案时还需考虑患者经济因素和意愿，为此该患者一线治疗方案虽未选择免疫 + 化疗，但采用 EP 方案也合理。

小细胞肺癌对初始治疗敏感，但易复发及耐药。后续治疗方案拟定需参照初始治疗结束至复发时间的间隔。当间隔期＞6 个月时，考虑为铂敏感型复发，使用原方案；而间隔期≤6 个月时，考虑为铂耐药型复发，不继续原化疗方案。本例患者于治疗结束的第 8 个月复发，属于铂敏感型复发，使用原方案。因此该患者再次使用 EP 方案也是合理的。

（三）药物治疗方案分析

小细胞肺癌中 EP 方案，CSCO 或 NCCN 的指南推荐了三种剂量组合，顺铂 75mg/m^2，第 1 天 + 依托泊苷 100mg/m^2，第 1～3 天；顺铂 60mg/m^2，第 1 天 + 依托泊苷 120mg/m^2，第 1～3 天；顺铂 25mg/m^2，第 1～3 天 + 依托泊苷 100mg/m^2，第 1～3 天。该患者使用的是顺铂 40mg，第 1～3 天 + 依托泊苷 100mg，第 1～5 天，依托泊苷每日剂量和疗程与指南推荐不相符。

（四）药学监护

（1）有效性：监护患者临床症状，如咳嗽、咳痰和胸闷等改善情况，及时评估体能状况，可每个化疗周期前检测肿瘤标志物变化情况，一般情况下每 2～3 个治疗周期行胸腹部 CT 及脑部 MRI 检查。

（2）安全性：在治疗期间及治疗后需监护其不良反应：①胃肠道反应：恶心、呕吐、食欲不振等。出现恶心、呕吐等，可给予预防性止吐药物，对化疗过程中和结束后的爆发性和延迟性呕吐给予及时对症处理。②肝肾功能异常：血尿、蛋白尿、少尿或无尿等。③耳神经毒性：听觉障碍、听力下降、耳鸣等。④皮肤毒性：脱发、皮疹、剥脱性皮炎。如出现以上这些不适，及时对症处理。顺铂使用过程中需进行充分水化处理，治疗期间和结束后每隔 2～3 天复查血常规，每周检测 1 次肝肾功能、电解质。

第五章　非小细胞肺癌的药物治疗学

第一节　非小细胞肺癌的概述

非小细胞肺癌（non-small cell lung cancer，NSCLC）是我国发病率和死亡率第一的恶性肿瘤，是肿瘤防治的重大挑战。

一、非小细胞肺癌的概念

非小细胞肺癌主要是依据其来源进行分类，通过组织细胞形态学特点和免疫组织化学标记不同进行诊断。如来源于鳞状上皮细胞恶性克隆性增生形成的非小细胞肺癌，即肺鳞癌；来源于腺上皮细胞的恶性克隆性增生，即肺腺癌；还有其他少见类型，包括大细胞癌等病理类型。

二、非小细胞肺癌的流行病学

2021 年 JAMA Oncol 报道 2010 ～ 2017 年，美国的非小细胞肺癌病例为 128 万例（53% 男性；67% 大于 65 岁）。2010 ～ 2017 年，非小细胞肺癌发病率从 46.4/10 万降至 40.9/10 万；Ⅱ期、ⅢA 期和ⅢB 期非小细胞肺癌的发病率稳定，Ⅳ期发病率从 21.7/10 万小幅下降至 19.6/10 万，而Ⅰ期发病率从 10.8/10 万上升至 13.2/10 万。2010 ～ 2016 年，非小细胞肺癌患病率从 175.3/10 万上升到 198.3/10 万；在年轻患者中患病率上升（87.9/10 万～ 77.5/10 万），而在老年患者中患病率下降（812.4/10 万～ 825.1/10 万）。同期生存分析发现，非小细胞肺癌患者 5 年生存率为 26.4%，高于既往报道。

我国非小细胞肺癌新发病人数呈现逐年增长的趋势。国家癌症管理中心数据显示，2015 年我国非小细胞肺癌新发病人数为 66.9 万人。2019 年，新发病人数达到 76.1 万人，其间年复合增长率为 3.3%，预计未来 5 年，发病人数将继续保持增长，在 2024 年达到约 84 万人。

三、非小细胞肺癌的病因

1. 吸烟　目前认为吸烟是非小细胞肺癌最重要的致病因素，烟草中有超过 3000 种化学物质，其中多链芳香烃类化合物（如苯并芘）和亚硝胺均有很强的致癌活性。多链芳香烃类化合物和亚硝胺可通过多种机制导致支气管上皮细胞 DNA 损伤，使得癌基因（如 *ras* 基因）激活和抑癌基因（如 *p53*、*FHIT* 基因等）失活，进而引起细胞的转化，最终癌变。非小细胞肺癌的发病率随着吸烟量的增加、吸烟年龄的提早、烟龄的延长而增加。

2. 职业和环境因素　约 10% 的肺癌患者有环境和职业接触史，包括石棉、砷、镍、铬、焦炭炉、芥子气、氯乙烯、烟草的燃烧产物等。长期接触铍、镉、硅、甲醛等物质也会增加肺癌的发病率。大气污染，如石油、煤和内燃机等燃烧后和沥青公路尘埃产生的含有苯并芘致癌烃等有害物质污染大气。大气污染与吸烟对肺癌的发病可能互相促进，起协同作用。

3. 电离辐射　肺脏是对放射线较为敏感的器官。大剂量电离辐射可增加肺癌风险。矿物石材中的氡气是自然界的电离辐射污染源，而医疗污染源主要来源于 X 线照射。

4. 遗传等因素 家族聚集、遗传易感性及免疫功能降低等也可能在肺癌的发生中起重要作用。许多研究证明，遗传因素可能在对环境致癌物易感的人群和（或）个体中起重要作用。

5. 其他疾病 如肺结核、慢性阻塞性肺疾病等均与非小细胞肺癌的发生具有相关性。

四、非小细胞肺癌的诊断

详见第一章。

五、非小细胞肺癌的分型

非小细胞肺癌根据组织病理学分型，可分为腺癌、鳞状细胞癌、腺鳞癌、大细胞癌及肉瘤样癌等亚型。腺癌约占肺癌的 40%，倾向于沿着管外生长，也可沿肺泡壁蔓延，一般发生在肺的周边部。鳞状细胞癌约占肺癌的 25%，发病与吸烟高度相关，多发生在气道中央，易形成腔内型肿块，阻塞管腔引起阻塞性肺不张或肺炎。腺鳞癌是由腺癌和鳞癌组成的一种混合性肿瘤；大细胞癌是一种未分化非小细胞癌，临床多表现为周围型肿块，多数可出现明显的坏死；肉瘤样癌分化很差，可位于肺的中央或外周，肺上叶多见。

六、非小细胞肺癌的分期

根据肿瘤大小，有无淋巴结及远处转移进行临床分期，目前常采用国际肺癌研究协会（IASLC）第九版肺癌 TNM 分期标准（表 5-1）。

表 5-1　国际肺癌研究协会第九版肺癌 TNM 分期标准

T 分期	
Tx	未发现原发肿瘤，或通过痰细胞学或支气管灌洗发现癌细胞，但影像学及支气管镜无法发现
T0	无原发肿瘤证据
Tis	原位癌
T1[1]	（1）周围有肺组织及脏层胸膜包绕
	（2）支气管镜见肿瘤侵及叶支气管，未侵及主支气管
	T1a（mi）[2]：MIA
	T1a：0cm ＜最大径 ≤ 1cm
	T1b：1cm ＜最大径 ≤ 2cm
	T1c：2cm ＜最大径 ≤ 3cm
T2	（1）侵犯脏层胸膜
	（2）侵犯主支气管但未侵及隆突
	（3）肿瘤导致的肺不张或阻塞性肺炎，并延伸至肺门区域，涉及部分肺或全肺
	T2a：3cm ＜最大径 ≤ 4cm
	T2b：4cm ＜最大径 ≤ 5cm
T3	（1）同一肺叶出现孤立性癌结节（单个或多个）
	（2）累及如下结构：壁层胸膜、胸壁（包括肺上沟瘤）、膈神经、心包
	T3：5cm ＜最大径 ≤ 7cm
T4	（1）同侧不同肺叶出现癌结节（单个或多个）
	（2）无论肿瘤大小，侵犯如下结构：膈肌、纵隔、心脏、大血管、气管、喉返神经、食管、椎体、隆突
	T4：最大径（7，∞）cm

N 分期

Nx 区域淋巴结无法评估

N0 无区域淋巴结转移

N1 同侧支气管周围淋巴结和（或）肺门淋巴结转移、同侧肺内淋巴结转移（包括肿瘤直接侵犯相关淋巴结）

N2 同侧纵隔淋巴结转移或隆突下淋巴结转移

　　N2a：单站 N2 淋巴结转移

　　N2b：多站 N2 淋巴结转移

N3 对侧纵隔、对侧肺门、同侧或对侧前斜角肌及锁骨上淋巴结转移

M 分期

Mx 远处转移无法判定

M0 无远处转移

M1 有远处转移

　　M1a：胸腔内转移，对侧肺出现转移性癌结节（单个或多个）；肿瘤伴有胸膜或心包转移性癌结节；恶性胸腔积液或心包积液[3]

　　M1b：胸腔外器官单转移灶[4]

　　M1c：胸腔外器官多转移灶

　　M1c1：胸腔外的多转移灶在同一器官

　　M1c2：胸腔外的多转移灶在不同器官

1 不常见的任何大小的浅表扩散性肿瘤，其浸润成分仅限于支气管壁，可延伸至主支气管近端，也被归类为 T1a。

2 局限性单发腺癌，≤3cm，癌细胞以贴壁生长方式为主且任一视野下间质浸润的最大径≤5mm。

3 然而少数患者胸腔（心包）积液多次细胞学检查阴性，积液既非血性也非渗液，当这些因素和临床判断表明积液与肿瘤无关时，则不应将胸腔（心包）积液纳入分期因素。

4 包括单站远处（非区域性）淋巴结受累。

MIA，微浸润腺癌（minimally invasive adenocarcinoma）。

TNM 分期部分更新如表 5-2。

表 5-2　非小细胞肺癌 TNM 分期（更新）

T/M	范围	N0	N1	N2		N3
				N2a	N2b	
T1	T1a ≤ 1cm	Ⅰ A1	Ⅱ A	Ⅱ B	Ⅲ A	Ⅲ B
	1cm ＜ T1b ≤ 2cm	Ⅰ A2	Ⅱ A	Ⅱ B	Ⅲ A	Ⅲ B
	2cm ＜ T1c ≤ 3cm	Ⅰ A3	Ⅱ A	Ⅱ B	Ⅲ A	Ⅲ B
T2	3cm ＜ T2a ≤ 4cm	Ⅰ B	Ⅱ B	Ⅲ A	Ⅲ B	Ⅲ B
	4cm ＜ T2b ≤ 5cm	Ⅱ A	Ⅱ B	Ⅲ A	Ⅲ B	Ⅲ B
T3	5cm ＜ T3 ≤ 7cm	Ⅱ B	Ⅲ A	Ⅲ A	Ⅲ B	Ⅲ C
T4	T4 ＞ 7cm	Ⅲ A	Ⅲ A	Ⅲ B	Ⅲ B	Ⅲ C
M	M1a	Ⅳ A	Ⅳ A	Ⅳ A	Ⅳ A	Ⅳ A
	M1b	Ⅳ A	Ⅳ A	Ⅳ A	Ⅳ A	Ⅳ A
	M1c1	Ⅳ B	Ⅳ B	Ⅳ B	Ⅳ B	Ⅳ B
	M1c2	Ⅳ B	Ⅳ B	Ⅳ B	Ⅳ B	Ⅳ B

第二节　非小细胞肺癌的治疗原则

1. Ⅰ期　对于Ⅰ期非小细胞肺癌，能手术者，首选根治性手术治疗，若术后为 R0 切除，仅需随访；若为 R1/R2 切除，需再次手术治疗或行局部放射治疗。对于不适宜手术者，选择根治性放射治疗，优选立体定向放射治疗。Ⅰ B 期合并高危因素（楔形切除、血管侵犯、脏层胸膜受侵犯、低分化肿瘤）需术后辅助化疗或靶向治疗（*EGFR* 阳性）。

2. Ⅱ期　对于适宜手术的患者，首选根治性手术治疗。根据术后切缘情况，决定术后治疗方案。若 R0 切除，术后行含铂双药方案辅助化疗，若基因检测为 *EGFR/ALK* 敏感突变，可在辅助化疗后加用靶向药物治疗；或者对于驱动基因 *EGFR/ALK/ROS1* 阴性 PD-L1 ≥ 1% 的患者，辅助化疗后予以免疫巩固治疗。若为 R1/R2 切除，则需重新手术或局部放射治疗，术后系统性治疗方案参考 R0 切除术后治疗原则。

3. Ⅲ期　以手术、放射治疗和化疗相结合的综合治疗。对于可行手术治疗的Ⅲ期患者，予以根治性手术治疗，术后根据切缘情况，决定术后治疗方案。若 R0 切除，术后行含铂双药方案辅助化疗，若基因检测为 *EGFR/ALK* 敏感突变，可在辅助化疗后加用靶向药物治疗；或者对于 PD-L1 ≥ 1% 的患者，予以免疫治疗。也可先行术前新辅助治疗，然后手术。若为 R1/R2 切除，术后需行局部放射治疗，术后系统性治疗方案参考 R0 切除术后治疗原则。

对于不可手术治疗的Ⅲ期患者，予以根治性放化疗治疗，首选根治性同步放化疗，若身体条件不耐受，可行序贯放化疗，放化疗结束后继以免疫药物巩固治疗 1 年。

4. Ⅳ期　总的原则是以系统性药物治疗为主的综合治疗，并根据是否有基因敏感突变进行分类治疗。对于驱动基因阳性非小细胞肺癌患者，首选靶向治疗。对于驱动基因阴性非小细胞肺癌的治疗：建议行 PD-L1 检测。根据 ECOG 体能状况评分情况选择以铂类为基础的化疗方案联合抗血管生成治疗或免疫治疗。对于 PD-L1 ≥ 50% 的患者，可以免疫药物单药治疗。病情进展后，二线治疗选择化疗或免疫治疗。治疗过程中对于骨转移、脑转移等情况，可加放射治疗等局部治疗手段减轻症状。

第三节　非小细胞肺癌的药物治疗方案

药物治疗是非小细胞肺癌重要的治疗方法，药物包括很多种，主要从以下三个方面做简单介绍。

一、化学药物

化学药物治疗是非小细胞肺癌传统的治疗方法，也是非小细胞肺癌三大治疗方法之一，在非小细胞肺癌的治疗中发挥着重要的作用。对于非小细胞肺癌，化疗的主要适应证为患者一般情况较好，ECOG 体能状况评分 0 ～ 2 分；血常规和肝、肾功能等指标基本正常；重要脏器功能基本正常；患者临床分期Ⅱ～Ⅳ期。

1. 化疗的分类

（1）根据化疗的目的不同，可将化疗分为根治性化疗、姑息性化疗、新辅助化疗、辅助化疗、局部化疗和增敏化疗等。

（2）根据所应用的时机，又可以将化疗分为一线化疗、二线化疗和维持化疗等。

2. 非小细胞肺癌化疗的常用药物　紫杉醇、多西紫杉醇、紫杉醇脂质体、白蛋白紫杉醇、吉西他滨、长春瑞滨、培美曲塞二钠、顺铂、卡铂等。一般将两种药物联合组成不同的化疗方案在临床进行应用，更多的是一种铂类药物联合另一种药物组成化疗方案。

3. 非小细胞肺癌化疗的常用方案

（1）非小细胞肺癌的一线常用化疗方案：含铂两药化疗方案仍然是晚期非小细胞肺癌的标准化疗方案。

1）PP 方案（非鳞癌）：①培美曲塞 500mg/m^2，第 1 天；②顺铂 75mg/m^2 或卡铂 AUC=5 ～ 6，第 1 天；21 天为一个周期。

2）TP 方案：①紫杉醇 135 ～ 175mg/m^2，第 1 天；②顺铂 75mg/m^2 或卡铂 AUC=5 ～ 6，第 1 天；21 天为一个周期。

3）Nab-PP 方案：①白蛋白紫杉醇 260mg/m^2，第 1 天；②顺铂 75mg/m^2 或卡铂 AUC=5 ～ 6，第 1 天；21 天为一个周期。

4）LP 方案：①紫杉醇脂质体 135 ～ 175mg/m^2，第 1 天；②顺铂 75mg/m^2 或卡铂 AUC=5 ～ 6，第 1 天；21 天为一个周期。

5）DP 方案：①多西他赛 60 ～ 75mg/m^2，第 1 天；②顺铂 75mg/m^2 或卡铂 AUC=5 ～ 6，第 1 天；21 天为一个周期。

6）GP 方案：①吉西他滨 1000 ～ 1250mg/m^2，第 1 天；②顺铂 75mg/m^2 或卡铂 AUC=5 ～ 6，第 1 天；21 天为一个周期。

7）NP 方案：①长春瑞滨 25mg/m^2，第 1 天；②顺铂 75mg/m^2 或卡铂 AUC=5 ～ 6，第 1 天；21 天为一个周期。

（2）非小细胞肺癌的二线常用化疗方案：多西他赛 60 ～ 75mg/m^2，第 1 天，21 天为一个周期。培美曲塞 500mg/m^2，第 1 天，21 天为一个周期（非鳞癌）。

二、靶向治疗药物

靶向治疗是非小细胞肺癌药物治疗的重要进展，对于非小细胞肺癌的药物治疗已经进入靶向治疗时代。现在已有多个药物用于非小细胞肺癌的临床治疗，还有更多的靶向药物正在开展临床及临床前的研究。靶向药物的种类很多，主要有以下几种。

（一）EGFR 抑制剂

EGFR 是一种跨膜糖蛋白和酪氨酸激酶 ErbB 受体家族成员。目前已经开发出了几种抗 EGFR 药物，包括 EGFR 酪氨酸激酶抑制剂（EGFR-TKI），以及单克隆抗体。2002 年阿斯利康公司研发的吉非替尼（易瑞沙）率先被批准应用于晚期非小细胞肺癌的治疗，由于吉非替尼的神奇疗效，这种药物也被称为"神奇的药片"。2005 年易瑞沙在中国上市。后来又陆续有其他的 EGFR-TKI 类药物，如厄洛替尼和埃克替尼上市。上述三种药物被称为第一代 EGFR-TKI。

人们对于 EGFR-TKI 治疗的有效人群刚开始并不能判断，有学者检测肿瘤细胞的 EGFR 表达，结果发现二者之间并没有高度的关联。直到 2008 年 IPASS 研究结果的发表，表明 EGFR 外显子的突变与疗效有非常显著的关联。对于 EGFR 野生型的患者，应用吉非替尼靶向治疗几乎无效。因此，应用 EGFR-TKI 类药物治疗非小细胞肺癌患者应提前检测肺癌患者的

EGFR 突变状态，有敏感突变的患者才推荐应用 EGFR-TKI 类药物。

为克服对第一代 EGFR-TKI 的耐药性问题，制药公司开发了第二代 EGFR-TKI，包括阿法替尼（gilotrif, afatinib）、达可替尼（vizimpro, dacomitinib）。尽管第二代 EGFR-TKI 已经证明具有抗 EGFR T790M 活性，但对于 T790M 突变临床疗效欠佳，但对于少见突变，尤其是阿法替尼，疗效较好。第二代 EGFR-TKI 不可逆地抑制野生型 EGFR，导致更严重的毒副作用产生。第三代 EGFR-TKI 代表药物为奥希替尼（tagrisso, osimertinib, 阿斯利康）。奥希替尼是一种不可逆转地靶向 EGFR T790M 突变型的选择性酪氨酸激酶抑制剂，对 EGFR 敏感突变和 T790M 耐药突变的活性和选择性更强。奥希替尼与某些药物转运蛋白亲和力的下降，导致其在穿过血 - 脑屏障后可更好地保留在脑脊液中，因此，奥希替尼在包括中枢神经系统（CNS）转移在内的患者中显示出优异的 ORR 和无进展生存期。2015 年，奥希替尼获美国 FDA 加速批准用于既往 EGFR-TKI 治疗进展的 EGFR T790M 阳性非小细胞肺癌患者。随后，基于 FLAURA 研究结果，奥希替尼也获美国 FDA 批准用于 EGFR 敏感突变晚期非小细胞肺癌患者的一线治疗。与第一代 EGFR-TKI 相比，奥希替尼可使患者中位无进展生存期和中位总生存期明显延长，CNS 进展发生率降低。其他第三代 EGFR-TKI，如阿美替尼、伏美替尼也显示出良好的抗肿瘤活性和安全性，其正在进一步的随访和探索中。

（二）ALK 抑制剂

ALK 重排于 2017 年首次在非小细胞肺癌中发现，在非小细胞肺癌中，已鉴定出 90 多种 ALK 融合伴侣，最常见的是 EML4-ALK 融合。ALK 重排会导致 ALK 激酶和相关下游细胞信号通路（如 RAS-MAPK、PI3K-AKT 和 JAK-STAT）的组成性激活，从而导致肿瘤细胞的增殖和存活。

克唑替尼是首个针对 ALK 重排的靶向药物，最初被开发是作为间质上皮转化因子（MET）抑制剂的一种广谱 TKI，后发现克唑替尼是一种有效的 ALK/ROS1 抑制剂。Ⅰ/Ⅱ期研究显示，克唑替尼在 ALK 重排非小细胞肺癌中的 ORR 可达 60%。2013 年，克唑替尼获美国 FDA 批准用于 ALK 重排晚期非小细胞肺癌。与 EGFR-TKI 一样，克唑替尼可能会出现获得性耐药，通常出现于治疗开始一年内（中位 PFS 为 7.7 ～ 10.9 个月）。随后，研究者开发了更强大的第二代 ALK-TKI，包括塞瑞替尼、阿来替尼、布格替尼、恩曲替尼。第二代 ALK-TKI 在克唑替尼耐药患者中活性较好，并改善 CNS 活性。洛拉替尼是第三代、强效、高选择性 ALK/ROS1-TKI，针对早期 ALK-TKI 获得性耐药开发，具有广谱抗 ALK 耐药突变活性。洛拉替尼于 2018 年获美国 FDA 批准用于一代或二代 ALK-TKI 耐药后进展的晚期非小细胞肺癌。Ⅲ期 CROWN 研究显示，一线洛拉替尼明显优于克唑替尼，疾病进展或死亡风险降低 72%，洛拉替尼也明显延长 CNS 疾病进展，基于此，2021 年，洛拉替尼获美国 FDA 批准用于包括初治患者在内的 ALK 重排晚期非小细胞肺癌患者。

（三）其他靶向治疗药物

贝伐珠单抗是第一个批准的用于肿瘤抗血管生成治疗的药物。恶性肿瘤生长到一定程度必须有新生血管的形成，肿瘤新生血管生成主要通过 VEGF 和 VEGF 受体 2 的相互作用介导。贝伐珠单抗通过抑制细胞外 VEGF，从而抑制血管生成，而不干扰 VEGF 外的其他靶点。ECOG4599 临床研究显示，贝伐珠单抗联合卡铂/紫杉醇化疗一线治疗晚期非鳞型非小细胞肺癌，总生存期首次超过 1 年。AVAiL 和 BEYOND 等亚洲临床研究显示，化疗联合应用贝伐珠单抗可以取得更好的疗效。在我国，2015 年贝伐珠单抗增加适应证获准应用于非小细胞肺癌的治疗。

血管内皮抑素（恩度）是我国研发的一种抗血管生成的药物，与化疗联合治疗非小细胞肺癌也取得了明显疗效。

近年来非小细胞肺癌靶向治疗的进展更多地集中在少见突变的探索。包括 HER2 突变，目前探索中的药物包括 Enhertu（DS-8201）、吡咯替尼、SHR-A1811 等。针对 KRAS G12C 突变，研发中的药物有 AMG-510、D-1553、JAB-21822、GFH925、MRTX849。针对 EGFR C797S 突变的药物 EMB-01。MET 突变抑制剂赛沃替尼、伯瑞替尼、谷美替尼。ROS1/NTRK 抑制剂恩曲替尼、TPX-005、XZP-5955、AB-106、FCN-098。RET 融合抑制剂普拉替尼、KL590586。BRAF V600E 突变药物为达拉非尼联合曲美替尼、HLX208 联合曲美替尼。FGFR 抑制剂有 SC0011、infigratinib 等。

三、免疫治疗药物

近年来，肿瘤免疫治疗发展迅速，免疫检查点抑制剂（ICI），尤其是以 PD-1/PD-L1 为靶点的 ICI 在驱动基因突变阴性的非小细胞肺癌治疗中取得了突破性的进展，为患者带来了生存获益，改变了非小细胞肺癌的治疗格局，显示出越来越重要的地位。PD-1 是表达在 T 细胞表面的一种重要的免疫抑制跨膜蛋白，其配体为 PD-L1。在肿瘤的微环境中，肿瘤细胞能够表达 PD-L1，PD-L1 与 PD-1 结合减少 TCR 信号通路的磷酸化，降低 TCR 通路下游的信号激活，以及 T 细胞的激活和细胞因子的生成。因此抑制 PD-1 通路可以加速和增强机体的自身免疫。PD-1/PD-L1 抗体正是通过与 PD-1/PD-L1 结合来阻断该通路，恢复机体对肿瘤细胞的免疫杀伤功能。Keynote 系列研究确立了免疫治疗在驱动基因阴性非小细胞肺癌的一线治疗地位。目前非小细胞肺癌中，国内获批上市的 PD-1 抗体有：纳武利尤单抗、帕博利珠单抗、S-001、信迪利单抗、卡瑞利珠单抗以及替雷利珠单抗等。国内获批上市的 PD-L1 抗体为阿替利珠单抗、舒格利单抗、度伐利尤单抗等。

常用非小细胞肺癌免疫治疗用药方案如下。

纳武利尤单抗 $3mg/m^2$，第 1 天，14 天为一周期。

帕博利珠单抗 200mg，第 1 天，21 天为一周期。

阿替利珠单抗 1200mg，第 1 天，21 天为一周期。

替雷利珠单抗 200mg，第 1 天，21 天为一周期。

信迪利单抗 200mg，第 1 天，21 天为一周期。

帕博利珠单抗 + 化疗（非鳞型）：

帕博利珠单抗 200mg，第 1 天，21 天为一周期。

培美曲塞 $500mg/m^2$，第 1 天。

卡铂 AUC=5，第 1 天，21 天为一周期。

帕博利珠单抗 + 化疗（鳞型）：

帕博利珠单抗 200mg，第 1 天，21 天为一周期。

紫杉醇 / 白蛋白紫杉醇 $200/100mg/m^2$，第 1 天 / 第 1、8、15 天。

卡铂 AUC=6，第 1 天，21 天为一周期。

卡瑞利珠单抗 + 化疗（非鳞型）：

卡瑞利珠单抗 200mg，第 1 天，21 天为一周期。

培美曲塞 500mg/m^2，第 1 天。

卡铂 AUC=5，第 1 天，21 天为一周期。

卡瑞利珠单抗 + 化疗（鳞型）：

卡瑞利珠单抗 200mg，第 1 天，21 天为一周期。

紫杉醇 130mg/m^2，第 1 天。

卡铂 AUC=5，第 1 天，21 天为一周期。

信迪利单抗 + 化疗（非鳞型）：

信迪利单抗 200mg，第 1 天，21 天为一周期。

培美曲塞 500mg/m^2，第 1 天。

卡铂 AUC=5，第 1 天，21 天为一周期。

信迪利单抗 + 化疗（鳞型）：

信迪利单抗 200mg，第 1 天，21 天为一周期。

吉西他滨 1000mg/m^2，第 1 天。

顺铂 75mg/m^2 或卡铂 AUC=5，第 1 天，21 天为一个周期。

替雷利珠单抗 + 化疗（非鳞型）：

替雷利珠单抗 200mg，第 1 天，21 天为一周期。

培美曲塞 500mg/m^2，第 1 天。

卡铂 AUC=5，第 1 天，21 天为一周期。

替雷利珠单抗 + 化疗（鳞型）：

替雷利珠单抗 200mg，第 1 天，21 天为一周期。

紫杉醇 / 白蛋白紫杉醇 175/100mg/m^2，第 1 天 / 第 1、8、15 天。

顺铂 75mg/m^2 或卡铂 AUC=5，第 1 天，21 天为一个周期。

阿替利珠单抗四药联合方案：

阿替利珠单抗 1200mg，第 1 天；贝伐珠单抗 15mg/m^2，第 1 天；紫杉醇 175mg/m^2，第 1 天；卡铂 AUC=6，第 1 天，21 天为一个周期。

非小细胞肺癌免疫治疗的总有效率低，免疫治疗个体差异较大，目前原因尚不明确，当前认为免疫微环境可能是制约抗肿瘤免疫治疗的主要因素之一。与其他抗肿瘤措施联合运用，尤其是与增强免疫疗效的药物联合使用，可能是增敏免疫治疗的潜在有效措施。例如，其他免疫检查点抑制剂（TIM3、LAG3）联合 PD-1/PD-L1 单抗。抗 TIGIT 免疫检查点药物替瑞利尤单抗联合阿替利珠单抗、抗 LAG3 单抗联合帕博利珠单抗、1BB/CD137 激动剂联合帕博利珠单抗等临床研究正在进行中。

第四节　非小细胞肺癌的主要治疗药物

一、细胞毒药物

紫杉醇（paclitaxel）

【其他名称】　泰素，Taxol，紫素，特素。

【简写】　PTX。

【药理作用】　细胞周期特异性抗肿瘤药物，通过促进微管蛋白聚合抑制解聚，保持微管蛋白稳定，抑制细胞有丝分裂。体外试验证明紫杉醇具有显著的放射增敏作用，可能会使细胞中止于对放射治疗敏感的 G_2 和 M 期。

【药代动力学】　人体血药浓度的半衰期（$t_{1/2}$）为 52.7h，89%～98% 与血浆蛋白结合。紫杉醇主要在肝脏代谢，随胆汁进入肠道，经粪便排出体外。经肾脏清除只占总清除的 1%～8%，肾功能不全者一般不影响紫杉醇的使用。实验研究提示，顺铂的存在可能增加紫杉醇毒性，先用紫杉醇，后使用顺铂，毒性减小，对肿瘤细胞的杀伤作用较大。

【适应证】　非小细胞肺癌的一线和二线治疗，用于卵巢癌和乳腺癌。对头颈部癌、食管癌、精原细胞瘤、胃癌、膀胱癌、恶性黑色素瘤、复发非霍奇金淋巴瘤等也有效。

【用法用量】　静脉滴注。为了预防发生过敏反应，在紫杉醇治疗前 12h 口服地塞米松 10mg，治疗前 6h 再口服地塞米松 10mg，治疗前 30～60min 给予苯海拉明肌内注射 20mg，静脉注射西咪替丁 300mg 或雷尼替丁 50mg。

单药剂量为 135～200mg/m²，用生理盐水或 5% 葡萄糖盐水稀释，静脉滴注 3h。联合用药剂量为 135～175mg/m²，3～4 周重复。

【不良反应】　骨髓抑制是主要的剂量限制性毒性，具有剂量和时间依赖性，通常很快地恢复。主要表现为白细胞减少，一般用药后 8～10 天发生，15～21 天恢复。血小板减少不常见，且不严重。长期化疗可出现贫血。过敏反应，如潮红、皮疹、支气管痉挛性呼吸困难、低血压、血管神经性水肿、全身性荨麻疹；神经毒性，如四肢麻木、疼痛等感觉异常；肌肉与关节痛；胃肠道反应，如恶心、呕吐、腹泻；黏膜炎；心血管毒性，如心律过缓及心电图异常；脱发；发热；并发感染和出血；肝功能异常等。

【禁忌】　对本药过敏者及中性白细胞数 < 1500/mm³ 的患者。

【注意事项】　患者使用本药易发生过敏反应，使用前需进行预处理。需定期复查血常规，若中性粒细胞计数升到 1500/mm³，血小板计数升到 100 000/mm³，才能开始下一个疗程。本药还可导致严重的传导异常（1%），输注的第 1 个小时，建议监测患者生命体征。

【特殊人群用药】　动物实验表明本药对胚胎和胎儿有危害，可引起流产，减少黄体生成，降低着床数和胎儿的存活数，并增加胎儿的死亡率。本药是否经乳汁分泌尚不清楚。本药需慎用于孕妇及哺乳期妇女。

【相互作用】　在使用过顺铂的患者骨髓抑制更为严重。当本药在顺铂使用之后给药时，本药的清除率大约降低 33%。酮康唑有可能抑制本药的代谢。对使用本药的患者接种活疫苗可能导致重度感染。

注射用紫杉醇（白蛋白结合型）[paclitarel for injection（albumin bound）]

【其他名称】　艾越、abraxane、克艾力、齐鲁锐贝。

【简写】　无。

【药理作用】　注射用紫杉醇是一种抗微管药物，可促进微管蛋白二聚体中的微管聚集，并抑制微管解聚以稳定微管系统。这种稳定作用可干扰微管束的正常动力学再排列，从而阻滞关键的细胞间期和有丝分裂过程。紫杉醇在整个细胞周期中诱导微管的异常排列或"簇集"，并在有丝分裂过程中诱导微管形成多个星状体。

【药代动力学】　本药的平均终末相半衰期为 13～27h。94% 与血浆蛋白结合。肾脏清除不是药物排泄的主要途径，少于总给药量 1% 的药物以代谢物形式经尿排泄，经粪排泄的紫杉醇约占总给药量的 20%。

【适应证】 适用于治疗联合化疗失败的转移性乳腺癌或辅助化疗后 6 个月内复发的乳腺癌。除非有临床禁忌证，既往化疗中应包括一种蒽环类抗癌药。本药也适用于治疗非小细胞肺癌。

【用法用量】 对联合化疗失败的转移性乳腺癌或辅助化疗后复发的乳腺癌患者，建议使用剂量 260mg/m²，静脉滴注 30min 以上，每 3 周给药一次。

【不良反应】 骨髓抑制（白细胞及血小板减少和贫血）；周围神经毒性，如手足麻木、疼痛；肝功能异常；过敏反应；脱发；胃肠道反应，如恶心、呕吐；疲乏等。

【禁忌】 治疗前如患者外周血中性粒细胞数 < 1500/mm³，不应给予本品治疗。

对紫杉醇或人血白蛋白过敏的患者，禁用本品。

【注意事项】 骨髓抑制（主要是中性粒细胞减少）是剂量依赖性和剂量限制性毒性。为监测患者在给药期间可能出现的骨髓毒性，应定期进行外周血细胞计数检查。周围神经毒性具有剂量和时间依赖性。一般 1 级或 2 级周围神经毒性不需调整剂量，出现 3 级周围神经毒性需要停止治疗，直到恢复至 2 级或小于 2 级，并在后续治疗中需降低用药剂量。由于肝功能损伤可导致紫杉醇的暴露量和毒性增加，对肝功能异常的患者进行本品治疗时应谨慎。疲劳、嗜睡和不适等不良反应可能会对驾驶和机器操作造成影响。

【特殊人群用药】 孕妇慎用。本品对接受哺乳的婴儿有潜在的严重不良反应，建议哺乳期女性患者在使用本品期间和最后一次用药后的两周内停止哺乳。育龄期妇女应在治疗期间和接受本品治疗后 6 个月内使用有效避孕措施。建议接受本品治疗的男性患者使用有效避孕措施，避免在治疗期间和治疗后 3 个月内使配偶妊娠。

【相互作用】 与紫杉醇类似。

培美曲塞（pemetrexed）

【其他名称】 力比泰、普来乐、赛珍。

【简写】 无。

【药理作用】 培美曲塞属于细胞周期特异性药物，一种结构上含有核心为吡咯嘧啶基团的抗叶酸制剂，通过破坏细胞复制所必需的关键的叶酸依赖性代谢过程，抑制细胞复制。

【药代动力学】 培美曲塞主要以原型药形式从尿路排泄，在给药后的 24h 内，70% ～ 90% 的培美曲塞以还原成原型药的形式从尿中排出。培美曲塞总体清除率为 91.8ml/min（肌酐消除率是 90ml/min），对于肾功能正常的患者，体内半衰期为 3.5h；培美曲塞的血浆蛋白结合率约为 81%，且不受肾功能影响。培美曲塞全身给药后，中性粒细胞下降至最低点的时间为 8 ～ 9.6 天，经过最低点后，中性粒细胞计数恢复至基线水平的时间为 4.2 ～ 7.5 天。

【适应证】 非小细胞肺癌。

不推荐本品在以组织学为鳞状细胞癌为主的患者中使用。

恶性胸膜间皮瘤。

【用法用量】 推荐剂量为每 21 天 500mg/m²，滴注 10min。

预服药物：地塞米松 4mg 口服，每日 2 次，给药前 1 天、给药当天和给药后 1 天连服 3 天。服用低剂量叶酸或其他含有叶酸的复合维生素制剂（叶酸给药剂量：350 ～ 1000μg，常用剂量是 400μg），第一次给予本品治疗开始前 7 天至少服用 5 次日剂量的叶酸，整个治疗周期一直服用，在最后 1 次本品给药后 21 天可停服。第一次本品给药前 7 天肌内注射维生素 B₁₂ 1000μg，以后每 3 个周期肌内注射一次（1000μg），以后的维生素 B₁₂ 给药可与本品用药在同一天进行。

【不良反应】 ①骨髓抑制，中性粒细胞减少为剂量限制性毒性。②发热、感染、皮疹和脱屑，男性比女性发生率高。③感觉异常。④胃肠道反应，如腹泻、恶心和呕吐。⑤黏膜炎，如口腔炎和咽炎。

【禁忌】 对培美曲塞或该制剂中的任何其他成分有重度过敏史的患者，禁忌使用培美曲塞。禁忌同时接种黄热病疫苗。

【注意事项】 需要补充叶酸、维生素 B_{12} 和地塞米松。需根据前一个周期中的最低中性粒细胞计数、血小板计数和最严重的非血液学毒性来确定后续周期的剂量调整。肾功能下降将会导致培美曲塞清除率下降和暴露量升高。在肌酐清除率≥ 45ml/min 的患者中，不需要进行剂量调整。肌酐清除率＜ 45ml/min 的患者不应接受培美曲塞。合用 NSAID 如布洛芬与培美曲塞时应谨慎。

【特殊人群用药】 孕妇慎用，哺乳期妇女尚不明确。

【相互作用】 NSAID 可降低培美曲塞的清除率，需监测骨髓抑制和胃肠道毒性。

吉西他滨（gemcitabine）

【其他名称】 健择、誉捷、择菲。

【药理作用】 吉西他滨属于细胞周期特异性药物，一种嘧啶类抗肿瘤药物，和阿糖胞苷一样，进入人体内后由脱氧胞嘧啶激酶活化，由胞嘧啶核苷脱氨酶代谢。其主要代谢物在细胞内掺入 DNA，主要作用于 DNA 合成期的肿瘤细胞，即 S 期细胞，在一定条件下，可以阻止 G_1 期向 S 期的进展，也可抑制核糖核酸的合成。

【药代动力学】 在肝脏、肾脏、血液和其他组织中被胞苷脱氨酶快速代谢。半衰期为 42 ～ 94min，与年龄和性别相关，输液后 5 ～ 11h 内被完全清除。血浆蛋白结合可忽略不计。99% 经尿液排泄，1% 经粪便排泄。

【适应证】 局部晚期或已转移的非小细胞肺癌；局部晚期或已转移的胰腺癌。吉西他滨与紫杉醇联合，可用于治疗经辅助 / 新辅助化疗后复发，不能切除的、局部复发或转移性乳腺癌。

【用法用量】

1. 单药治疗 吉西他滨的推荐剂量为 1000mg/m²，静脉滴注 30min。每周给药 1 次，治疗 3 周后休息 1 周，28 天一周期。

2. 联合治疗 吉西他滨与顺铂联合治疗有两种治疗方案：3 周疗法和 4 周疗法。

（1）3 周疗法：吉西他滨的推荐剂量为 1250mg/m²，静脉滴注 30min。每 21 天治疗周期的第 1 天和第 8 天给药。

（2）4 周疗法：吉西他滨的推荐剂量为 1000mg/m²，静脉滴注 30min。每 28 天治疗周期的第 1 天、第 8 天和第 15 天给药。

【不良反应】 骨髓抑制为剂量限制性毒性，表现为白细胞减少（主要为粒细胞减少）和血小板减少，与剂量高低相关。可出现一过性发热，体温最高达 39℃。可出现皮肤过敏反应，如皮疹、皮肤红、瘙痒等。可出现恶心、呕吐、腹泻、口腔溃疡等消化道反应，轻度。可出现一过性转氨酶升高，产生轻度蛋白尿和血尿，出现水肿、脱发、流感样症状。

【禁忌】 已知对吉西他滨高度过敏的患者。

吉西他滨与放射治疗同时联合应用（由于辐射敏化和发生严重肺及食管纤维样变性的危

险）。在严重肾功能不全的患者中联合应用吉西他滨与顺铂。

【注意事项】 延长输液时间和增加给药频率都可能增加毒性。患者在每次接受吉西他滨治疗前，必须监测血小板、白细胞、粒细胞计数。对于肝或肾功能损伤的患者，应当慎用吉西他滨。

【特殊人群用药】 对孕妇及哺乳期妇女安全性尚不明确，慎用。

【相互作用】 无。

顺铂、卡铂见第四章第四节。

二、非小细胞肺癌的靶向治疗药物

吉非替尼（gefitinib）

【药理作用】 吉非替尼是一种选择性 EGFR-TKI，该酶通常表达于上皮来源的实体瘤。对于 EGFR 酪氨酸激酶活性的抑制可妨碍肿瘤的生长、转移和血管生成，并增加肿瘤细胞的凋亡。

【药代动力学】 静脉给药后，吉非替尼迅速廓清，分布广泛，平均清除半衰期为 48h。癌症患者口服给药后，吸收较慢，平均终末半衰期为 41h。吉非替尼每天给药 1 次出现 2～8 倍蓄积，经 7～10 天的给药后达到稳态。24h 间隔用药，循环血浆药物浓度一般维持在 2～3 倍。吸收口服给药后，吉非替尼的血浆峰浓度出现在给药后的 3～7h。癌症患者的平均吸收生物利用度为 59%。进食对吉非替尼吸收的影响不明显。在一项健康志愿者的实验中，当 pH 维持在 5 以上时，吉非替尼的吸收减少 47%。分布在吉非替尼稳态时的平均分布容积为 1400L，表明组织分布广泛。血浆蛋白结合率近 90%。吉非替尼与血清白蛋白及 αl- 酸性糖蛋白结合。代谢体外研究数据表明参与吉非替尼氧化代谢的细胞色素 P450 同工酶只有 CYP3A4。体外研究显示吉非替尼可能有限地抑制 CYP2D6 酶。在一项临床试验中，吉非替尼与 metoprolol（美托洛尔，一种 CYP2D6 酶底物）合用使该组的作用有少量的增高（35%），其实际临床意义尚未估计。

【适应证】 适用于具有表皮生长因子受体基因敏感突变的局部晚期或转移性非小细胞肺癌患者的治疗。

【用法用量】 推荐剂量为 250mg（1 片）每日 1 次，空腹或与食物同服。不推荐用于儿童或青少年，对于这一患者群体的安全性和疗效尚未进行研究。

【不良反应】 最常见的药物不良反应为腹泻、皮疹、瘙痒、皮肤干燥和痤疮，发生率 20% 以上，一般见于服药后 1 个月内，通常是可逆性的。大约 8% 的患者出现严重的不良反应。因不良反应停止治疗的患者仅有 1%。

【禁忌】 已知对该活性物质或该产品任一赋形剂有严重超敏反应者。

【注意事项】 ①饮食宜清淡；②不宜在服药期间同时服用滋补性中成药；③高血压、心脏病、肝病、糖尿病、肾病等慢性病严重者，孕妇或在接受其他治疗的患者，均应在医生指导下服用；④服药 3 天后症状未改善，或出现吐泻明显，并有其他严重症状时应去医院就诊；⑤按照用法用量服用，小儿、年老体虚者应在医生指导下服用；⑥长期服用应向医生咨询；⑦对本品过敏者禁用，过敏体质者慎用；⑧本品性状发生改变时禁止使用；⑨儿童必须在成人监护下使用；⑩请将本品放在儿童不能接触的地方；⑪如正在使用其他药品，使用本品前请咨询医生或药师。

【特殊人群用药】 目前尚无本品用于妊娠期女性的资料，在器官发生期给予可产生母体毒性剂量的吉非替尼，在大鼠中可观察到成骨不全的发生率升高，在家兔中可观察到胎儿体重下降。在大鼠中未观察到畸形，仅在产生严重母体毒性的剂量下可在家兔中观察到畸形。在接受本品治疗期间，要劝告育龄期女性避免妊娠。在接受本品治疗期间，应建议哺乳期女性停止母乳喂养。目前尚无本品用于哺乳期女性的资料。

【相互作用】 吉非替尼主要通过肝细胞色素 P450 系统的 CYP3A4 代谢，所以吉非替尼可能会与诱导、抑制或为同一肝酶代谢的药物（如苯妥英、卡马西平、巴比妥类或贯叶连翘）发生相互作用。动物研究表明吉非替尼很少有酶诱导作用，体外研究显示吉非替尼可有限地抑制 CYP2D6，吉非替尼与其他由 CYP2D6 代谢的药物（如华法林）同服，可能会升高后者的血药浓度。

阿法替尼（afatinib）

【药理作用】 阿法替尼与 EGFR（ErbB1）、HER2（ErbB2）和 HER4（ErbB4）的激酶区域共价结合，不可逆地抑制酪氨酸激酶自磷酸化，导致 ErbB 信号下调。在达到有效浓度时，阿法替尼抑制自身磷酸化，对部分细胞系的体外增殖表现出抑制作用，这些细胞系表达野生型 EGFR 或表达选择性 EGFR 外显子 19 缺失突变或外显子 21 L858R 突变（包括某些表达继发 T790M 突变的细胞系）。此外阿法替尼还抑制 HER2 过表达细胞系的体外增殖。荷瘤裸鼠给予阿法替尼，肿瘤生长受到抑制，这些肿瘤模型有的过量表达野生型 EGFR 或 HER2，有的具有 EGFR L858R/T790M 双突变。

【药代动力学】 本品口服给药后 $2 \sim 5h$ 观察到峰浓度（C_{max}）。阿法替尼剂量范围 $20 \sim 50mg$ 时，平均 C_{max} 和 $AUC_{0-\infty}$ 值有略微超出比例的升高。高脂餐时给药与空腹状态给药相比，阿法替尼的全身暴露量减少 50%（C_{max}）和 39%（$AUC_{0-\infty}$）基于来自各种肿瘤类型的临床试验的群体药代动力学数据，在服用阿法替尼前 3h 或之后 1h 进餐时，观察到 $AUC_{t, ss}$ 平均降低 26%。阿法替尼的主要循环代谢物是蛋白质共价加合物。给予 15mg 阿法替尼口服溶液后，在粪便中可回收 85.4% 的剂量，尿液中可回收 4.3%。母体化合物阿法替尼占回收剂量的 88%。表观终末半衰期是 37h。阿法替尼在多次给药后 8 天内达到稳态血药浓度，造成药物蓄积 2.77 倍（AUC）和 2.11 倍（C_{max}）。

【适应证】 适用于具有表皮生长因子受体基因敏感突变的局部晚期或转移性非小细胞肺癌，既往未接受过表皮生长因子受体酪氨酸激酶抑制剂治疗、含铂化疗期间或化疗后疾病进展的局部晚期或转移性鳞状组织学类型的非小细胞肺癌。

【用法用量】 本品的推荐剂量为 40mg，每日一次。

【不良反应】 不良反应的种类一般均与阿法替尼作用机制即对表皮生长因子受体的抑制相关。最常见的不良反应为腹泻和皮肤相关不良事件，以及口腔炎和甲沟炎。总体而言，降低剂量可使常见不良反应的发生率降低。对于阿法替尼 40mg（每日一次）治疗的患者，因药物不良反应而降低剂量的患者比例 LUX-Lung 3（1200.32）为 57%，LUX-Lung 6（1200.34）为 33.1% 和 LUX-Lung 8（1200.125）为 25%。由于腹泻和皮疹 / 痤疮不良反应导致停药的患者比例分别为 1.3% 和 0%（LUX-Lung 3），0% 和 2.5%（LUX-Lung 6），以及 3.8% 和 2.0%（LUX-Lung 8）。

【禁忌】 本品禁用于已知对阿法替尼或任何辅料过敏的患者。

【特殊人群用药】 建议育龄期妇女在接受本品治疗期间避免妊娠。治疗期间以及末次给药后至少 2 周内应采取充分的避孕措施。如果在妊娠期间使用本品或患者在接受本品治疗期间妊娠，应告知患者药物对胎儿的潜在危害。阿法替尼有可能被排泄到人乳汁中，不能排除哺育给小孩带来的风险。应建议母亲在接受本品治疗时停止母乳喂养。尚未在儿科患者中研究本品的安全性和有效性。

【相互作用】 根据体外实验数据，阿法替尼是 P- 糖蛋白（P-gp）的一个底物。根据临床数据，与 P-gp 抑制剂或诱导剂同时用药可能会改变阿法替尼的暴露量。药物相互作用试验结果证实，只要与本品同时给药或在其后给药，P-gp 抑制剂（如利托那韦）可安全地与本品联合使用。如果在本品之前给药，P-gp 强抑制剂（包括但不限于利托那韦、环孢霉素 A、酮康唑、伊曲康唑、红霉素、维拉帕米、奎尼丁、他克莫司、奈非那韦、沙奎那韦和胺碘酮）可能会增加阿法替尼的暴露量。

奥希替尼（osimertinib）

【药理作用】 奥希替尼是 EGFR-TKI，与 EGFR 某些突变体（T790M、L858R 和外显子 19 缺失）不可逆性结合的浓度较野生型低约 9 倍。在细胞培养和动物肿瘤移植瘤模型中，奥希替尼对携带 *EGFR* 突变（T790M/L858R、L858R、T790M/ 外显子 19 缺失和外显子 19 缺失）的非小细胞肺癌细胞株具有抗肿瘤作用，对野生型 *EGFR* 基因扩增的抗肿瘤活性较弱。口服奥希替尼后，在血浆中发现两种具有药理学活性的代谢产物（AZ7550 和 AZ5104，约占原型化合物的 10%），其抑制作用特征与奥希替尼相似。AZ7550 的效力与奥希替尼相似，而 AZ5104 对 *EGFR* 外显子 19 缺失和 T790M 突变（约 8 倍）及野生型（约 15 倍）的活性较强。体外试验显示，在临床浓度下，奥希替尼还可抑制 HER2、HER3、HER4、ACK1 和 BLK 的活性。

【适应证】 适用于ⅠB～ⅢA期存在 *EGFR* 外显子 19 缺失或 21 外显子置换突变的非小细胞肺癌患者术后的辅助治疗；*EGFR* 外显子 19 缺失或 21 外显子置换突变的局部晚期或转移性非小细胞肺癌成人患者的一线治疗；既往经 EGFR-TKI 治疗时或治疗后出现疾病进展，并且经检测确认存在 *EGFR* T790M 突变阳性的局部晚期或转移性非小细胞性肺癌成人患者的治疗。

【用法用量】 本品的推荐剂量为每日 80mg，直至疾病进展或出现无法耐受的毒性。如果漏服本品 1 次，则应补服本品。

【不良反应】 安全性数据总结（不考虑因果关系）：在两项全球单臂临床试验中（AURA 扩展研究Ⅱ期部分和 AURA 2 研究）获得了 411 名既往接受过治疗的 T790M 突变阳性的非小细胞肺癌患者使用本品的安全性数据，这些患者服用的剂量为每日 80mg。411 例患者中，333 例暴露于本品治疗至少 6 个月；97 例患者暴露至少 9 个月；但是，无患者暴露达 12 个月。本品治疗组患者中最常见（20%）不良反应为腹泻（42%）、皮疹（41%）、皮肤干燥（31%）和指（趾）甲毒性（25%）。导致剂量减少或中断治疗的最常见不良反应为心电图 QTc 间期延长（2.2%）和中性粒细胞减少（1.9%）。2% 或 2% 以上患者报告的严重不良反应为肺炎和肺栓塞。本品治疗组 4 例患者（1%）出现致死性间质性肺病 / 非感染性肺炎不良反应。1 例以上患者报告的其他致死性不良反应包括感染性肺炎（4 例患者）和心脑血管意外 / 脑出血（2 例患者）。本品治疗组 5.6% 患者因不良反应而中止治疗。导致中止治疗的最常见不良反应为间质性肺病 / 非感染性肺炎和脑血管意外 / 脑梗死。

【禁忌】 对本品活性成分或任何辅料过敏。本品不得与贯叶连翘一起服用。

【特殊人群用药】 妊娠女性使用本品时可能对胎儿造成危害。除非患者的临床情况需要采用本品治疗，否则妊娠期间不得使用本品。年龄小于 18 周岁的儿童或青少年患者使用本品的安全性和有效性尚不明确。

【相互作用】 强效 CYP3A4 诱导剂可导致本品的暴露量下降，在临床药代动力学研究中，与 200mg 每日两次伊曲康唑（一种强效 CYP3A4 抑制剂）合并给药不会对本品的暴露量产生临床显著性影响（AUC 增加 24%，C_{max} 下降了 20%）。合并服用利福平（600mg 每日 1 次，共 21 天）会使本品的稳态 AUC 下降 78%。同样，代谢产物 AZ5104 的暴露量也有所下降，其 AUC 和 C_{max} 分别下降了 82% 和 78%。建议应避免同时使用本品和 CYP3A4 的强诱导剂（如苯妥英、利福平和卡马西平）。CYP3A4 的中度诱导剂（如波生坦、依法韦仑、依曲韦林和莫达非尼）也可降低本品的暴露量，因此应该慎用，如有可能也应避免使用。当奥希替尼与 CYP3A4 的强诱导剂合并用药难以避免时，需要增加奥希替尼的剂量至每日 160mg。停止服用 CYP3A4 的强诱导剂后 3 周，奥希替尼的剂量可恢复至每日 80mg。抑酸药物对奥希替尼的影响：在临床药代动力学研究中，合并给予奥美拉唑并不会对本品的暴露量产生临床相关性影响。本品可与改变胃内 pH 的药物合并使用，无须任何限制。奥希替尼是乳腺癌耐药蛋白（BCRP）转运蛋白的一种竞争性抑制剂。在临床药代动力学研究中，本品与瑞舒伐他汀（一种敏感的 BCRP 底物）合并使用后，后者的 AUC 和 C_{max} 分别增加了 35% 和 72%。本品与辛伐他汀（一种敏感的 CYP3A4 底物）合并使用后，后者的 AUC 和 C_{max} 分别增加了 9% 和 23%。该变化很小，因此不太可能具有临床意义。

克唑替尼（crizotinib）

【药理作用】 克唑替尼是一种酪氨酸激酶受体抑制剂，包括 ALK、肝细胞生长因子受体（HGFR，c-Met）、ROS1（c-cos）和 RON。易位可促使 *ALK* 基因引起致癌融合蛋白的表达。ALK 融合蛋白形成可引起基因表达和信号的激活和失调，进而促使表达这些蛋白的肿瘤细胞增殖和存活。克唑替尼在肿瘤细胞株中对 ALK、ROS1 和 c-Met 在细胞水平检测的磷酸化具有浓度依赖性抑制作用，对表达 EML4-ALK 或 NPM-ALK 融合蛋白或 c-Met 的异种移植荷瘤小鼠具有抗肿瘤活性。

【药代动力学】 口服单剂量克唑替尼，平均 4 ～ 6h 克唑替尼的吸收达到峰值。每日服用 250 mg 克唑替尼两次，15 天内可达到并保持稳态血药浓度，平均累积率为 4.8。当剂量超出每日两次、每次 200 ～ 300mg 的范围，稳态系统药物暴露（C_{min} 和 AUC）的增加略高于剂量的增加比例。单剂量口服给药 250mg 后，克唑替尼的平均绝对生物利用度为 43%（范围：32% ～ 66%）。静脉注射 50mg 克唑替尼，药物几何平均分布容积为 1772L，说明药物自血浆广泛分布至组织内。在体外克唑替尼与人体血浆蛋白结合率为 91%，与药物浓度无关。体外研究表明克唑替尼为 P-gp 的底物。血液 - 血浆浓度比约为 1。参与克唑替尼代谢消除的主要酶是 CYP3A4/5。克唑替尼在人体的主要代谢途径是哌啶环氧化得到克唑替尼酰胺和 *O-* 脱羟基产物，并在随后的第二步中 *O-* 脱羟基产物形成共轭。克唑替尼单剂量给药后，表观终末半衰期为 42h。

【适应证】 可用于经国家药品监督管理局批准的检测方法确定的 ALK 阳性的局部晚期或转移性非小细胞肺癌患者的治疗。

【用法用量】 克唑替尼胶囊的推荐剂量为 250mg 口服，每日两次，直至疾病进展或患者无法耐受。对于无须透析的严重肾损害（肌酐清除率＜ 30ml/min）患者，克唑替尼胶囊的推荐剂量为 250mg 口服，每日一次。

【不良反应】 比平时更加疲惫，皮肤变黄，眼球变黄，尿液变暗或呈棕色（茶色）；恶心，呕吐，食欲不振；胃部右侧疼痛；皮肤瘙痒，或比平时更容易擦伤。肺炎：如果感觉呼吸困难，咳嗽，发热，应及时就医。头晕，晕厥，胸部不适：如发现心电图症状标识变化，医生需对患者进行心电图检测，来观察克唑替尼治疗期间对身体的影响。常见的不良反应（可能大于10%）：肝功能异常；视觉效应（闪光，视物模糊，重影，一般在服用克唑替尼后不久就会出现）；神经病（神经麻痹，神经结合处、末端或者肌肉发麻）；眼花、疲倦、水肿（身体组织积液，引起手足水肿）；肠胃不适（恶心、呕吐、腹泻、便秘、食管咽喉不适）；食欲不振、味觉减退、皮疹。

【禁忌】 禁用于对克唑替尼或本品中任一成分过敏的患者。禁用于严重肝损害患者。

【特殊人群用药】 服用本药的育龄期妇女或服用本药的育龄期妇女的伴侣，在治疗过程中以及完成治疗至少90天内应采取适当的方法进行避孕。若在妊娠期间服用本药，或患者或其伴侣在用药期间妊娠，则应告知其本品对胎儿具有潜在危害。

【相互作用】 克唑替尼与CYP3A强抑制剂合用可能会导致克唑替尼血药浓度升高，应避免合并使用下列CYP3A强抑制剂（包括但不仅限于）：阿扎那韦、克拉霉素、印地那韦、伊曲康唑、酮康唑、奈法唑酮、奈非那韦、利托那韦、沙奎那韦、克拉霉素、泰利霉素、醋竹桃霉素和伏立康唑。而西柚或西柚汁也可能会增加克唑替尼的血药浓度，应避免同时食用。克唑替尼与CYP3A强诱导剂合用可能会导致克唑替尼血药浓度降低，应避免合并使用下列CYP3A强诱导剂（包括但不仅限于）：卡马西平、苯巴比妥、苯妥英钠、利福平、利福布汀和贯叶连翘。

阿来替尼（alectinib）

【药理作用】 阿来替尼是一种具有高度选择性的强效ALK和RET酪氨酸激酶抑制剂。非临床研究中，抑制ALK酪氨酸激酶活性可阻断下游信号通路STAT3和PI3K/AKT的激活，诱导肿瘤细胞死亡（凋亡）。

阿来替尼及主要代谢产物（M4）在体外和体内能抑制ALK的突变型，包括导致克唑替尼耐药的突变型。阿来替尼的主要代谢产物（M4）在体外具有类似效价和活性。

非临床研究显示，在非临床小鼠异种移植瘤模型中，阿来替尼能够诱导携带 *ALK* 融合基因的肿瘤消退、患者生存期延长，包括颅内肿瘤动物模型。

【药代动力学】 在ALK阳性非小细胞肺癌患者和健康受试者中研究了阿来替尼及其主要的活性代谢产物（M4）的药代动力学参数。阿来替尼的稳态 C_{max}、C_{min} 和 AUC_{0-12h} 的几何平均值（变异系数%）分别约为 665ng/ml（44.3%）、572ng/ml（47.8%）和7430ng·h/ml（45.7%）。M4的稳态 C_{max}、C_{min} 和 AUC_{0-12h} 的几何平均值（变异系数%）分别约为246ng/ml（45.4%）、222ng/ml（46.6%）和2810ng·h/ml（45.9%）。

【适应证】 本品单药适用于ALK阳性的局部晚期或转移性非小细胞肺癌患者的治疗。

【用法用量】 本品硬胶囊应随餐服用，整粒吞服，不应打开或溶解后服用。本品的推荐剂量为600mg（4粒，150mg，胶囊），口服给药，每日两次（每日总剂量1200mg）。

【不良反应】 最常见的药物不良反应（≥20%）包括便秘（36%）、水肿（34%，包括外周水肿、全身水肿、眼睑水肿、眶周水肿）、肌痛（31%）、恶心（22%）、胆红素升高（21%，包括血胆红素升高、高胆红素血症和结合胆红素升高）、贫血（20%，包括贫血和血红蛋白降低）和皮疹（20%，包括斑丘疹、痤疮样皮炎、红斑、丘疹样皮疹、瘙痒性皮疹和斑状皮疹）。

【禁忌】　禁用于已知对阿来替尼或本品任何辅料过敏的患者。

【特殊人群用药】　具有生育能力的女性和男性应避孕。育龄期女性患者或者接受本品治疗的男性患者的育龄期女性伴侣在治疗期间及本品末次给药后至少 3 个月内，必须使用高效的避孕方法。

建议育龄期女性在服用本品时必须采取避孕措施。尚未在妊娠女性中开展有关本品的临床研究。根据本品的作用机制，妊娠女性在服用本品时可能会对胎儿造成伤害。

如果女性患者或者接受本品治疗的男性患者的女性伴侣在服用本品时或者接受本品末次给药后 3 个月内怀孕，则必须联系医生，并且医生应告知其本品对胎儿的潜在伤害。

【相互作用】　阿来替尼对其他药物的作用如下。

CYP 底物：体外研究表明，临床相关浓度的阿来替尼及其主要的活性代谢产物（M4）均不会抑制 CYP1A2、CYP2B6、CYP2C9、CYP2C19 或 CYP2D6。阿来替尼和 M4 对 CYP3A4 具有较弱的时间依赖性抑制作用。体外研究中，临床浓度的阿来替尼对 CYP3A4 和 CYP2B6 有潜在的弱诱导作用。

P-gp 和 BCRP 底物：在体外，阿来替尼和 M4 是外排转运蛋白 P-gp 和 BCRP 的抑制剂。因此，阿来替尼可能会增加合并给予的 P-gp 或 BCRP 转运蛋白底物的血浆浓度（预计暴露量增加不会超过 2 倍）。当阿来替尼与治疗指数狭窄的 P-gp 或 BCRP 底物（例如，地高辛、达比加群、甲氨蝶呤）合并用药时，建议进行适当的监测。

其他药物对阿来替尼的影响如下。

体外数据表明，CYP3A4 是介导阿来替尼及其主要的活性代谢产物（M4）代谢的主要酶，CYP3A 占肝脏总代谢的 40% ～ 50%。M4 在体外对 ALK 的抑制效价和活性与阿来替尼相似。

洛拉替尼（lorlatinib）

【药理作用】　洛拉替尼是一种用于口服的激酶抑制剂。具有体外抗 ALK 和 ROS1，以及 TYK1、FER、FPS、TRKA、TRKB、TRKC、FAK、FAK2 和 ACK 的活性。洛拉替尼在体外表现出抗多种 ALK 突变形式的活性，包括在使用克唑替尼和其他 ALK 抑制剂疾病进展时在肿瘤中检测到的一些突变。

在皮下移植了 EML4 与 ALK 变体 1 或 ALK 突变融合（包括在 ALK 抑制剂疾病进展时在肿瘤中检测到的 G1202R 和 I1171T 突变）的小鼠中，服用洛拉替尼可产生抗肿瘤活性。在植入 *EML4-ALK* 驱动的肿瘤细胞系的小鼠中，洛拉替尼也显示出抗肿瘤活性和延长生存期。洛拉替尼在体内模型中的整体抗肿瘤活性呈剂量依赖性，并与抑制 ALK 磷酸化相关。

【药代动力学】　在每日一次口服给药 10 ～ 200mg 剂量范围内（推荐剂量的 0.1 ～ 2 倍），稳态洛拉替尼 C_{max} 按比例增加并且 AUC 的增加略低于药物增加比例。在推荐剂量下，癌症患者的平均 C_{max} 为 577ng/ml（CV% 为 42%），AUC0-24h 为 5650ng·h/ml（CV% 为 39%）。与单次给药相比，洛拉替尼口服清除率在稳态下有所增加，表明存在自身诱导。

【适应证】　洛拉替尼适用于 ALK 阳性的，局部晚期或转移性非小细胞肺癌的患者。

【用法用量】　非小细胞肺癌：洛拉替尼的推荐剂量为 100mg，每日一次，不论是否进食，直至病情恶化或出现不可接受的毒性。整个吞下药片，不要咀嚼、压碎或分割药片。如果药片不完整，请勿摄入。每天在同一时间服用，忘记服用时可补服，除非距离下一次服用的时间少于 4h，不可同时服两次剂量。如果洛拉替尼服用后出现呕吐，不要服用额外剂量，但继续服用下一个计划剂量。

【不良反应】 最常见的不良反应（发生率≥ 20%）和 3 ～ 4 级实验室异常为：水肿、周围神经病变、体重增加、认知效应、疲劳、呼吸困难、关节痛、腹泻、情绪效应、高胆固醇血症、高三酰甘油血症和咳嗽。

【禁忌】 本品禁用于正在服用强效 CYP3A 诱导剂的患者，因为可能发生严重肝脏毒性。

【注意事项】 同时使用强效 CYP3A 诱导剂存在严重肝中毒风险；对中枢神经系统产生影响；高脂血症；房室传导阻滞；间质性肺病 / 肺炎；高血压；高血糖。

【特殊人群用药】

妊娠患者：根据动物研究的发现及其作用机制，洛拉替尼给孕妇服用时会造成胚胎 - 胎儿损伤。没有关于孕妇使用洛拉替尼的可用数据。告知孕妇对胎儿的潜在风险。

哺乳期患者：没有关于洛拉替尼或其代谢物在人乳或动物乳中存在的数据，也没有关于其对母乳喂养婴儿或母乳产生的影响的数据。由于母乳喂养的婴儿可能会出现严重的不良反应，应指导妇女在使用洛拉替尼治疗期间和最后一次给药后 7 天内不要母乳喂养。

儿童患者：洛拉替尼在儿童患者中的安全性和有效性尚未确定。

【相互作用】

强 CYP3A 诱导剂：同时使用洛拉替尼和强 CYP3A 诱导剂可降低洛拉替尼的血浆浓度，这可能会降低洛拉替尼的疗效。服用强 CYP3A 诱导剂的患者禁用洛拉替尼。在开始使用洛拉替尼之前，停止使用强 CYP3A 诱导剂 3 个血浆半衰期。

中度 CYP3A 诱导剂：同时使用洛拉替尼和中度 CYP3A 诱导剂可降低洛拉替尼的血浆浓度，这可能会降低洛拉替尼的疗效。避免与洛拉替尼同时使用中度 CYP3A 诱导剂。如果不可避免须同时使用，增加洛拉替尼的剂量。

强 CYP3A 抑制剂：洛拉替尼与强效 CYP3A 抑制剂同时使用会增加洛拉替尼的血浆浓度，这可能会增加洛拉替尼不良反应的发生率和严重程度。避免同时使用洛拉替尼和强 CYP3A 抑制剂。如果不能避免同时使用，则减少洛拉替尼的剂量。

氟康唑：同时使用洛拉替尼和氟康唑可能会增加洛拉替尼的血浆浓度，这可能会增加洛拉替尼不良反应的发生率和严重程度。避免同时使用洛拉替尼和氟康唑。如果不能避免同时使用，则减少洛拉替尼的剂量。

某些 CYP3A 底物：洛拉替尼是一种中度 CYP3A 诱导剂。同时使用洛拉替尼会降低 CYP3A 底物的浓度，这可能会降低这些底物的效力。避免与某些 CYP3A 底物同时使用洛拉替尼，因为最小的浓度变化可能导致严重的治疗失败。如果不可避免须同时使用，根据批准的产品标签增加 CYP3A 底物剂量。

某些 P- 糖蛋白（P-gp）底物：洛拉替尼是一种中度 P-gp 诱导剂。同时使用洛拉替尼可降低 P-gp 底物的浓度，这可能会降低这些底物的疗效。避免同时使用洛拉替尼和某些 P-gp 底物，因为这些底物的最小浓度变化可能导致严重的治疗失败。如果不可避免须同时使用，则根据批准的产品标签增加 P-gp 底物剂量。

贝伐珠单抗（bevacizumab，avastin）

【药理作用】 贝伐珠单抗是通过与血管内皮生长因子（VEGF）特异性结合，阻止其与受体相互作用，发挥对肿瘤血管的多种作用：使现有的肿瘤血管退化，从而切断肿瘤细胞生长所需氧气及其他营养物质；使存活的肿瘤血管正常化，降低肿瘤组织间压力，改善化疗药物向肿瘤组织内的传送，提高化疗效果；抑制肿瘤新生血管生成，从而持续抑制肿瘤细胞的生长和转移。

【药代动力学】　贝伐珠单抗的药代动力学曲线，只检测其血清总浓度（即不区分游离的贝伐珠单抗和结合到 VEGF 配体上的贝伐珠单抗）。基于一定人群的药代动力学分析：491 名患者接受 1～20mg/kg 贝伐珠单抗，每周 1 次，每 2 周 1 次，或每 3 周 1 次，估计贝伐珠单抗的半衰期大约为 20 天（范围在 11～50 天）。达到稳态的时间预计为 100 天。采用剂量为 10mg/kg，每 2 周 1 次的贝伐珠单抗治疗时，其血清蓄积率为 2.8。贝伐珠单抗的血清清除率因患者的体重、性别和肿瘤负荷的不同而有所不同。

通过体重校正后，男性较女性有较高的清除率（0.262L/d vs 0.207L/d）和较大的清除体积（3.25L vs 2.66L）。肿瘤负荷大的（大于或等于肿瘤体表面积中位值）患者较肿瘤负荷小的（小于肿瘤体表面积中位值）患者有较高的清除率（0.249L/d vs 0.199L/d）。在一项 813 名患者参加的临床随机试验研究中，没有证据证明，在应用贝伐珠单抗时，相对于女性和肿瘤负荷小的患者，男性或肿瘤负荷大的患者疗效差。临床疗效与贝伐珠单抗暴露量之间的关系目前还没有定论。

【用法用量】　贝伐珠单抗采用静脉滴注的方式给药，首次静脉滴注时间需持续 90min。如果第一次滴注耐受性良好，则第二次滴注的时间可以缩短到 60min。如果患者对 60min 的滴注也具有良好的耐受性，那么随后进行的所有滴注都可以用 30min 的时间来完成。建议持续贝伐珠单抗的治疗直至疾病进展为止。

【不良反应】　在 1032 名入组 Genentech 资助的临床研究并接受贝伐珠单抗治疗的患者中，最常见的严重副作用是贫血、疼痛、高血压、腹泻和白细胞减少；在 742 名入组 Genentech 资助的临床研究并接受贝伐珠单抗治疗的患者中，各级别中最常见的副作用是贫血、疼痛、腹痛、头痛、高血压、腹泻、恶心、呕吐、食欲减退、口腔炎、便秘、上呼吸道感染、鼻出血、呼吸困难、剥脱性皮炎、蛋白尿。

【禁忌】　贝伐珠单抗禁用于已知对下列物质过敏者的患者：产品中的任何一种成分；中国仓鼠卵巢细胞产物或者其他重组人类或人源化抗体。

【相互作用】　在单纯氟尿嘧啶治疗和联合贝伐珠单抗时，伊立替康的浓度是相同的。但在 IFL 联合贝伐珠单抗患者中，伊立替康的活性代谢物 SN-38 的浓度比单纯 IFL 组的患者平均高出 33%。在研究 1，IFL 联合贝伐珠单抗者发生 3～4 级腹泻和中性粒细胞降低的概率高，但由于入组患者的多样性和样品的有限性，贝伐珠单抗联合伊立替康所致的 SN-38 水平升高的影响程度还不清楚。目前还没有关于贝伐珠单抗对人和动物致癌性的数据。贝伐珠单抗可能损害生育能力。按 10 或 50mg/kg 贝伐珠单抗的剂量连续给予雌性猕猴 13 或 26 周后发现卵巢和子宫的重量减小、子宫内膜增殖、月经周期数减少，以及卵泡发育阻滞和黄体缺失存在剂量相关性。

安罗替尼见第四章第四节。

三、免疫检查点药物

帕博利珠单抗见第四章第四节。

四、其他药物

唑来膦酸（zoledronic acid）

【其他名称】　天晴依泰、择泰。

【化学名称】 1-羟基-2-（咪唑-1-基）-亚乙基-1，1-二磷酸。

【简写】 无。

【药理作用】 唑来膦酸的主要药理作用是抑制骨重吸收。尽管对于抑制骨重吸收的机制还未完全了解，但认为有几种因素与该作用相关。唑来膦酸抑制破骨活性且诱导破骨细胞凋亡。通过与骨结合，唑来膦酸也阻断矿化骨和软骨的破骨重吸收。唑来膦酸抑制由肿瘤释放的多种刺激因子引起的破骨细胞活性增加和骨钙释放。

【药代动力学】 唑来膦酸与血细胞没有亲和性，与血浆蛋白的结合率约为56%，且不依赖于唑来膦酸的浓度。唑来膦酸在体外不抑制人细胞色素 P450 酶，且不被代谢。通过肾脏以原型排泄。缓慢地从骨组织中释放入全身循环，通过肾清除，半衰期（$t_{1/2\gamma}$）至少为146h。

【适应证】 用于治疗实体肿瘤骨转移患者和多发性骨髓瘤患者的骨骼损害。

用于治疗恶性肿瘤引起的高钙血症（HCM）。

【用法用量】 静脉滴注。成人每次4mg，用100ml 0.9% 氯化钠注射液或5% 葡萄糖注射液稀释后静脉滴注，滴注时间应不少于15min。每3～4周给药一次。

对于 HCM 患者（白蛋白校正的血清钙≥3.0mmol/L 或 12mg/dl），应接受单次滴注。再次治疗必须与前一次至少间隔7～10天，同时治疗前应检测血肌酐水平。

给药前必须检查患者的水化状态，应根据患者的临床状态进行给药。

对骨转移和多发性骨髓瘤患者，应每隔3～4周给予本品。此外，患者应每天口服500mg钙和400IU维生素D。

从开始用药治疗之后，在每次给予本品之前，均应对患者的血肌酐浓度进行测定。一旦发现患者的肾功能出现恶化的情况，则需要停止用药。

【不良反应】 本品最常见的不良反应是发热，其他不良反应主要如下。

（1）全身反应：乏力、胸痛、腿水肿、结膜炎。

（2）消化系统：恶心、呕吐、便秘、腹泻、腹痛、吞咽困难、厌食。

（3）心血管系统：低血压。

（4）血液和淋巴系统：贫血、低钾血症、低镁血症、低磷血症、低钙血症、粒细胞减少、血小板减少、全血细胞减少。

（5）肌肉与骨骼：骨痛、关节痛、肌肉痛。

（6）肾脏：血清中肌酐值升高（与给药的时间有关）。

（7）神经系统：失眠、焦虑、兴奋、头痛、嗜睡。

（8）呼吸系统：呼吸困难、咳嗽、胸腔积液。

（9）感染：泌尿系统感染、上呼吸道感染。

（10）代谢系统：厌食、体重下降、脱水。

（11）其他：流感样症状、注射部位出现红肿、皮疹、瘙痒等。

唑来膦酸的毒副作用多为轻度和一过性的，大多数情况下无须特殊处理，在24～48h内自动消退。

【禁忌】 对唑来膦酸、其他双膦酸盐或本品任何成分过敏者。

【注意事项】 水化和电解质监测：在开始本品治疗后，应密切监测血清肌酐、血清钙、磷和镁水平。不应与其他含唑来膦酸的药物同时治疗。唑来膦酸也不应与其他双膦酸盐类药物合用，因为尚不知两者之间的协同效应。决定采用本品治疗骨转移患者以预防骨相关事件时，应考虑到本品起效需 2～3 个月。颌骨坏死的报道主要发生在使用双膦酸盐类药物（包括唑来膦酸）进行治疗的成年癌症患者中。对于同时伴有危险因素（如癌症、化疗、应用皮质激素、应用抗血管生成药物、口腔卫生不良）的患者在使用双膦酸盐类药物之前，应当考虑对其进行预防牙科并发症的牙齿检查。

【特殊人群用药】　尚未确认本品对于儿童和青少年的安全性和有效性，孕妇及哺乳期妇女禁用。

【相互作用】　与其他潜在肾毒性药物合用时应慎重。

第五节　病例实践与分析

一、病　例　1

（一）病例资料

患者，女，56 岁。无吸烟史，ECOG 体能状况 1 分，因"胸痛伴咳嗽 1 月余"入院就诊。胸部 CT 检查提示：右中、下肺肿块大小分别约 5.2cm×3.6cm，3.8cm×1.9cm，双肺多发散在结节，伴右锁骨下及纵隔淋巴结肿大，考虑肺癌可能性大。进一步完善 PET-CT 提示，右肺周围型肺癌并多发淋巴结转移（右侧腋窝、右侧锁骨下、纵隔内）、多发骨转移（双侧肋骨、脊柱、髂骨）。行经皮肺穿刺活检后完善病理检查及基因检测，最终确诊为右肺低分化腺癌 T4N2M1a Ⅳ 期，*EGFR* 19del 突变。遵医嘱予以：吉非替尼（250mg，qd）+ 卡铂（AUC=5，第 1 天）+ 培美曲塞（500mg/m²，第 1 天）6 周期治疗，治疗结束后疗效评价达部分缓解。此后继续使用吉非替尼（250mg，qd）+ 培美曲塞（500mg/m²，第 1 天）维持治疗，规律复查，病情稳定。接受全身治疗后第 16.2 个月患者无明显诱因出现右侧肢体无力，伴视物模糊，无头晕头痛，无胸闷憋气等，完善颅脑 MRI 提示左侧额叶、顶叶、双侧枕叶多发异常信号，结合病史考虑脑转移可能。进一步完善全身检查提示全身多处病灶较前增大，肝脏新发转移灶，大小约 2.4cm×1.8cm，疗效评价疾病进展。行腰椎穿刺完善脑脊液 ctDNA 检查提示 *EGFR* 19del、T790M 突变阳性，给予奥希替尼（80mg qd）联合全脑放射治疗 PGTV：37.5Gy 治疗。

（二）治疗原则

患者初始诊断为右肺低分化腺癌伴多发淋巴结、骨转移（T4N2M1a Ⅳ 期），*EGFR* 19del 突变。针对 *EGFR* 突变阳性的非小细胞肺癌患者初始治疗常用方案可根据 *EGFR* 突变的类型和患者的临床特征选择 EGFR-TKI 治疗，也可选择在 EGFR-TKI 基础上联合化疗或抗血管生成治疗等。耐药后治疗可根据进展的部位进行分层，若为寡进展或 CNS 进展可在原 EGFR-TKI 基础上联合局部治疗，若为广泛进展应立即行二次活检明确耐药机制指导下一步治疗。若 T790M 阳性可选第三代 EGFR-TKI 治疗，若 T790M 阴性或第三代 EGFR-TKI 治疗失败后可选含铂双药化疗 ± 贝伐珠单抗治疗。

（三）药物治疗方案分析

本例患者初诊时 *EGFR* 19del 突变，无脑转移，ECOG 体能状况 1 分，一线治疗选择了吉非替尼 + 化疗，方案合理，无进展生存期达 16.2 个月。进展以神经系统症状为主，经全身影像学评估为广泛进展，二次活检提示 T790M 突变阳性，CSCO 指南推荐的第三代 EGFR-TKI

有奥希替尼、阿美替尼、伏美替尼等。考虑到患者为多发脑转移且神经系统症状重,在全身治疗基础上联合全脑放射治疗合理。

(四) 药学监护

(1) 有效性:监护患者临床症状,如咳嗽、胸闷和胸痛及神经系统症状的改善情况,及时评估体能状况,可每周期前检测肿瘤标志物变化情况,必要时可行胸腹部 CT 及脑部 MRI 检查。

(2) 安全性:对比化疗,靶向治疗毒副作用相对较小,治疗过程中重点监护 EGFR-TKI 所致的 3 ~ 5 级不良反应,吉非替尼组的主要不良反应包括皮疹、甲沟炎、腹泻等,阿美替尼主要不良反应包括皮疹、腹泻、血肌酸磷酸激酶升高和肝毒性等。用药期间应密切观察上述症状,每周复查 1 次血常规、肝肾功能等,若相关指标出现异常,积极予以对症治疗。

二、病 例 2

(一) 病例资料

患者,男,48 岁。无吸烟史,因"反复刺激性干咳 1 月余"就诊,胸腹部 CT 检查及头颅 MRI 检查提示右肺中叶肺门处占位,约 5.4cm×4.2cm;双肺及胸膜下多发转移瘤;双肺门及纵隔淋巴结转移可能;双侧肾上腺、胰腺尾部多发结节影;胸、腰椎及骨盆多发结节、斑片状高密度影,多发转移可能。行经皮肺穿刺活检及基因检测提示低分化腺癌,*EML4-ALK* V3a/b(E6;A20)融合。患者确诊为:右肺中央型腺癌(T4N3M1c,Ⅳ B 期),*EML4-ALK* 融合。遵医嘱予以阿来替尼 600mg bid 治疗,2 周期后复查胸腹部 CT 提示中央型肺癌较前减小,4.4cm×3.1cm,余转移瘤及双肺门及纵隔淋巴结均较前缩小,疗效评价部分缓解。后规律复查,病情稳定。第 38 个月复查提示右肺门病灶范围较前稍增大,双肺新增炎症,纵隔及双肺门淋巴结较前增大。考虑疾病进展。二次活检提示 *ALK* G1202R,给予洛拉替尼 100mg qd 治疗。

(二) 治疗原则

ALK 融合阳性晚期非小细胞肺癌目前国内获批的药物有克唑替尼、阿来替尼和塞瑞替尼,由于阿来替尼一线治疗中位无进展生存期 34.8 个月,CSCO 指南将其作为 ALK 阳性患者一线治疗的 I 级优先推荐。ALK 抑制剂耐药后,可根据患者有无症状、转移部位及数目、耐药的机制来综合选择后续治疗方案。第二代 ALK-TKI(阿来替尼和塞瑞替尼)容易发生溶剂前沿(solvent-front)区域突变,占 50% ~ 70%,针对不同 ALK-TKI 耐药突变,治疗策略不同。例如,洛拉替尼可以克服 G1202R 耐药,塞瑞替尼、布格替尼、洛拉替尼均对 V1180L 和 L1196M 突变有效等。

(三) 药物治疗方案分析

本例患者初诊 *EML4-ALK* V3a/b(E6;A20),无脑转移,ECOG 体能状况 1 分,一线治疗选择了阿来替尼,方案合理,无进展生存期达 38 个月。一线应用 ALK-TKI 进展后经影像学评估为广泛进展,二次活检明确耐药机制为 *ALK* G1202R 突变,2022 年《NCCN 非小细胞肺癌临床实践指南》已将洛拉替尼作为 *ALK* G1202R 突变的治疗推荐,靶向药物选择合理。

(四) 药学监护

(1) 有效性:监护患者临床症状,如刺激性咳嗽、胸闷和胸痛等症状的改善情况,及时评估体能状况,可每周期治疗前检测肿瘤标志物变化情况,必要时可行胸腹部 CT 及脑部

MRI 检查。

（2）安全性：ALK-TKI 总体耐受性良好，常见的不良反应包括胃肠道反应，药物相关性肝损害，水肿、皮疹、贫血等，不同的药物在不良反应谱上稍有差异，阿来替尼较多见贫血、肌痛、胆红素升高、体重增加、光敏反应等；洛拉替尼多见高胆固醇血症（81%）、高三酰甘油血症、水肿、周围神经病变、体重增加、认知异常等。用药期间应密切观察上述症状，建议每周复查 1 次血常规、肝肾功能等，若相关指标出现异常，积极予以对症治疗。

三、病　例　3

（一）病例资料

患者，男，65 岁。8 年前因"左肺鳞癌"行切除术，术后行放化疗，具体分期及相关治疗方式不详，近期出现咳嗽及咯血，完善胸部 CT 检查提示肺内转移，ECOG 体能状况 1 分，考虑诊断为：左肺鳞癌（rT2bN2M1b Ⅳ期），驱动基因阴性，PD-L1 蛋白 TPS（肿瘤细胞阳性比例分数）80%，遵医嘱行帕博利珠单抗联合白蛋白紫杉醇 + 卡铂方案治疗，2 周期后疗效评价达部分缓解，治疗期间患者反复出现Ⅳ度骨髓抑制，考虑为治疗方案中白蛋白紫杉醇 + 卡铂双药化疗所致，调整为帕博利珠单抗联合白蛋白紫杉醇单药化疗仍无法耐受，遂给予帕博利珠单抗单药免疫治疗。

（二）治疗原则

驱动基因阴性、ECOG 体能状况评分 0 ～ 1 分的Ⅳ期肺鳞癌患者一线经典治疗方案是含铂双药化疗，顺铂 / 卡铂联合吉西他滨或多西他赛或紫杉醇 / 紫杉醇脂质体。除化疗外，PD-1/PD-L1 抑制剂免疫治疗也已成为Ⅳ期肺鳞癌的一线标准治疗方案，根据肿瘤 PD-L1 的表达情况可选择免疫单药治疗或免疫治疗联合化疗。

（三）药物治疗方案分析

本例患者系左肺鳞癌术后复发，目前诊断左肺鳞癌（rT2bN2M1b Ⅳ期），驱动基因阴性，PD-L1 蛋白 TPS 80%，根据 KEYNOTE-407 研究结果，对于转移性肺鳞癌患者，不同 PD-L1 表达亚组均能从联合化疗中获益。因此，患者复发后一线治疗选择帕博利珠单抗（200mg，第 1 天）联合白蛋白紫杉醇（100mg/m², 第 1、8、15 天）+ 卡铂（AUC=5，第 1 天）方案合理。此后患者反复出现Ⅳ度骨髓抑制考虑治疗方案中白蛋白紫杉醇 + 卡铂双药化疗所致，减药为单药白蛋白紫杉醇联合帕博利珠单抗治疗仍不能耐受，鉴于患者 PD-L1 高表达（TPS 80%），故使用帕博利珠单抗单药免疫治疗。

（四）药学监护

（1）有效性：监护患者临床症状如咳嗽、咯血等改善情况，及时评估体能状况，可每治疗周期前检测肿瘤标志物变化情况，必要时可行胸腹部 CT 及脑部 MRI 检查。

（2）安全性：治疗过程中，监护免疫治疗相关的不良反应包括皮肤毒性、消化道反应、免疫性肺炎、内分泌毒性（甲状腺功能亢进症、甲状腺功能减退症、垂体炎等）、心脏毒性、肌痛、关节痛等，皮肤及消化道等低级别 irAE 积极予以对症治疗多能缓解，严重的 irAE，如免疫相关性肝炎、免疫相关性肺炎、免疫相关性肠癌、免疫相关性心脏炎症、免疫相关性神经系统炎症等，应根据不良反应的分级决定是否继续使用，并针对具体的不良反应可选择给予激素治疗。

第六章 乳腺癌的药物治疗学

第一节 乳腺癌的概述

一、乳腺癌的概念

乳腺癌（breast cancer），是一类由于基因、激素紊乱等原因导致乳腺组织发生癌变，并不断无限增长的恶性肿瘤。

二、乳腺癌的流行病学

乳腺癌是女性最常见的恶性肿瘤之一，其发病率逐年上升。2020年全球癌症统计数据显示，在全世界乳腺癌是发病率最高的肿瘤，估计有230万新病例（11.7%），乳腺癌占癌症死亡的6.9%，已经成为妇女健康的最大威胁。

三、乳腺癌的病因

乳腺癌的病因比较复杂，多种因素可能与乳腺癌的发生密切相关，包括遗传、激素、生殖、营养、环境等多方面。家族性乳腺癌多数由单基因或多基因改变引起，其中最主要的乳腺癌相关基因有 BRCA1、BRCA2、p53 等。绝经后高雌激素水平、雌激素替代治疗、初潮早、停经晚、月经周期短等性激素相关因素均能增加乳腺癌的风险。晚生育、不生育、未母乳喂养等生殖相关因素也显著影响乳腺癌的发生。高脂、高热量、低纤维素、酗酒等饮食习惯也能显著增加乳腺癌的患病风险。当然，环境污染、电离辐射、不当的药品摄入等因素也会影响乳腺癌的发生。

四、乳腺癌的诊断

（一）临床表现

乳腺癌典型的临床表现包括以下几方面：①乳腺肿块：多为单发、质硬、边缘欠规则、活动欠佳，大多数为无痛性肿块，仅少数伴有不同程度的隐痛或刺痛；②乳头溢液：多为血性乳头溢液，发生于单侧、单孔；③皮肤改变：乳房皮肤出现典型的"酒窝征""橘皮征""皮肤卫星结节"等改变；④乳头异常：包括乳头回缩、抬高、糜烂、破溃等；⑤腋窝淋巴结肿大：同侧腋窝出现肿大淋巴结，质硬、散在、可推动，随着病情发展，淋巴结可逐渐融合，并与皮肤和周围组织粘连、固定，晚期可在锁骨上和对侧腋窝摸到转移的淋巴结。

（二）生化及实验室检查

早期乳腺癌血常规及生化检查没有明显异常，可伴或不伴肿瘤标志物水平升高，与乳腺癌相关的肿瘤标志物主要为 CA153、CEA 和 CA125。晚期乳腺癌局部破溃感染时可呈感染血常规表现，转移至肝脏时可导致肝功能异常，转移至骨髓时可导致骨髓三系减少。

（三）影像学检查

评估乳腺癌的影像学手段主要包括数字化钼靶（MG）乳腺超声、乳腺磁共振。美国癌症协会（ACS）建议一般风险的女性从 40 岁开始每年行一次钼靶筛查，*BRCA* 突变携带者则还需行乳腺磁共振检查，40 岁以下年龄段的则可每 3 年行 1 次筛查。

美国放射学会等制定了乳腺影像报告与数据系统（the breast imaging reporting and data system，BI-RADS），标准化了乳腺钼靶、超声、磁共振的影像学报告。BI-RADS 中有 7 个分级，0 级是无法评估，需进一步影像学检查对比。1 级为阴性结果，2 级为良性发现。以上 1、2 级结果可以行每年 1 次的常规随访。3 级提示为可能良性发现，需在 6 个月内做短期随访以确定其稳定性。4 级为可疑恶性，进一步按怀疑程度分为 4A 级（低度怀疑恶性）、4B 级（中度怀疑恶性）和 4C 级（考虑为恶性但未分类为恶性），4 级发现均需穿刺行病理学活检。5 级为高度怀疑恶性，应进行治疗。6 级为已活检明确为恶性，应进行治疗。

（四）病理

乳腺癌是一种高度异质性肿瘤，其形态学、免疫表型、分子遗传学上的差异导致乳腺癌对治疗的反应及预后不同。目前乳腺癌个体化治疗的一个重要依据即是病理学诊断，包括肿瘤大小、淋巴结转移情况、组织学分型和分级、雌激素受体（ER）、孕激素受体（PR）、HER2/Neu 状态、Ki-67 水平、脉管侵犯等。

根据 WHO 最新组织学分类，乳腺肿瘤分为上皮性肿瘤、肌上皮病变、间叶性肿瘤、纤维上皮性肿瘤、乳头部肿瘤、恶性淋巴瘤、转移性肿瘤和男性乳腺肿瘤，其中乳腺上皮性肿瘤还可进一步分为以下几个主要类别。

（1）浸润性导管癌，非特殊类型：①混合型癌；②多形性癌；③伴破骨巨细胞癌；④伴绒癌特征的癌；⑤伴黑色素细胞特征的癌。

（2）浸润性小叶癌。

（3）髓样癌。

（4）小叶瘤变（小叶原位癌）。

（5）导管内增生性病变：①导管原位癌；②普通型导管增生；③平坦型上皮非典型增生；④非典型性导管增生。

（6）微小浸润癌。

（7）导管内乳头状肿瘤。

（8）良性上皮增生：①腺病；②腺瘤。

（9）其他少见类型：①小管癌；②化生性癌；③顶泌汗腺癌；④腺样囊性癌；⑤小管癌；⑥黏液癌；⑦腺泡细胞癌；⑧神经内分泌肿瘤；⑨浸润性乳头状癌。

（五）诊断与鉴别诊断

乳腺癌的诊断应该结合患者的临床表现、病史、体格检查、影像学检查、细胞或组织病理学检查等多方面。针对临床可触及的乳腺肿块，可采用针吸活检或手术切除活检明确诊断；而针对临床摸不到的肿块，主要依靠影像学检查发现可疑病变，并可借助影像学检查进行定位与活检。所有手段中，病理学检查才是诊断乳腺癌的金标准。

乳腺癌需要和乳腺增生、乳腺纤维腺瘤、乳腺结核、乳房囊肿、乳腺炎、乳腺淋巴瘤等多种疾病进行鉴别诊断。

五、乳腺癌的分型分期

（一）乳腺癌的分子分型

根据患者是否有基因突变，激素受体和细胞分子状态将乳腺癌分为四个亚型：Luminal A 型、Luminal B 型、HER2 过表达型和三阴型（表 6-1）。

表 6-1　乳腺癌分子分型

	指标			
	HER2	ER	PR	Ki-67
HER2 阳性（HR 阴性）	+	−	−	任何
HER2 阳性（HR 阳性）	+	+	任何	任何
三阴型	−	−	−	任何
Luminal A 型	−	+	+ 且高表达	低表达
Luminal B 型（HER2 阴性）	−	+	低表达或 −	高表达

（二）乳腺癌的分期

美国癌症联合委员会（AJCC）乳腺癌分期标准（第八版，2017）见表 6-2 ～表 6-4。

表 6-2　AJCC 乳腺癌 T 分期

原发肿瘤（T）	
Tx	原发肿瘤无法评价
T0	无原发肿瘤证据
Tis	原位癌
Tis（DCIS）	导管原位癌
Tis（Paget）	乳头 Paget 病，乳腺实质中无浸润癌和（或）原位癌。伴有 Paget 病的乳腺实质肿瘤应根据实质病变的大小和特征进行分期，并对 Paget 病加以注明
T1	肿瘤最大径≤ 20mm
T1mi	微小浸润癌，肿瘤最大径≤ 1mm
T1a	1mm ＜肿瘤最大径≤ 5mm
T1b	5mm ＜肿瘤最大径≤ 10mm
T1c	10mm ＜肿瘤最大径≤ 20mm
T2	20mm ＜肿瘤最大径≤ 50mm
T3	肿瘤最大径＞ 50mm
T4	任何肿瘤大小，侵及胸壁或皮肤（溃疡或者卫星结节形成）
T4a	侵及胸壁，单纯的胸肌受累不在此列
T4b	没有达到炎性乳癌诊断标准的皮肤的溃疡和（或）卫星结节和（或）水肿（包括橘皮样变）
T4c	同时存在 T4a 和 T4b
T4d	炎性乳腺癌

新辅助治疗后的原发肿瘤（ypT）：治疗前的肿瘤大小（cT）决定于临床和影像学所见，而治疗后的 T（ypT）决定于病理学大小，应测量浸润癌的最大径，针对多灶病变需要标注 m。瘤床内纤维化组织不计入肿瘤大小。

表 6-3　AJCC 乳腺癌 N 分期

区域淋巴结（N）

临床（cN）

cNx	区域淋巴结无法评估（先行切除）
cN0	无区域淋巴结转移（通过影像或临床检查）
cN1	同侧 I、II 级腋窝淋巴结转移，可活动
cN2	同侧 I、II 级腋窝淋巴结转移，临床表现为固定或相互融合；或缺乏同侧腋窝淋巴结转移的临床证据，但临床上发现有同侧内乳淋巴结转移
cN2a	同侧 I、II 级腋窝淋巴结转移，临床表现为固定或相互融合
cN2b	临床上发现有同侧内乳淋巴结转移，而无腋窝淋巴结转移的临床证据
cN3	同侧锁骨下淋巴结（III 级腋窝）伴或不伴 I、II 级腋窝淋巴结转移
	或同侧内乳淋巴结转移伴 I、II 级腋窝淋巴结转移
	或同侧锁骨上淋巴结转移伴或不伴腋窝或内乳淋巴结转移
cN3a	同侧锁骨下淋巴结转移
cN3b	同侧内乳淋巴结及腋窝淋巴结转移
cN3c	同侧锁骨上淋巴结转移

病理（pN）

pNx	区域淋巴结无法评估（先行切除或未切除）
pN0	无区域淋巴结转移证据或者只有孤立肿瘤细胞群（ITC）
pN0（i+）	区域淋巴结中可见孤立的肿瘤细胞群（ITC < 0.2mm）
pN0（mol+）	无 ITC，但 PCR 阳性（RT-PCR）
pN1	微转移；或腋窝淋巴结 1～3 枚转移；和（或）同侧内乳淋巴结临床阴性但前哨淋巴结活检显示为微转移或宏转移
pN1mi	微转移（最大直径 > 0.2mm，或单个淋巴结单张组织切片中肿瘤细胞数量超过 200 个，但最大直径 < 2mm）
pN1a	1～3 枚腋窝淋巴结转移，至少 1 处转移灶 > 2mm
pN1b	前哨淋巴结活检显微镜下发现内乳前哨淋巴结转移，但无临床证据
pN1c	pN1a+pN1b
pN2	4～9 个患侧腋窝淋巴结转移；或临床上发现患侧内乳淋巴结转移而无腋窝淋巴结转移
pN2a	4～9 个患侧腋窝淋巴结转移，至少 1 处转移灶 > 2mm
pN2b	有临床转移征象的同侧内乳淋巴结转移，但无腋窝淋巴结转移
pN3	10 个或 10 个以上患侧腋窝淋巴结转移；或锁骨下淋巴结转移；或临床表现有患侧内乳淋巴结转移伴 1 个以上腋窝淋巴结转移；或 3 个以上腋窝淋巴结转移伴无临床表现的镜下内乳淋巴结转移；或锁骨上淋巴结转移
pN3a	10 个或 10 个以上同侧腋窝淋巴结转移（至少 1 处转移灶 > 2mm）或锁骨下淋巴结（III 区腋窝淋巴结）转移
pN3b	有临床征象的同侧内乳淋巴结转移，并伴 1 个以上腋窝淋巴结转移；3 个以上腋窝淋巴结转移，通过前哨淋巴结活检发现内乳淋巴结转移，但无临床征象
pN3c	同侧锁骨上淋巴结转移

新辅助治疗后的区域淋巴结（ypN）：需要参照治疗前的 N 分期；如果治疗后仅行前哨淋巴结解剖，标注"sn"；如果治疗后没有前哨或腋窝淋巴结解剖，可以定义为 ypNx。

表 6-4　AJCC 乳腺癌 M 分期

远处转移（M）	
M0	无远处转移的临床或影像学证据
cM0（i+）	无临床或者影像学证据，但是存在通过外周血分子检测、骨髓穿刺，或其他非区域淋巴结组织中发现 < 0.2mm 的转移灶，无转移症状或体征
cM1	通过临床及影像学方法发现的远处转移
pM1	任何远处器官存在组织学证实的转移；或非区域淋巴结超过 0.2mm 的转移灶

新辅助治疗后的远处转移（ypM）：需要参照治疗前的临床分期；治疗前为 M0，治疗后出现远处转移（ypM1）应定义为疾病进展；如果新辅助治疗前存在远处转移（M1），无论疗效如何，该患者始终属于 M1。

（三）乳腺癌的临床分期

乳腺癌临床分期见表 6-5。

表 6-5　乳腺癌临床分期

0 期	Tis	N0	M0	Ⅲ A 期	T0	N2	M0
Ⅰ A 期	T1	N0	M0		T1	N2	M0
Ⅰ B 期	T0	N1mi	M0		T2	N2	M0
	T1	N1mi	M0		T3	N1	M0
Ⅱ A 期	T0	N1	M0		T3	N2	M0
	T1	N1	M0	Ⅲ B 期	T4	N0	M0
	T2	N0	M0		T4	N1	M0
Ⅱ B 期	T2	N1	M0		T4	N2	M0
	T3	N0	M0	Ⅲ C 期	任何 T	N3	M0
				Ⅳ 期	任何 T	任何 N	M1

注：T1 包括 T1mi。

T0 或 T1 伴有淋巴结微小转移（N1mi）归入 Ⅰ B 期；T2、T3、T4 且淋巴结微转移（N1mi）的分期应该采用 N1 分期；M0 包括 M0（i+）；如果患者在新辅助治疗前为 M1，则判断为Ⅳ期，且无论新辅助是否有效，新辅助后仍然判断为Ⅳ期；分别用 "c" 代表临床分期，"p" 代表病理分期；新辅助治疗后的分期应该在 T 和 N 分期前标注 "yc" 或 "yp"；孤立肿瘤细胞群（ITC）被定义为小细胞群不超过 0.2mm，或单一肿瘤细胞，或一群少于 200 个癌细胞在一个单一的组织横截面；ITC 可以采用常规组织学和免疫组织化学染色（IHC）检测出；只包括 ITCs 的淋巴结应该分为 N0。

（四）乳腺癌的组织病理学分级

乳腺癌组织病理学分级见表 6-6。

表 6-6　乳腺癌组织病理学分级

TNM 名称	组织病理学级别	经 Eiston-Ellis 修改的 Scarff-Bloom-Richardson 分级系统评分
Gx	无法评估	
G1	低	3～5
G2	中	6～7
G3	高	8～9

第二节 乳腺癌的治疗原则

目前认为,乳腺癌死亡率下降的原因与早期诊断和综合治疗的进步,特别是术后辅助治疗的进步有关。各期乳腺癌的治疗原则如下。

一、Ⅰ期乳腺癌的治疗原则

手术治疗为主,目前趋向于保乳手术加放射治疗。对具有高危复发倾向的患者可考虑术后辅助化疗。

二、Ⅱ期乳腺癌的治疗原则

先手术治疗,术后再根据病理和临床情况进行辅助化疗。对肿块较大、有保乳倾向的患者,可考虑新辅助化疗。对部分肿块大、淋巴结转移数目多的患者可选择性做放射治疗。

三、Ⅲ期乳腺癌的治疗原则

新辅助化疗后再做手术治疗,术后再根据临床和病理情况做放射治疗、化疗。

以上各期患者,如果激素受体阳性,应该在化疗、放射治疗结束后给予内分泌治疗。

四、Ⅳ期乳腺癌的治疗原则

以内科治疗为主的综合治疗。

第三节 乳腺癌的药物治疗方案

一、乳腺癌新辅助治疗方案

新辅助治疗是指在手术前进行的全身药物治疗。满足以下条件之一者可选择新辅助药物治疗:①肿块较大。②腋窝淋巴结转移。③ HER2 阳性。④三阴型。⑤有保乳意愿,但肿瘤大小与乳房体积比例大难以保乳者。

(一) HER2 阳性乳腺癌

TCbHP 方案

多西他赛:75mg/m^2,静脉滴注,第 1 天。

或白蛋白紫杉醇:125mg/m^2,静脉滴注,第 1、8 天。

卡铂:AUC=6,静脉滴注,第 1 天。

曲妥珠单抗:初始 8mg/kg,后续 6mg/kg,静脉滴注,第 1 天。

帕妥珠单抗:初始 840mg,后续 420mg,静脉滴注,第 1 天。

每 3 周重复,共 6 周期。

THP 方案

多西他赛:80 ～ 100mg/m^2,静脉滴注,第 1 天。

或白蛋白紫杉醇:125mg/m^2,静脉滴注,第 1、8 天。

曲妥珠单抗:初始 8mg/kg,后续 6mg/kg,静脉滴注,第 1 天。

帕妥珠单抗：初始 840mg，后续 420mg，静脉滴注，第 1 天。

每 3 周重复，共 4 或 6 周期。

（二）非 HER2 阳性转移性乳腺癌

TAC 方案

多西他赛：$75mg/m^2$，静脉滴注，第 1 天。

多柔比星：$50mg/m^2$，静脉滴注，第 1 天。

环磷酰胺：$500mg/m^2$，静脉滴注，第 1 天。

每 3 周重复，共 6 周期。

AT 方案

多柔比星：$50mg/m^2$，静脉滴注，第 1 天。

多西他赛：$75mg/m^2$，静脉滴注，第 1 天。

或白蛋白紫杉醇：$125mg/m^2$，静脉滴注，第 1、8 天。

每 3 周重复。

TP 方案

多西他赛：$75mg/m^2$，静脉滴注，第 1 天。

或白蛋白紫杉醇：$125mg/m^2$，静脉滴注，第 1、8 天。

卡铂：AUC=6，静脉滴注，第 1 天。

每 3 周重复，共 6 周期。

二、乳腺癌术后辅助治疗方案

（一）HER2 阳性乳腺癌

AC-THP 方案（表柔比星＋环磷酰胺，序贯使用紫杉醇或多西他赛＋曲妥珠单抗＋帕妥珠单抗）

表柔比星：$90 \sim 100mg/m^2$，静脉滴注，第 1 天。

环磷酰胺：$600mg/m^2$，静脉滴注，第 1 天。

每 3 周重复，共 4 周期。

序贯使用

紫杉醇：$80mg/m^2$，静脉滴注，第 1 天，每周重复，共 12 周期。

或多西他赛：$80 \sim 100mg/m^2$，静脉滴注，第 1 天，每 3 周重复，共 4 周期。

曲妥珠单抗：初始 8mg/kg，后续 6mg/kg，静脉滴注，第 1 天。

帕妥珠单抗：初始 840mg，后续 420mg，静脉滴注，第 1 天。

每 3 周重复，完成 1 年。

TCbHP 方案

多西他赛：$75mg/m^2$，静脉滴注，第 1 天。

卡铂：AUC=6，静脉滴注，第 1 天。

曲妥珠单抗：初始 8mg/kg，后续 6mg/kg，静脉滴注，第 1 天。

帕妥珠单抗：初始 840mg，后续 420mg，静脉滴注，第 1 天。

每 3 周重复，共 6 周期，6 周期后继续曲妥珠单抗和帕妥珠单抗治疗至 1 年。

（二）非 HER2 阳性转移性乳腺癌

AC-T 方案

表柔比星：$90 \sim 100mg/m^2$，静脉滴注，第 1 天。

环磷酰胺：$600mg/m^2$，静脉滴注，第 1 天。

每 3 周重复，共 4 周期。

序贯使用

多西他赛：$80 \sim 100mg/m^2$，静脉滴注，第 1 天，每 3 周重复，共 4 周期。

或紫杉醇：$80mg/m^2$，静脉滴注，第 1 天，每周重复，共 12 周期。

ddAC-ddT 方案（密集蒽环类 + 环磷酰胺，序贯使用密集紫杉醇）

表柔比星：$90 \sim 100mg/m^2$，静脉滴注，第 1 天。

环磷酰胺：$600mg/m^2$，静脉滴注，第 1 天。

每 2 周重复，共 4 周期。

序贯使用

紫杉醇：$175mg/m^2$，静脉滴注，第 1 天。

每 2 周重复，共 4 周期。

AC 方案

表柔比星：$100mg/m^2$，静脉滴注，第 1 天。

环磷酰胺：$600mg/m^2$，静脉滴注，第 1 天。

每 3 周重复，共 4 周期。

三、转移性乳腺癌的治疗方案

（一）一线治疗

1. HER2 阳性转移性乳腺癌

THP 方案

多西他赛：$75mg/m^2$，静脉滴注，第 1 天，每 3 周重复。

或白蛋白紫杉醇：$100 \sim 150mg/m^2$，静脉滴注，第 1 天，每周重复。

或紫杉醇：$80mg/m^2$，静脉滴注，第 1 天，每周重复。

曲妥珠单抗：初始 8mg/kg，后续 6mg/kg，静脉滴注，第 1 天，每 3 周重复。

帕妥珠单抗：初始 840mg，后续 420mg，静脉滴注，第 1 天，每 3 周重复。

TXH 方案

多西他赛：$75mg/m^2$，静脉滴注，第 1 天，每 3 周重复。

卡培他滨：$1000mg/m^2$，口服，每日 2 次，使用 2 周后停 1 周，每 3 周重复。

曲妥珠单抗：初始 8mg/kg，后续 6mg/kg，静脉滴注，第 1 天，每 3 周重复。

XH 方案

卡培他滨：$1000 \sim 1250mg/m^2$，口服，每日 2 次，使用 2 周后停 1 周，每 3 周重复。

曲妥珠单抗：初始 8mg/kg，后续 6mg/kg，静脉滴注，第 1 天，每 3 周重复。

TH 方案

白蛋白紫杉醇联合曲妥珠单抗

白蛋白紫杉醇：$100 \sim 150mg/m^2$，静脉滴注，第 1 天，每周重复。

曲妥珠单抗：初始 4mg/kg，后续 2mg/kg，静脉滴注，第 1 天，每周重复。

多西他赛联合曲妥珠单抗

多西他赛：$75mg/m^2$，静脉滴注，第 1 天，每 3 周重复。

曲妥珠单抗：初始 8mg/kg，后续 6mg/kg，静脉滴注，第 1 天，每 3 周重复。

NH 方案

长春瑞滨：$25mg/m^2$，静脉滴注，第 1 天，每周重复。

曲妥珠单抗：初始 4mg/kg，后续 2mg/kg，静脉滴注，第 1 天，每周重复。

或伊尼妥单抗：初始 4mg/kg，后续 2mg/kg，静脉滴注，第 1 天，每周重复。

2. 非 HER2 阳性转移性乳腺癌

（1）单药方案

白蛋白紫杉醇：$100 \sim 150mg/m^2$，静脉滴注，第 1 天，每周重复。

多西他赛：$75mg/m^2$，静脉滴注，第 1 天，每 3 周重复。

紫杉醇：$80mg/m^2$，静脉滴注，第 1 天，每周重复。

表柔比星：$60 \sim 90mg/m^2$，静脉滴注，第 1 天，每 3 周重复。

多柔比星：$50mg/m^2$，静脉滴注，第 1 天，每 3 周重复。

多柔比星脂质体：$30 \sim 50mg/m^2$，静脉滴注，第 1 天，每 3 周重复。

紫杉醇脂质体：$175mg/m^2$，静脉滴注，第 1 天，每 3 周重复。

奥拉帕利：300mg，口服，每日 2 次，每天服用。

（2）联合方案

TX 方案（紫杉类联合卡培他滨）

多西他赛：$75mg/m^2$，静脉滴注，第 1 天，每 3 周重复。

或白蛋白紫杉醇：$100 \sim 150mg/m^2$，静脉滴注，第 1 天，每周重复。

卡培他滨：$1000mg/m^2$，口服，每日 2 次，使用 2 周后停 1 周，每 3 周重复。

GT 方案

吉西他滨：$1000mg/m^2$，静脉滴注，第 1、8 天，每 3 周重复。

紫杉醇：$175mg/m^2$，静脉滴注，第 1 天，每 3 周重复。

EC 方案

表柔比星：$75mg/m^2$，静脉滴注，第 1 天，每 3 周重复。

环磷酰胺：$600mg/m^2$，静脉滴注，第 1 天，每 3 周重复。

T+ 贝伐珠单抗

白蛋白紫杉醇：$100 \sim 150mg/m^2$，静脉滴注，第 1 天，每周重复。

贝伐珠单抗：10mg/kg，静脉滴注，第 1 天，每 3 周重复。

（二）二线及以上方案

1. HER2 阳性转移性乳腺癌

（1）吡咯替尼＋卡培他滨

吡咯替尼：400mg，口服，每日 1 次，每天使用。

卡培他滨：1000mg/m²，口服，每日 2 次，使用 2 周后停 1 周，每 3 周重复。

（2）拉帕替尼 + 卡培他滨

拉帕替尼：1250mg，口服，每日 1 次，每天使用。

卡培他滨：1000mg/m²，口服，每日 2 次，使用 2 周后停 1 周，每 3 周重复。

（3）奈拉帕尼 + 卡培他滨

奈拉替尼：240mg，口服，每日 1 次，每天使用。

卡培他滨：1000mg/m²，口服，每日 2 次，使用 2 周后停 1 周，每 3 周重复。

（4）抗体偶联药物

T-DM1：3.6mg/kg，静脉滴注，第 1 天，每 21 天重复。

DS-8201：5.4mg/kg，静脉滴注，第 1 天，每 21 天重复。

2. 非 HER2 阳性转移性乳腺癌

（1）单药方案

卡培他滨：1000mg/m²，口服，每日 2 次，使用 2 周后停 1 周，每 3 周重复。

吉西他滨：1000mg/m²，静脉滴注，第 1、8 天，每 3 周重复或者第 1、8、15 天，每 4 周重复。

长春瑞滨：25mg/m²，静脉滴注或口服（长春瑞滨软胶囊），前 3 周 60mg/m²，若耐受好，则后续 80mg/m²，第 1、8 天，每 3 周重复或者第 1、8、15 天，每 4 周重复。

艾立布林：1.4mg/m²，静脉滴注，第 1、8 天，每 3 周重复。

戈沙妥珠单抗（三阴型乳腺癌）：10mg/m²，静脉滴注，第 1、8 天，每 3 周重复。

（2）联合用药

NX 方案

长春瑞滨：25mg/m²，静脉滴注，第 1、8 天，每 3 周重复。

卡培他滨：1000mg/m²，口服，每日 2 次，使用 2 周后停 1 周，每 3 周重复。

NP 方案

长春瑞滨：25mg/m²，静脉滴注第 1、8 天，每 3 周重复。

顺铂：75mg/m²，静脉滴注，第 1～3 天，每 3 周重复。

或卡铂：AUC=2，静脉滴注，第 1、8 天，每 3 周重复。

GP 方案

吉西他滨：1000mg/m²，静脉滴注，第 1、8 天，每 3 周重复。

顺铂：75mg/m²，静脉滴注，第 1～3 天，每 3 周重复。

或卡铂：AUC=2，静脉滴注，第 1、8 天，每 3 周重复。

优替德隆联合卡培他滨

优替德隆：30mg/m²，静脉滴注，第 1～5 天，每 3 周重复。

卡培他滨：1000mg/m²，口服，每日 2 次，使用 2 周后停 1 周，每 3 周重复。

X+ 贝伐珠单抗

卡培他滨：1000mg/m²，口服，每日 2 次，使用 2 周后停 1 周，每 3 周重复。

贝伐珠单抗：10mg/kg，静脉滴注，第 1 天，每 3 周重复。

四、内分泌药物治疗方案

（一）新辅助内分泌治疗

针对需要术前新辅助治疗而又不适合化疗、暂时不适合手术或无须即刻手术，以及新辅助化疗不敏感的激素依赖型患者，可考虑新辅助内分泌治疗。一般每两个月进行一次疗效评估，治疗有效且可耐受的患者，可持续治疗至 6 个月。

1. 绝经前患者 OFS+ 芳香化酶抑制剂（AI）。

OFS 是指卵巢功能抑制，其方式包括双侧卵巢手术、放射治疗和药物去势。

去势药物：促性腺激素释放激素类似物。

戈舍瑞林：每次 3.6mg，皮下注射，每个月 1 次。

亮丙瑞林：每次 3.75mg，皮下注射，每个月 1 次或每次 11.25mg，皮下注射，每 3 个月一次。

芳香化酶抑制剂（AI）包括：阿那曲唑、来曲唑、依西美坦。

阿那曲唑：1mg，口服，每日 1 次。

来曲唑：2.5mg，口服，每日 1 次。

依西美坦：25mg，口服，每日 1 次。

2. 绝经后患者 芳香化酶抑制剂：药物及剂量参见绝经前患者。

（二）术后辅助内分泌治疗

1. 绝经前患者

（1）枸橼酸他莫昔芬 ±OFS± 阿贝西利

1）枸橼酸他莫昔芬（TAM）：10mg，口服，每日 2 次或 20mg，每日 1 次，共 5 年，根据患者是否有复发危险因素，可考虑延长治疗。

2）OFS 参见新辅助内分泌治疗绝经前患者。

3）阿贝西利：150mg，口服，每日 2 次，共 2 年。

（2）AI+OFS± 阿贝西利

1）OFS 及 AI 药物参见新辅助内分泌治疗绝经前患者。

2）阿贝西利：150mg，口服，每日 2 次，共 2 年。

2. 绝经后患者 AI± 阿贝西利：AI 药物及剂量参见新辅助内分泌治疗，通常 AI 使用 5 年，根据患者是否有复发危险因素，可考虑延长 AI 治疗。阿贝西利：150mg，口服，每日 2 次，共 2 年。

（三）晚期乳腺癌内分泌治疗

1. 绝经后患者

（1）AI±CDK4/6 抑制剂：AI 药物及剂量参见新辅助内分泌治疗。

1）阿贝西利：150mg，口服，每日 2 次。

2）哌柏西利：125mg，口服，每日 1 次，服用 21 天，停 7 天。

（2）氟维司群 ±CDK4/6 抑制剂

1）氟维司群：500mg，肌内注射，每 4 周注射 1 次，其中第一周的第 1、15 天分别注射一次。

2）CDK4/6 抑制剂：

阿贝西利：150mg，口服，每日 2 次。

哌柏西利：125mg，口服，每日 1 次，服用 21 天，停 7 天。

达尔西利：150mg，口服，每日 1 次，服用 21 天，停 7 天。

（3）AI+ 组蛋白去乙酰化酶（HDAC）抑制剂

1）AI 药物及剂量参见新辅助内分泌治疗。

2）西达本胺：30mg，口服，每周 2 次（两次服药间隔不应少于 3 天，如周一、周四）。

2. 绝经前患者 绝经前激素受体阳性晚期乳腺癌患者内分泌治疗，可在有效的卵巢功能抑制后，遵循绝经后患者内分泌治疗方案。

第四节 乳腺癌的主要治疗药物

一、细胞毒药物

注射用紫杉醇、吉西他滨见第五章第四节。

卡铂、顺铂见第四章第四节。

多柔比星（doxorubicin）

【简称】 ADM、ADR。

【药理作用】 本药进入细胞后，插入 DNA 碱基对之间，从而与 DNA 结合形成复合物，严重干扰 DNA 合成、DNA 依赖的 RNA 合成和蛋白质合成。

【药代动力学】 本品静脉给药后与血浆蛋白结合率很低，迅速分布于心、肾、肝、脾、肺组织中，但不能透过血 - 脑屏障。主要在肝内代谢，经胆汁排泄，50% 以原型排出、23% 以具有活性的多柔比星代谢物阿霉醇排出，在 6h 内仅 5% ～ 10% 从尿液中排泄。多柔比星的清除曲线是多相的，其三相半衰期（$t_{1/2}$）分别为 0.5h、3h 和 40 ～ 50h。

【适应证】 适用于急性白血病（淋巴细胞性和粒细胞性）、恶性淋巴瘤、乳腺癌、肺癌（小细胞和非小细胞肺癌）、卵巢癌、骨及软组织肉瘤、肾母细胞瘤、膀胱癌、甲状腺癌、前列腺癌、头颈部鳞癌、睾丸癌、胃癌、肝癌等。

【用法用量】 缓慢静脉或动脉注射。成人常用量单独给药 50 ～ 60mg/m²，每 3 ～ 4 周 1 次或每日 20mg/m²，连用 3 日，停用 2 ～ 3 周后重复。分次用药的心肌毒性、骨髓抑制和胃肠道反应较每 3 周用药一次为轻。联合用药为 40mg/m²，每 3 周 1 次或 25mg/m²，每周 1 次，连用 2 周，3 周重复。总剂量不宜超过 400mg/m²。

膀胱内灌注多柔比星在膀胱内的浓度应为 50mg/50ml。为了避免被尿液稀释，在灌注前 12h 不要服用任何液体。尿量应限制在 50ml/h 左右。当药物在一个位置停留了 15min 后，应转体 90°，通常接触药物 1h 已足够，且应告知患者在结束时排尿。

【不良反应】 髓抑制和心脏毒性是多柔比星最主要的两种不良反应。

【禁忌】 严重器质性心脏病和心功能异常，以及对本品及蒽环类过敏者禁用。

1. 静脉给药治疗的禁忌证 既往细胞毒药物治疗所致持续的骨髓抑制或严重的口腔溃疡；全身性感染；明显的肝功能损害，严重心律失常，心肌功能不足，既往心肌梗死；既往蒽环类治疗已用到药物最大累积剂量。

2. 膀胱内灌注治疗的禁忌证 侵袭性肿瘤已穿透膀胱壁；泌尿系感染；膀胱炎症；导管插入困难（如由于巨大的膀胱内肿瘤）。

【特殊人群用药】

孕妇及哺乳期妇女用药：孕妇及哺乳期妇女禁用。

儿童用药：儿童需减量，2 岁以下儿童慎用。

老年用药：老年患者慎用。

【相互作用】

1. 多柔比星通常与其他细胞毒药物联合应用，可能出现毒性作用叠加，特别是血液和胃肠道毒性作用。多柔比星与其他已报道有潜在心脏毒性作用的抗肿瘤药物联合化疗时（如氟尿嘧啶、环磷酰胺和顺铂等）或与其他具有心脏活性作用的药物共同使用时（如钙通道阻滞剂），需在整个治疗期间密切监测心脏功能。

2. 多柔比星主要在肝脏代谢，联合用药所引起的肝功能改变可影响多柔比星的代谢、药代动力学、疗效和（或）毒性。

3. 本品应避免与碱性溶液长期接触。

4. 因会产生沉淀，速溶型多柔比星不可与肝素混合，不建议与其他药物混合。

5. 在多柔比星前使用紫杉醇会增加多柔比星和（或）其代谢物的血浆浓度。有证据表明在紫杉醇前使用多柔比星上述效应将减少。

6. 多柔比星不可与氟尿嘧啶混合使用（如使用同一个静脉输注袋，或分别自静脉输注管 Y 型头两端输注），如需同时使用，建议在给药之间充分冲洗静脉输液管，避免产生沉淀。

7. 多柔比星是 CYP3A4 和 CYP2D6，以及 P- 糖蛋白（P-gp）酶底物。已有报道 CYP3A4、CYP2D6 和（或）P-gp 抑制剂（如维拉帕米）可增加多柔比星的血药浓度，CYP3A4 诱导剂（如苯巴比妥、苯妥英）及 P-gp 诱导剂可降低多柔比星的血药浓度。

8. 在多柔比星中加入环孢霉素可同时增加多柔比星和多柔比星醇的 AUC，加重并延长血液学毒性反应，这可能是由于降低了原药的清除及多柔比星醇的代谢。同时使用多柔比星和环孢霉素可能出现昏迷和癫痫。

二、抗 HER2 大分子靶向药物

曲妥珠单抗（trastuzumab）

【药理作用】 本药为一种重组 DNA 衍生的人源化单克隆抗体，可选择性地作用于 HER2 的细胞外部位，抑制 HER2 阳性的肿瘤细胞增殖。此外，本药为抗体依赖性细胞介导的细胞毒作用（ADCC）的潜在介质。

【药代动力学】 在群体药代动力学模型分析中，采用二室模型，基于来自中央室的平行线性和非线性消除途径描述了曲妥珠单抗的浓度 - 时间曲线。由于是非线性消除途径，总清除率随着浓度降低而升高。乳腺癌（MBC/EBC）的线性清除率为 0.127L/d，胃癌为 0.176L/d。非线性消除参数中，最大消除率（V_{max}）为 8.81mg/d，米氏常数（K_m）为 8.92mg/L。乳腺癌患者的中央室容积为 2.62L，进展期胃癌患者为 3.63L。

【适应证】 本品适用于转移性乳腺癌、早期乳腺癌、转移性胃癌。

【用法用量】 在本品治疗前，应进行 HER2 检测。本品应通过静脉滴注给药。

早期和转移性乳腺癌每周给药方案：初始负荷剂量为 4mg/kg，静脉滴注 90min 以上。维持剂量为 2mg/kg。如果在首次输注时耐受性良好，则后续输注可改为 30min。

3 周给药方案：初始负荷剂量为 8mg/kg，随后 6mg/kg 每 3 周给药 1 次。如果在首次输注时耐受性良好，则后续输注可改为 30min。

【不良反应】　最常见的不良反应是发热恶心、呕吐、输液反应、腹泻、感染、咳嗽加重、头痛、乏力、呼吸困难、皮疹、中性粒细胞减少症、贫血和肌痛。需要中断或停止曲妥珠单抗治疗的不良反应包括：充血性心力衰竭、左心室功能明显下降、严重的输液反应和肺部反应。

【禁忌】　禁用于已知对曲妥珠单抗过敏或者对任何本品辅料过敏的患者。

本品使用苯甲醇作为溶媒，禁止用于儿童肌内注射。

【特殊人群用药】

孕妇：妊娠期间孕妇应避免使用曲妥珠单抗。

哺乳期妇女：曲妥珠单抗治疗期间应避免哺乳。

儿童用药：小于 18 岁患者使用本品的安全性和疗效尚未确立。

老年用药：老年患者心功能不全发生的危险性高于年轻患者。由于曲妥珠单抗作为乳腺癌辅助治疗的临床试验的设计不同和数据收集的局限性，不能判断老年患者中曲妥珠单抗的毒性是否不同于年轻患者。已报道的临床经验也不能充分地说明老年患者曲妥珠单抗的疗效是否不同于所观察的年龄小于 65 岁的患者。

肾功能不全患者：肾功能不全对曲妥珠单抗的处置无影响。

【相互作用】　尚未在人体中进行曲妥珠单抗的药物相互作用研究。

帕妥珠单抗（pertuzumab）

【药理作用】　帕妥珠单抗靶向 HER2 的细胞外二聚化结构域（子域Ⅱ），从而阻断 HER2 与其他 HER 家族成员（包括 EGFR、HER3 和 HER4）生成配体依赖型异源二聚体。帕妥珠单抗通过两种主要信号通路，即促分裂原活化蛋白（MAP）激酶和磷脂酰肌醇 3 激酶（PI3K）来抑制配体启动的细胞内信号转导，抑制这些信号通路可导致细胞生长停滞和细胞凋亡。帕妥珠单抗和曲妥珠单抗联用可增加抗肿瘤作用。

【药代动力学】

分布：在所有临床研究中，典型患者的中央和外周隔室的分布体积分别为 3.11L 和 2.46L。

代谢：在多项临床试验中，剂量为 2～25mg/kg 的帕妥珠单抗清除率均无变化，中位清除率为 0.235L/d，中位半衰期为 18 天，基于年龄、性别和种族未见药代动力学差异。

【适应证】

早期乳腺癌：本品与曲妥珠单抗和化疗联合。

用于 HER2 阳性、局部晚期、炎性或早期乳腺癌的新辅助治疗。

用于具有高复发风险 HER2 阳性早期乳腺癌患者的治疗。

转移性乳腺癌：帕妥珠单抗与曲妥珠单抗和多西他赛联合，适用 HER2 阳性、转移性或不可切除的局部复发性乳腺癌。针对转移性疾病，既往未接受过抗 HER2 或者化疗。

【用法用量】　在接受帕妥珠单抗治疗前，应进行 HER2 检测，只能用于 HER2 阳性乳腺癌患者。推荐起始剂量为 840mg，静脉滴注 60min，此后每 3 周给药一次，给药剂量为 420mg，滴注时间 30～60min。帕妥珠单抗输液结束后，建议观察 30～60min。观察结束后可继续曲妥珠单抗或化疗治疗。

【不良反应】　常见不良反应（≥30%）为腹泻、脱发、恶心、疲劳、中性粒细胞减少和呕吐。最常见 3～4 级不良反应（≥10%）为中性粒细胞减少和发热性中性粒细胞减少。

【禁忌】

孕妇：妊娠期间应避免使用帕妥珠单抗。

哺乳期：应考虑对母亲的获益及帕妥珠单抗的消除半衰期决定是否停止哺乳或帕妥珠单抗治疗，需要权衡哺乳对婴儿发育和健康的获益。还需要考虑帕妥珠单抗的消除半衰期和曲妥珠单抗的 7 个月洗脱期。

儿童用药：用于 18 岁以下儿童和青少年的安全性和有效性尚未确定。

老年用药：在多项临床研究中，与＜ 65 岁患者相比，≥ 65 岁患者中食欲下降、贫血、体重减轻、乏力、味觉障碍、周围神经病变和低镁血症发生率高出 5%，两组患者中未观察到有效性的整体差异。

根据群体药代动力学分析结果，＜ 65 岁患者与≥ 65 岁患者的帕妥珠单抗药代动力学特征无显著差异。

【相互作用】 尚无证据表明帕妥珠单抗和曲妥珠单抗，以及帕妥珠单抗与紫杉醇之间存在药物相互作用。群体药代动力学分析结果显示，帕妥珠单抗＋多西他赛或曲妥珠单抗时，未显示临床相关的药代动力学相互作用。尚无证据表明帕妥珠单抗与同时给药的多西他赛、紫杉醇、吉西他滨、卡培他滨、卡铂和厄洛替尼等之间存在任何药代动力学相互作用。

三、小分子靶向药物

吡咯替尼（pyrotinib）

【药理作用】 吡咯替尼为小分子受体酪氨酸激酶抑制剂，显著抑制表皮生长因子受体（ErbB1/EGFR）和人表皮生长因子受体 2（ErbB2/HER2）。在多种移植瘤裸小鼠模型（乳腺癌、卵巢癌、肺癌）中，吡咯替尼可显著抑制 HER2 因子驱动的肿瘤生长，抑制 HER2 介导的下游信号通路，将肿瘤细胞阻滞在细胞周期 G_1 期。

【药代动力学】 乳腺癌患者连续每日 1 次口服吡咯替尼，第 8 天达到稳态血药浓度，AUC 蓄积比为 1.22 ～ 1.57，连续给药未见明显蓄积。

吡咯替尼与卡培他滨联用时，连续服用 14 天后，吡咯替尼 AUC 蓄积比近似为 1，未见明显的蓄积。在每日 160 ～ 400mg 剂量范围内，稳态时吡咯替尼的 AUC 和 C_{max} 基本随着给药剂量的增加而增大。

吸收：乳腺癌患者口服吡咯替尼（每日 160 ～ 400mg）联合卡培他滨，稳态时吡咯替尼中位血药浓度达峰时间为 4.0 ～ 5.0h。每日 400mg 吡咯替尼平均 C_{max} 约为 170ng/ml。

食物影响：高脂餐后口服吡咯替尼较空腹状态 $AUC_{0-\infty}$ 升高约 43%，C_{max} 升高约 79%。

分布：联合卡培他滨给药时，每日 400mg 吡咯替尼稳态下平均表观分布容积为 4200L。吡咯替尼可进入血细胞，相关物质全血 / 血浆浓度比在 1.18 ～ 1.57。体外人血浆蛋白结合率为 86.9% ～ 99.7%，无浓度依赖性。

代谢：吡咯替尼主要被肝脏 CYP3A4 酶代谢，主要代谢途径为 O- 去甲基吡啶、O- 去甲基吡啶并羧基化、羧基化、双氧化并脱氢和双氧化。

排泄：联合卡培他滨治疗时，每日 400mg 吡咯替尼稳态下平均消除半衰期为 18.2h，平均清除率为 141L/h，主要以原型药物和代谢产物形式通过粪便排泄。

【适应证】

1. 与卡培他滨联用于治疗 HER2 阳性、既往未使用或使用过曲妥珠单抗、既往接受过蒽环类药或紫杉类药化疗的复发或转移性乳腺癌。

2. 与曲妥珠单抗和多西他赛联用于治疗 HER2 阳性、晚期阶段未接受过抗 HER2 治疗的复发或转移性乳腺癌。

3. 与曲妥珠单抗和多西他赛联用于 HER2 阳性早期或局部晚期乳腺癌新辅助治疗。

【用法用量】 推荐剂量为 400mg，每日 1 次，餐后 30min 内口服，每天同一时间服药。连续服用，每 21 天为 1 个周期。若当天漏服，不必补服，下一次按计划服药即可。

【不良反应】 最常见（≥ 20%）的不良反应包括胃肠道反应（腹泻、呕吐、恶心、口腔黏膜炎）、皮肤反应（手足综合征、色素沉着障碍）、代谢及营养类疾病（血三酰甘油升高、食欲下降、血钾降低、体重降低）、肝胆系统疾病（AST 升高、血胆红素升高、ALT 升高）、血液系统疾病（白细胞计数降低、中性粒细胞计数降低、血红蛋白降低）。

【禁忌】 已知对吡咯替尼或本品任何成分过敏者禁用。

【特殊人群用药】

孕妇：动物实验中观察到对胚胎的毒性。建议育龄女性在接受吡咯替尼治疗期间和治疗结束后至少 8 周内应采用必要的避孕措施。如在妊娠期间使用吡咯替尼，应告知患者可能对胎儿产生的危害，包括发育障碍和严重畸形。

哺乳期妇女：建议在接受吡咯替尼治疗期间停止母乳喂养。

儿童用药：目前尚无吡咯替尼用于 18 岁以下患者的安全性和有效性的数据。

老年用药：吡咯替尼用于 65 岁及以上患者的经验有限。

【相互作用】 吡咯替尼主要由 CYP3A4 酶代谢，与 CYP3A4 的强诱导剂合用，可能降低吡咯替尼的暴露量，与 CYP3A4 强抑制剂合用，可能增加吡咯替尼的暴露量，增加患者安全性风险。肝功能不全患者尤其需要警惕吡咯替尼与 CYP3A4 抑制剂的药物相互作用风险。吡咯替尼对 CYP2C19 有较弱的抑制作用，同时使用经 CYP2C19 酶代谢的药物可能会提高该药物的血药浓度。吡咯替尼是 P-gp 转运底物，抑制 P-gp 的药物可能会增加吡咯替尼血药浓度。

奈拉替尼（neratinib）

【药理作用】 奈拉替尼为表皮生长因子受体酪氨酸激酶抑制剂，可与表皮生长因子受体（EGFR、HER2 和 HER4）不可逆结合。在体外，奈拉替尼可减少 EGFR 和 HER2 自体磷酸化进而影响下游 MAPK 和 AKT 信号传导途径，并且在表达 EGFR 和（或）HER2 的癌细胞系中具有抗肿瘤活性。奈拉替尼的人体代谢产物 M3、M6、M7 和 M11 在体外可抑制 EGFR、HER2 和 HER4 的活性。

【药代动力学】 本药药代动力学呈非线性，在 40 ～ 400mg/d 范围内，AUC 增加比例小于剂量增加比例。口服后 2 ～ 8h，本药及其主要活性代谢产物 M3、MG 和 M7 达 C_{max}。多剂给药后，稳态时的平均表观分布容积为 6433L。在体外，血浆蛋白结合率大于 99%，无浓度依赖性。主要经肝脏 CYP3A4 酶代谢，原型药物为血浆中的主要药物成分。口服放射性标记的本药 200mg，97.1% 随粪便排出，1.13% 随尿液排出。癌症患者按一次 240mg、1 日 1 次给药，首剂后的平均清除率为 216L/h，稳态时（第 21 日）的平均清除率为 281L/h。健康受试者口服本药 1 日 240mg、连用 7 日，原型药物、M3、M6 和 M7 的平均血浆半衰期分别为 14.6h、21.6h、13.8h 和 10.4h。患者单剂口服本药，原型药物的平均消除半衰期为 7 ～ 17h。

肝功能正常的健康受试者和慢性肝功能损害的非癌症患者单剂使用本药 120mg，轻至中度肝功能损害（Child Pugh 分级为 A 级或 B 级）者中本药的暴露量与肝功能正常的健康受试者相似，重度肝功能损害（Child Pugh 分级为 C 级）者中本药的 C_{max} 和 AUC 分别增加 273% 和 281%。

【适应证】 用于 HER2 阳性早期乳腺癌成年患者，在接受含曲妥珠单抗的辅助治疗之后的强化辅助治疗。

【用法用量】 推荐剂量为 240mg，每日口服一次，与食物同服，持续治疗一年。

【不良反应】 最常见的不良反应（＞5%）为腹泻、恶心、腹痛、疲乏、呕吐、皮疹、口腔炎、食欲下降、肌肉痉挛、消化不良、AST 或 ALT 升高、指甲病变、皮肤干燥、腹胀、体重减轻和尿路感染。最常见的 3 级或 4 级不良反应为腹泻、呕吐、恶心和腹痛。

【禁忌】 尚不明确。

【特殊人群用药】

孕妇：基于动物研究结果及其作用机制，妊娠女性接受奈拉替尼治疗可能导致胎儿伤害，应告知妊娠女性本品对胎儿的潜在风险。

哺乳期妇女：建议服用奈拉替尼期间不要母乳喂养，直至最后一次用药后至少 1 个月。

儿童用药：尚不明确奈拉替尼在儿童患者中的安全性和疗效。

老年用药：在 ExteNET 研究中，≥ 65 岁组和＜ 65 岁组中由不良反应导致奈拉替尼治疗终止的比例分别为 44.8% 和 25.2%，严重不良反应的发生率分别为 9.9% 和 7.0%，其中≥ 65 岁组中最常报道的严重不良反应包括呕吐、腹泻、肾衰竭和脱水。

【相互作用】

1. 避免与强效或中效 CYP3A4 抑制剂合用。

2. 与地高辛合用可使地高辛的血药浓度升高，可能增加不良反应的发生风险。

3. 本药可抑制其他 P-gp 底物（如达比加群、非索非那定）的转运。

4. 避免与强效或中效 CYP3A4 诱导剂合用。

四、内分泌治疗药物

枸橼酸他莫昔芬（tamoxifen citrate）

【药理作用】 他莫昔芬为非固醇类抗雌激素药物，其结构与雌激素相似。如果乳腺癌细胞内有雌激素受体（ER），则雌激素进入肿瘤细胞内，与其结合，促使肿瘤细胞的 DNA 和 mRNA 的合成，刺激肿瘤细胞生长。而他莫昔芬进入细胞内，与 ER 竞争性结合，形成受体复合体，阻止雌激素作用的发挥，从而抑制乳腺癌细胞的增殖。

【药代动力学】 本品口服吸收迅速。口服 20mg 后 6～7.5h，在血中达最高浓度，$t_{1/2\alpha}$：7～14h，4 天或 4 天后出现血中第二高峰，可能是肝肠循环引起，$t_{1/2\beta}$ 大于 7 天。其排泄较慢，主要从粪便排泄，约占 4/5，尿中排泄较少，约 1/5。

【适应证】

1. 治疗女性复发转移性乳腺癌。

2. 用作乳腺癌手术后转移的辅助治疗，预防复发。

【用法用量】 口服，每次 10mg，每天 2 次，也可每次 20mg，每天 2 次。

【不良反应】 最常见的不良反应为潮热，发生率 10%～20%。

常见不良反应（1%～10%）：血液（血小板减少）、代谢（高钙血症）、胃肠道（恶心、呕吐）、生殖系统（阴道出血、月经抑制）、全身（体液潴留）。

【禁忌】　在妊娠或哺乳期间不应使用他莫昔芬。他莫昔芬也禁用于已知对本品或其中所含组分过敏的患者。

【特殊人群用药】

孕妇：妊娠期间禁忌使用他莫昔芬。

哺乳期妇女：尚不清楚他莫昔芬是否在乳汁中分泌。因此，在哺乳期间不应该服用他莫昔芬。

儿童用药：不建议儿童使用他莫昔芬。

老年用药：对老年患者无特殊的剂量建议。

【相互作用】　当他莫昔芬与华法林或任何其他芳香豆素类抗凝药联合应用时，可能发生抗凝作用的显著升高，联合用药时，建议密切监测患者。当他莫昔芬和细胞毒药物联合应用时，血栓栓塞的风险增加。骨转移的患者使用他莫昔芬治疗初期，那些能够降低肾脏钙排泄的药物，如噻嗪类利尿剂，可能增加高钙血症的风险。

来曲唑（letrozole）

【药理作用】　在绝经后女性中，雌激素主要来自芳香化酶的作用，芳香化酶可将肾上腺雄激素转化为雌酮（E1）和雌二醇（E2）。因此，通过特异性抑制芳香化酶可抑制周围组织和癌组织本身的雌激素生物合成。

本药为芳香化酶系统的一种非类固醇竞争性抑制剂，可抑制雄激素转化为雌激素。本药可使 E1、E2 显著降低，但对肾上腺皮质类固醇、醛固酮或甲状腺激素的合成无显著影响。

【药代动力学】

吸收：来曲唑在胃肠道吸收迅速、完全，平均绝对生物利用度为 99.9%。进食对来曲唑吸收率的影响没有临床意义，因此，来曲唑可在进食前、后或同时服用。

分布：60% 的来曲唑与血浆蛋白结合，主要是白蛋白（55%）。来曲唑在红细胞中的浓度是其血浆浓度的 80%。应用 ^{14}C 标记的来曲唑 2.5mg 后，血浆中 82% 的放射活性物质为原型药物。来曲唑在组织中分布迅速、广泛，稳态时的表观分布容积为 1.87±0.47L/kg。

代谢：来曲唑主要的消除途径是转变为无药理活性的甲醇代谢物（清除率 =2.1L/h），但与肝脏血流（约为 90L/h）相比这个速度相对较慢，CYP3A4 酶和 CYP2A6 酶可将来曲唑转化为这种代谢产物。健康绝经后志愿者接受 2 周 ^{14}C 标记的来曲唑 2.5mg 后，从尿液中回收的放射活性物质为 88.2%±7.6%，而粪便中为 3.8%±0.9%。直到用药后 216h 从尿液中收集到的放射活性物质至少有 75%（剂量的 84.7%±7.8%）为葡萄糖醛酸化的甲醇代谢物，约 9% 为两种未鉴定的代谢物，6% 为原型的来曲唑。

消除：血浆的终末半衰期为 2～4 天。服用来曲唑 2.5mg/d，在 2～6 周内可达到稳态水平。来曲唑 2.5mg/d 的药代动力学存在轻度的非线性关系。因为在治疗中来曲唑能长期保持稳态水平，故推断没有持续蓄积作用。

【适应证】　绝经后早期乳腺癌患者的辅助治疗，此类患者雌激素或孕激素受体阳性。

已经接受他莫昔芬辅助治疗 5 年的、绝经后早期乳腺癌患者的辅助治疗，此类患者雌激素或孕激素受体阳性。

治疗绝经后、雌激素受体阳性、孕激素受体阳性或受体状况不明的晚期乳腺癌患者，这些患者应为自然绝经或人工诱导绝经。

【用法用量】　推荐剂量为 2.5mg，每日一次。饭前饭后服用皆可。如果漏服，记起时应立即补服。但是如果已经几乎到了下一次服药时间，则应跳过这次漏服的剂量，按规定的服药时间表服药，剂量不得加倍。

【不良反应】 最常见的不良反应为潮热、关节痛、恶心和疲劳。很多不良反应是由雌激素剥夺所致（如潮热、脱发和阴道出血）。

【禁忌】 对活性药物和（或）任意一种赋形剂过敏的患者。

妊娠期、哺乳期妇女。

【特殊人群用药】

孕妇及哺乳期妇女用药：本品禁用于妊娠期及哺乳期女性。

儿童用药：来曲唑不能应用于儿童或青少年。

老年用药：老年患者无须调整剂量。

【相互作用】 来曲唑主要通过肝脏 CYP3A4 和 CYP2A6 代谢，CYP3A4 和 CYP2A6 抑制剂会减少来曲唑的代谢，从而增加来曲唑的血浆浓度，与 CYP3A4 和 CYP2A6 强抑制剂合用，可能增加来曲唑的暴露。因此，对服用 CYP3A4 和 CYP2A6 强抑制剂的患者应谨慎。

来曲唑可中度抑制 CYP2C19，当与主要依靠 CYP2C19 消除并且治疗窗较窄的药物（如苯妥英、氯吡格雷）同时使用时应该谨慎。

本品与西咪替丁和华法林同时使用不会引起显著的临床药物相互作用。

依西美坦（exemestane）

【药理作用】 依西美坦为一种不可逆性甾体类芳香化酶灭活剂，结构上与该酶的自然底物雄烯二酮相似，为芳香化酶的伪底物，可通过不可逆地与该酶的活性位点结合而使其失活，从而明显降低绝经妇女血液循环中的雌激素水平，但对肾上腺中皮质类固醇和醛固酮的生物合成无明显影响。

【药代动力学】

吸收：依西美坦在乳腺癌妇女体内比在健康妇女体内吸收更快，平均达峰时间分别为 1.2h 和 2.9h。大约 42% 放射性标记的依西美坦由胃肠道吸收。与空腹状态相比，高脂肪早餐可使依西美坦的 AUC 和 C_{max} 分别增加 59% 和 39%。

分布：依西美坦广泛地分布于组织内。血浆蛋白结合率 90%，呈非浓度依赖性。分布在血细胞中的依西美坦及其代谢产物的量可以忽略。

代谢：依西美坦被大量代谢，在血浆中原型药的量低于总给药量 10%。主要通过 CYP3A4 代谢，还可通过醛酮还原酶代谢。代谢产物是非活性的或与原药相比其对芳香化酶的抑制作用下降。

排泄：给予健康绝经后妇女放射性标记的依西美坦后，尿中和粪便中放射性物质的累积排泄量相似（一周内尿样中为 42%±3%，粪便中为 42%±6%）。经尿排泄的原型药低于给药剂量的 1%。

【适应证】

1. 用于接受他莫昔芬辅助治疗 2～3 年后的绝经后妇女雌激素受体阳性的早期浸润性乳腺癌的辅助治疗。

2. 用于接受他莫昔芬治疗后疾病进展的自然或人工绝经后妇女的晚期乳腺癌。

【用法用量】 一次 25mg，一日一次，饭后口服。轻度肝肾功能不全者不须调整给药剂量。

【不良反应】 主要不良反应有：恶心、口干、便秘、腹泻、头晕、失眠、皮疹、疲劳、发热、水肿、疼痛、呕吐、腹痛、食欲增加、体重增加等。

【禁忌】　禁用于已知对药物活性成分或任何辅料过敏者，以及绝经前和妊娠或哺乳期妇女。

【特殊人群用药】

儿童用药：尚未评估本品在儿童患者中的疗效和安全性。不推荐儿童使用。

老年用药：在老年患者中使用本品无特别注意事项。

【相互作用】　建议同时接受 CYP3A4 的强诱导剂的患者进行剂量调整，依西美坦应慎与通过 CYP3A4 代谢且治疗窗窄的药物联合使用。尚无本品与其他抗癌药物联合使用的临床经验。

不应将依西美坦与其他含雌激素的药物合用，这将会降低其药理作用。

氟维司群（fulvestrant）

【药理作用】　氟维司群为竞争性的雌激素受体拮抗剂，其亲和力与雌二醇相似。氟维司群阻断了雌激素的营养作用而本身没有任何雌激素样作用。其作用机制与下调雌激素受体（ER）蛋白水平有关。

【药代动力学】

吸收：氟维司群肌内注射吸收缓慢，约 5 天后达 C_{max}。按照本品 500mg 给药方案，第 1 个月内暴露量达到（接近）稳态。稳态时，氟维司群血浆浓度维持在相对较窄的范围内，峰浓度与谷浓度之间约相差 3 倍。肌内注射给药后，在 50～500mg 剂量范围，暴露量与剂量近似成正比。

分布：氟维司群分布快速而广泛。其稳态表观分布容积非常大（约 3～5L/kg），这表明其主要分布在血管外。氟维司群与血浆蛋白高度结合（99%），极低密度脂蛋白（VLDL）、低密度脂蛋白（LDL）和高密度脂蛋白（HDL）为主要的结合对象，未进行竞争性蛋白结合的相互作用研究。尚未确定性激素结合球蛋白（SHBG）的作用。

代谢：未对氟维司群的代谢进行充分研究，但包括了许多与内源性甾体相似的可能的生物转化途径。体外研究表明，CYP3A4 是唯一参与氟维司群氧化的细胞色素 P450 同工酶，然而在体内，非细胞色素 P450 途径更占主导地位。体外数据提示氟维司群不抑制细胞色素 P450 同工酶。

清除：氟维司群主要以代谢物形式消除，主要的排泄途径是通过粪便（约 90%），仅有少于 1% 是通过尿液排泄。肌内注射后终末半衰期（$t_{1/2}$）由吸收速率控制，估计为 50 天。

【适应证】　本品可用于在抗雌激素辅助治疗后或治疗过程中复发的，或是在抗雌激素治疗中进展的绝经后（包括自然绝经和人工绝经）雌激素受体阳性的局部晚期或转移性乳腺癌。

【用法用量】　推荐剂量为每月给药一次，一次 500mg，首次给药后两周时需再给予 500mg 剂量，臀部连续缓慢肌内注射两支 5ml 注射液（1～2min/5ml），每侧臀部注射一支。

【不良反应】　最常见不良反应是注射部位反应、无力、恶心和肝酶（ALT、AST、ALP）升高。

【禁忌】　已知对本品活性成分或任何辅料过敏的患者；孕妇及哺乳期妇女；严重肝功能损害的患者；本品含苯甲醇，禁止用于儿童肌内注射。

【特殊人群用药】　儿童用药：尚未确定本品在儿童及青少年中的安全性和有效性，不推荐在该年龄层使用。

【相互作用】　与咪达唑仑（CYP3A4 的底物）相互作用的临床研究表明氟维司群对 CYP3A4 无抑制作用；同时使用氟维司群与 CYP3A4 抑制剂或诱导剂时无须调整氟维司群给药剂量。

哌柏西利 （palbociclib）

【药理作用】 哌柏西利是细胞周期蛋白依赖性激酶（CDK）4 和 CDK6 的抑制剂。周期蛋白 D1 和 CDK4/6 位于细胞增殖信号通路的下游。在体外，通过阻滞细胞从 G_1 期进入 S 期，而减少雌激素受体阳性乳腺癌细胞系的细胞增殖。

【药代动力学】

吸收：哌柏西利一般在口服后 6 ～ 12h 达 C_{max}。口服 125mg 哌柏西利后，平均绝对生物利用度为 46%。在 25 ～ 225mg 剂量范围时，AUC 和 C_{max} 通常随剂量成比例增加。在每天一次重复给药后 8 天内达到稳态。哌柏西利每天一次重复给药可出现蓄积，中位蓄积比为 2.4（范围：1.5 ～ 4.2）。

食物影响：与禁食过夜后给药相比，哌柏西利与食物同服时 AUC_{inf} 和 C_{max} 均得到显著升高。进食显著降低了个体间和个体自身的哌柏西利暴露量差异。因此，建议哌柏西利应与食物同服。

分布：哌柏西利在体外与人血浆蛋白的结合率为 85%，无浓度依赖性。在体内，人体血浆中哌柏西利的平均游离分数（f_u）随肝功能恶化程度逐渐增加，随肾功能恶化，平均 f_u 无明显变化趋势。在体外，人体肝细胞主要通过被动扩散摄取哌柏西利。

生物转化：哌柏西利经由肝细胞进行广泛代谢，主要参与哌柏西利代谢的酶为 CYP3A 和 SULT2A1。哌柏西利大部分以代谢物形式排泄，氨基磺酸结合物是在粪便中发现的主要药物相关成分，占给药剂量的 25.8%。

消除：在晚期乳腺癌患者中，哌柏西利的平均表观口服清除率为 63L/h，平均血浆消除半衰期为 28.8h。粪便为主要排泄途径。

【适应证】 本品适用于激素受体（HR）阳性、HER2 阴性的局部晚期或转移性乳腺癌，应与芳香化酶抑制剂联合使用作为绝经后女性患者的初始内分泌治疗药物。

【用法用量】 哌柏西利的推荐剂量为 125mg，每天一次，连续服用 21 天，之后停药 7 天，28 天为一个周期。应与食物同服，最好随餐服药。不得与葡萄柚或葡萄柚汁同服。哌柏西利胶囊应整粒吞服。如果胶囊出现破损、裂纹或其他不完整的情况，则不得服用。

每天在大约相同的时间服药。如果呕吐或者漏服，当天不得补服。应照常进行下次服药。

【不良反应】 最常见（≥ 20%）不良反应为中性粒细胞减少症、感染、白细胞减少症、疲乏、恶心、口腔炎、贫血、腹泻、脱发和血小板减少症。最常见（≥ 2%）的 ≥ 3 级不良反应为中性粒细胞减少症、白细胞减少症、感染、贫血、AST 升高、疲乏和 ALT 增高。

【禁忌】 对活性成分的任一辅料过敏者禁用。

禁止使用含贯叶连翘的制品。

【特殊人群用药】

孕妇及哺乳期妇女用药：不建议孕妇和未采取避孕措施的有生育能力的女性使用哌柏西利。接受哌柏西利治疗的患者不应哺乳。

儿童用药：尚未确定哌柏西利在 18 岁及以下的儿童和青少年患者中的安全性和疗效。

老年用药：65 岁及以上患者无须调整哌柏西利的剂量。

【相互作用】 哌柏西利主要被 CYP3A 和磺基转移酶 SULT2A1 代谢。在体内，哌柏西利是 CYP3A 的时间 - 依赖性弱抑制剂。

1. 其他药品对哌柏西利药代动力学的影响

（1）应避免与强效 CYP3A 抑制剂或 CYP3A 诱导剂合用，轻度中度 CYP3A 抑制剂或诱导剂合用时无须调整剂量。

（2）抗酸药的影响：餐后（摄入中脂餐）同时给予多剂量质子泵抑制剂（proton pump inhibitor，PPI）雷贝拉唑与单剂量 125mg 哌柏西利，相对于单独给予单剂量 125mg 哌柏西利，哌柏西利 C_{max} 降低了 41%，但对 AUC_{inf} 的影响有限（降低了 13%）。

空腹条件下同时给予多剂量 PPI 雷贝拉唑与单剂量 125mg 哌柏西利，哌柏西利 AUC_{inf} 和 C_{max} 分别降低了 62% 和 80%。因此，哌柏西利应与食物同服，最好随餐服用。

鉴于 H_2 受体拮抗剂和局部抗酸剂与 PPI 相比对胃内 pH 的影响较小，哌柏西利与食物同服时，预期 H_2 受体拮抗剂或局部抗酸剂对哌柏西利的暴露量无临床相关影响。

2. 哌柏西利对其他药品药代动力学的影响　在每天给予 125mg 达到稳态后，哌柏西利是一种弱的时间 - 依赖性 CYP3A 抑制剂。与咪达唑仑单独给药相比，多剂量哌柏西利与咪达唑仑同时给药时，咪达唑仑 AUC_{inf} 和 C_{max} 分别增加了 61% 和 37%。

治疗指数狭窄的敏感 CYP3A4 底物（如阿芬太尼、环孢素、双氢麦角胺、麦角胺、依维莫司、芬太尼、匹莫齐特、奎尼丁、西罗莫司和他克莫司）与哌柏西利同时使用时可能需要降低剂量，因为哌柏西利可增加它们的暴露量。

哌柏西利与来曲唑联用时，两种药品之间无药物相互作用。

单剂量哌柏西利与多剂量他莫昔芬同时给药，与哌柏西利单独给药时的暴露量相当。

哌柏西利与氟维司群联用时，两种药品之间无临床相关药物相互作用。

尚未对哌柏西利与口服避孕药之间的 DDI 进行研究。

与转运蛋白的体外研究：根据体外研究数据，预计哌柏西利抑制肠道 P-gp 和乳腺癌耐药蛋白（BCRP）介导的转运。因此，哌柏西利与 P-gp（如地高辛、达比加群、秋水仙碱）或 BCRP（如普伐他汀、瑞舒伐他汀、柳氮磺胺吡啶）的底物类药品合并用药可增加它们的治疗作用和不良反应。

根据体外研究数据，哌柏西利可抑制摄取转运体有机阳离子转运蛋白 OCT1，因此可增加该转运蛋白的底物类药品（如二甲双胍）的暴露量。

西达本胺（chidamide）

【药理作用】　本品为苯酰胺类组蛋白脱乙酰酶（histone deacetylase，HDAC）亚型选择性抑制剂，主要针对第Ⅰ类 HDAC 中的 1、2、3 亚型和第Ⅱb 类的 10 亚型，具有对肿瘤异常表观遗传功能的调控作用。西达本胺通过抑制相关 HDAC 亚型以增加染色质组蛋白的乙酰化水平来引发染色质重塑，并由此产生针对多条信号传递通路基因表达的改变（即表观遗传改变），进而抑制肿瘤细胞周期、诱导肿瘤细胞凋亡，同时对机体细胞免疫具有整体调节活性，诱导和增强自然杀伤细胞（NK细胞）和抗原特异性细胞毒性 T 细胞（CTL）介导的肿瘤杀伤作用。西达本胺还通过表观遗传调控机制，具有诱导肿瘤干细胞分化、逆转肿瘤细胞的上皮 - 间充质转化等功能，进而在恢复耐药肿瘤细胞对药物的敏感性和抑制肿瘤转移、复发等方面发挥潜在作用。

【药代动力学】

吸收：西达本胺片的药代动力学参数在不同患者中存在着一定差异。随着年龄的增加，具有药物在体内达峰时间缩短、吸收峰浓度提高的趋势；在相同服药剂量下，男性患者的平均药物暴露量约为女性患者的 80%。

分布：本品在人体内具有较大的表观分布容积，提示药物在体内具有较为广泛的分布。体外研究结果表明，在 20 ～ 150ng/ml 浓度范围，西达本胺与人血浆蛋白结合率为 89.1% ～ 99.3%。

代谢和清除：不同患者单次口服 30mg 西达本胺片后的药物排出量及排出途径相似，服药后 168h 尿液和粪便中西达本胺的总排泄量占服药量的 80.2%±9.5%，绝大部分的排出集中于前 72h。药物吸收后大部分经过肾脏由尿液排出体外，少量经粪便排出。西达本胺原型药的排出占总服药量的 37.6%±9.2%，约占尿液排泄量的 39.4%；粪便中绝大部分为原型药，约占粪便总排出量的 86.9%。

【适应证】

1. 用于既往至少接受过一次全身化疗的复发或难治的外周 T 细胞淋巴瘤（PTCL）患者。

2. 联合芳香化酶抑制剂用于激素受体阳性、HER2 阴性、绝经后、经内分泌治疗复发或进展的局部晚期或转移性乳腺癌患者。

【用法用量】 西达本胺片为口服用药，成人推荐每次服药 30mg（6 片），每周服药两次，两次服药间隔不应少于 3 天（如周一和周四、周二和周五、周三和周六等），早餐后 30min 服用。直至病情进展或出现不能耐受的不良反应。

与依西美坦联用时，依西美坦推荐剂量为 25mg/d，每天一次。

【不良反应】 常见不良反应有：血液学不良反应，包括血小板计数降低、白细胞或中性粒细胞计数降低、血红蛋白降低；全身不良反应，包括乏力、发热；胃肠道不良反应，包括腹泻、恶心和呕吐；代谢及营养系统不良反应，包括食欲下降、低钾血症和低钙血症；以及其他不良反应，包括头晕、皮疹等。

【禁忌】 对西达本胺或其任何成分过敏患者、妊娠期患者、严重心功能不全患者 [纽约心脏病学会（NYHA）心功能不全分级Ⅳ级]。

【特殊人群用药】

孕妇及哺乳期：妊娠期间及哺乳期禁止服用西达本胺片。

儿童用药：不推荐儿童使用。

老年用药：医生可根据老年患者的综合情况，指导患者用药或进行剂量调整。

【相互作用】 体外研究显示西达本胺对人肝微粒体细胞色素 P450 酶各主要亚型均无明显的直接抑制作用。

依维莫司（everolimus）

【药理作用】 依维莫司为 mTOR 的选择性抑制剂。mTOR 是一种关键丝氨酸 - 苏氨酸激酶，在一些人体肿瘤中活性上调。依维莫司可与胞内蛋白 FKBP12 结合形成抑制性的复合体 mTORC1，该复合体可抑制 mTOR 的活性。mTOR 信号通路的抑制可导致转录调节因子 S6 核糖体蛋白激酶（S6K1）和真核生物延伸因子 4E- 结合蛋白（4E-BP）的活性降低，从而干扰细胞周期、血管新生、糖酵解等相关蛋白的翻译和合成。依维莫司可使血管内皮生长因子（VEGF）的表达减少。依维莫司是肿瘤细胞、内皮细胞、成纤维细胞、血管平滑肌细胞生长和增殖的强效抑制剂，并可在体内外抑制实体瘤的糖酵解。

【药代动力学】 吸收：晚期实体瘤患者中，口服本品 5 ～ 70mg 后 1 ～ 2h 达到浓度峰值。单次给药后，5mg 和 10mg 之间的 C_{max} 与剂量成比例。剂量为 20mg 及更高时，C_{max} 增加小于剂量升高比例，但 AUC 在 5 ～ 70mg 范围内与剂量成比例。每日一次给药后，于两周内达到稳态。

结节性硬化症相关的室管膜下巨细胞星形细胞瘤患者中的剂量比例：在结节性硬化症相

关的室管膜下巨细胞星形细胞瘤患者中，$1.35 \sim 14.4\text{mg/m}^2$ 剂量范围内，依维莫司 $C_{\min}$ 大致与剂量成正比。

食物效应：在健康受试者中，高脂餐降低本品 10mg 片剂 AUC 22%，降低 $C_{\max}$ 54%。低脂餐降低 AUC 32%，降低 $C_{\max}$ 42%。但食物对吸收后阶段的浓度 - 时间曲线无明显影响。

分布：依维莫司的血液 - 血浆浓度比（在 $5 \sim 5000\text{ng/ml}$ 范围内呈浓度依赖性）为 17% $\sim$ 73%。在给予本品 10mg/d 一次的癌症患者中，检测的依维莫司血浆浓度约为全血浓度的 20%。健康受试者和中度肝功能受损患者的血浆蛋白结合率均为约 74%。

代谢：依维莫司是 CYP3A4 和 P-gp 底物。口服给药后，人体血液循环中的主要成分是依维莫司。

依维莫司有 6 个主要代谢产物，代谢产物活性比依维莫司活性约低 100 倍。依维莫司不太可能影响 CYP3A4 和 CYP2D6 底物的代谢。

排泄：尚没有在癌症患者中进行专门的排泄研究。接受环孢菌素治疗的移植患者单次口服 3mg 放射标记的依维莫司后，80% 的放射活性物经粪便排出，5% 经尿排泄。在尿和粪便中均没有检测出母体药物。依维莫司平均消除半衰期约为 30h。

【适应证】　既往接受舒尼替尼或索拉非尼治疗失败的晚期肾细胞癌成人患者。

不可切除的、局部晚期或转移性的、分化良好的（中度分化或高度分化）进展期胰腺神经内分泌瘤成人患者。

需要治疗干预但不适于手术切除的结节性硬化症（TSC）相关的室管膜下巨细胞星形细胞瘤（SEGA）成人和儿童患者。

用于治疗不需立即手术治疗的结节性硬化症相关的肾血管平滑肌脂肪瘤（TSC-AML）成人患者

【用法用量】　本品的推荐剂量为 10mg 每日一次。

【不良反应】　最常见药物不良反应（发生率 ≥ 10%）分别为（按降序排列）：口腔炎，皮疹，疲劳，腹泻，感染，恶心，食欲下降，贫血，味觉障碍，非感染性肺炎，周围水肿，高血糖，虚弱，瘙痒，体重下降，高胆固醇，鼻出血，咳嗽和头痛。

最常见的 3 $\sim$ 4 级药物不良反应（发生率 ≥ 1% 且 < 10%）为口腔炎，贫血，高血糖，疲劳，感染，非感染性肺炎，腹泻，虚弱，血小板减少，中性粒细胞减少，呼吸困难，淋巴细胞减少，蛋白尿，出血，低磷血症，皮疹，高血压，AST 升高，ALT 升高，感染性肺炎和糖尿病。

【禁忌】　对本品有效成分、其他 mTOR 衍生物或本品中任一辅料过敏者禁用。

【特殊人群用药】

孕妇及哺乳期妇女用药：在孕妇中无足够使用本品治疗的信息。服用依维莫司的女性在治疗期间及最后一次剂量后 2 周内不应进行母乳喂养。

儿童用药：对于晚期肾细胞癌和晚期神经内分泌瘤，本品暂无儿童用药数据。本品建议用于需要治疗干预但无法通过根治性手术切除的 ≥ 1 岁的结节性硬化症相关的室管膜下巨细胞星形细胞瘤儿童患者。需要在有经验的专科医生指导下使用。

老年用药：在老年患者中不需进行剂量调整，但建议密切监测不良反应并适当进行剂量调整。

【相互作用】　依维莫司是 CYP3A4 底物，也是多种药物外排泵 P-gp 的底物和中效抑制剂。在体外，依维莫司是 CYP3A4 的竞争性抑制剂和 CYP2D6 的混合抑制剂。不应与 CYP3A4 强效抑制剂合并用药。谨慎与中效 CYP3A4 和（或）P-gp 抑制剂合用。如不能选择治疗，应降低本品剂量。

贝伐珠单抗（bevacizumab）

贝伐珠单抗介绍见第五章第四节。

第五节　病例实践与分析

一、病　例　1

（一）病例资料

患者，女，47 岁。ECOG 体能状况 1 分，因"自检发现左乳肿物 2 年余"入院，肿块位于左乳外上象限，约"核桃"大小，乳腺彩超提示左乳异常回声，性质待定（BI-RADS 分级 4B 级），穿刺病检明确左乳腺癌伴同侧腋窝、内乳、锁骨下淋巴结转移，PET-CT 示：考虑双肺，纵隔淋巴结，肺门淋巴结，腹膜后淋巴结，肝脏，腰 4、腰 5 椎体，骶椎多发转移。病理检查：（左乳）浸润性癌，考虑 WHO2 级。免疫组化结果：ER（−），PR（−），HER2[++，待荧光原位杂交（FISH）进一步检查]，P53（−），Ki-67（约 20%+）。FISH 检测：见 *HER2* 基因扩增。临床诊断：左乳腺癌 cT4N3M1（肝、骨、肺、多发淋巴结等）Ⅳ期，HER2 阳性。予以 THP 方案（多西他赛注射液 $75mg/m^2$+ 注射用曲妥珠单抗 8mg/kg+ 帕妥珠单抗 840mg）治疗。

（二）治疗原则

患者诊断左乳腺癌 cT4N3M1 Ⅳ期，HER2 阳性。针对晚期乳腺癌是选择以化疗为主的综合治疗，HER2 阳性患者同时加用靶向 HER2 的药物治疗。

（三）药物治疗方案分析

《中国临床肿瘤学会（CSCO）乳腺癌诊疗指南 2023》针对晚期乳腺癌首选方案为紫杉类联合 HP 双靶向治疗，紫杉类药物包含紫杉醇、多西他赛、白蛋白紫杉醇，H 指曲妥珠单抗、伊尼妥单抗，P 指帕妥珠单抗。该病例为既往未接受过治疗的晚期乳腺癌（HER2 阳性）患者，因此，初始选择 THP 方案（多西他赛注射液＋注射用曲妥珠单抗＋帕妥珠单抗）合理。

（四）药学监护

1. 有效性　抗肿瘤药物使用两个疗程后可通过 CT 等影像学手段和肿瘤标志物等检验指标监测患者抗肿瘤治疗效果。

2. 安全性　①监护化疗药物导致的血液毒性，多西他赛有骨髓抑制作用，表现为中性粒细胞、血小板减少和贫血等症状，每周复查 1～2 次血常规，如异常，可予以升白细胞、血小板等对症治疗。②体液潴留：多西他赛可引起体液潴留，可予以皮质类固醇预防减少体液潴留。③输液反应：曲妥珠单抗易引起输液反应，表现为发热、寒战、呼吸困难、低血压、支气管痉挛等症状；用药前可予以抗组胺药、皮质类固醇和解热镇痛药预处理，输入过程密切观察，如有异常立即停止输入，对症治疗。④心脏毒性：曲妥珠单抗和帕妥珠单抗可引起心功能不全，表现为呼吸困难、咳嗽、肺水肿、奔马律或射血分数减少；如出现胸闷、呼吸困难、心悸、心动过速等情况及时就诊，使用期间应监测患者心功能。此外，还应监护患者恶心、呕吐等胃肠道反应、肝肾毒性及神经毒性，及时予以处理。

二、病　例　2

（一）病例资料

患者，女，54岁。ECOG体能状况1分，因"自检发现左乳肿块半年余"入院，超声提示左乳多发异常回声，性质待定：乳腺癌？左侧腋下组（含腋窝）淋巴结肿大，性质待定：淋巴M？穿刺活检结果：左乳黏液癌。免疫组化：ER（+）80%，PR（+）5%，HER2（+），P53（−），Ki-67（+）30%。诊断：cT3N2M0（Ⅲb期），Luminal B型。患者完成6周期TAC方案新辅助化疗后，行全身麻醉下保留胸肌式左侧乳腺癌扩大根治术+前哨淋巴结探查及活检术，术后诊断：左乳腺癌ypT3N2M0（Ⅲb期，Luminal B型）。术后病理检查：左乳肿瘤病灶约（6×4.5×2.8）cm，（左乳肿物）黏液癌，脉管内未见确切癌栓，神经侵犯（−），左乳头及基底未见癌累及，左腋窝淋巴结转移性癌（5/17），免疫组化：（左乳肿物）ER（+）80%，PR（−），HER2（−），P53（−），Ki-67（+）30%。术后行8周期AC-T方案化疗，随后行卵巢功能抑制+内分泌治疗+术后放射治疗。长期予阿那曲唑1mg qd内分泌治疗+定期予亮丙瑞林行卵巢功能抑制（每28天一次）治疗，后行手术去势治疗，目前已辅助内分泌治疗2年半。现复查新增骨转移灶，予以哌柏西利+氟维司群内分泌解救治疗，并行唑来膦酸抗骨转移治疗。

（二）治疗原则

患者初始诊断左乳腺癌ypT3N2M0（Ⅲb期），Luminal B型，针对Ⅲ期的患者初始应选择新辅助化疗，待肿瘤缩小后行手术治疗，以及术后放化疗、辅助内分泌治疗。患者辅助内分泌治疗期间，出现新增骨转移病灶，进入晚期解救治疗阶段，目的是延长生存期和提高生活质量。

（三）药物治疗方案分析

患者初始诊断（左）乳腺恶性肿瘤（ypT3N2M0 Ⅲ期，Luminal B型），分期分型明确，经过术后辅助化疗及内分泌治疗后疾病进展，治疗方式进入晚期的解救治疗。患者经手术卵巢去势，判定为已绝经。根据《中国临床肿瘤学会乳腺癌诊疗指南2023》规定，对于激素受体阳性晚期乳腺癌解救治疗包括内分泌治疗和化疗两种方式，患者新增骨转移灶，无内脏转移，肿瘤负荷不大，且辅助治疗中无病间期长（2年以上），故选择内分泌治疗。对于既往使用非甾体类AI治疗失败的患者，优先推荐：甾体类AI+西达本胺、氟维司群+阿贝西利、氟维司群+哌柏西利。患者使用氟维司群+哌柏西利，方案选择合理。针对患者骨转移，选择骨改良药物唑来膦酸作为标准治疗方案。

（四）药学监护

1. 有效性　监护患者骨痛等临床症状，及时评估体能状况，抗肿瘤药物使用两个疗程后可通过乳腺超声，胸、腹部、盆腔增强CT等影像学手段，以及肿瘤标志物（CA153）等检验指标判断抗肿瘤治疗效果。

2. 安全性　治疗期间监护患者血液系统毒性：氟维司群和哌柏西利均易导致白细胞、中性粒细胞、红细胞、血小板减少，应注意每周监测1～2次血常规，及时予以相应治疗。同时，氟维司群易导致静脉血栓栓塞，当出现肢体疼痛、肿胀、沉重感和皮肤温度升高，或者不明原因的呼吸困难、胸痛、晕厥等，应做超声、CT或静脉造影等排除是否出现深静脉血栓和肺栓塞。同时，关注患者内分泌治疗后是否出现泌尿系感染、阴道炎、阴道出血等症状，予对症抗感染等治疗。

同时，患者接受了骨治疗，早期尤其是首次使用双膦酸盐类容易出现发热、疲乏、寒战及关节肌肉疼痛等流感样症状，一般3天后可逐渐缓解，予对症治疗，必要时可予以预防用药。此外，颌骨坏死是唑来膦酸较严重的不良反应，定期对患者行口腔评估。用药期间还应监护患者电解质、肝肾功能。

三、病 例 3

（一）病例资料

患者，女，49岁。ECOG体能状况1分，因发现右乳肿块1月余入院检查。彩超提示：右侧乳腺12点钟方向距乳头34mm处探及大小约（32×18×25）mm低回声包块（BI-RADS 4C级），边界不清，形态不规则；右侧腋窝探及多个淋巴结。行右乳包块穿刺活检提示右乳腺癌。在全身麻醉下行"右侧单纯乳房切除术＋前哨淋巴结探查术"，术后病理检查提示：①右侧乳腺癌改良根治术标本：右侧浸润性癌。②前哨淋巴结查见小灶癌转移（1/17），免疫组化：ER（−），PR（−），HER2（−），Ki-67（t）约60%。术后诊断：右乳浸润性癌T2N1M0 ⅡB期，三阴型。术后行4周期AC方案（表柔比星90～100mg/m²，第1天＋环磷酰胺600mg/m²，第1天），序贯4周期T方案（多西他赛80mg/m²，第1天）化疗。

（二）治疗原则

患者初始诊断为右乳浸润性癌T2N1M0 ⅡB期，三阴型，针对Ⅱ期的乳腺癌，先手术治疗，术后根据病理和临床情况进行辅助化疗。对肿块较大、有保乳倾向的患者，可考虑新辅助化疗。对部分肿块大、淋巴结转移数目多的病例可选择行放射治疗。

（三）药物治疗方案分析

患者为三阴型乳腺癌，对于肿瘤＞2cm，淋巴结阳性的患者，术后辅助化疗的初始治疗方案推荐AC-T、TAC、TP等方案。该患者肿瘤大小约（32×18×25）mm，前哨淋巴结查见小灶癌转移（1/17），选用AC-T方案术后辅助治疗合理。BCIRG005研究显示AC-T与TAC辅助化疗疗效在无病生存期和总生存期上无明显差异，但序贯组血液学毒性显著低于联合组。因此，考虑到耐受性，该患者优先选择AC-T辅助化疗。

（四）药学监护

1. 有效性 每次化疗周期前监测肿瘤标志物，如CA153、CEA等，每2次化疗周期前行乳腺区域及淋巴引流区超声检查，必要时可行乳腺X线摄片、乳腺MRI及胸腹部CT等检查。

2. 安全性 治疗过程中，监护患者胃肠道，如恶心、呕吐等不良反应，可给予预防性止吐药物，对化疗过程中和结束后的爆发性和延迟性呕吐给予及时对症处理。监护化疗药引起的血液学毒性，如白细胞减少和中性粒细胞减少，每周复查1～2次血常规，当相关指标出现异常，积极予以对症治疗。心脏毒性是表柔比星的剂量累积性毒性，使用药物前充分评估心脏毒性风险，动态监测肌钙蛋白和左心室射血分数（LVEF），出现心脏毒性时，给予对症处理。密切监护环磷酰胺可能引起的出血性膀胱炎及多西他赛可能引起的神经毒性等。

第七章 结直肠癌的药物治疗学

第一节 结直肠癌的概述

一、结直肠癌的流行病学

结直肠癌（colorectal cancer，CRC）指结肠癌或直肠癌，其发病率和死亡率在世界各地差异明显。根据 WHO 的 GLOBOCAN 数据库，在全球范围内，CRC 分别是男性和女性中最常诊断的第三大和第二大癌症，2020 年新发病例 190 万，死亡病例近 93.5 万。男性的发病率和死亡率显著高于女性。全球不同地区的 CRC 发病率相差超过 10 倍，其中以澳大利亚、新西兰、欧洲和北美洲的发病率最高，非洲、中亚及南亚最低。不同的膳食和环境暴露因素与遗传易感性的相互作用可能是上述地域差异的原因。

在全球范围内右半结肠癌或近端结肠癌有逐渐增多的趋势，其中盲肠癌发病率增加最为明显。相比左侧 CRC，右半结肠准备欠佳、结肠镜检查不完全、解剖结构影响观察导致其不易被发现。同时，右半结肠癌与左侧 CRC 的生物学特性也存在差异。例如，锯齿状腺瘤更常见于右半结肠，该病变更扁平、内镜下更难查见，特征为携带 *BRAF* V600E 突变并导致微卫星不稳定性。

20 世纪 80 年代中期以来，美国及其他许多西方国家的 CRC 死亡率逐渐下降。与此不同的是，在许多资源和卫生基础设施较为有限的国家，CRC 死亡率持续上升，尤其是中美洲、南美洲和东欧。

二、结直肠癌的危险因素

环境和遗传因素可增加发生 CRC 的可能性。尽管遗传易感性引发的风险最大，但 CRC 多为散发，而非家族性。

（一）遗传性结肠癌综合征

家族性腺瘤性息肉病（familial adenomatous polyposis，FAP）和遗传性非息肉病性结直肠癌（hereditary nonpolyposis colorectal cancer，HNPCC，又称 Lynch 综合征）是最常见的家族性结肠癌综合征。

FAP 及其变异型（衰减型 FAP）在 CRC 中占比不到 1%。FAP 及其变异型是常染色体显性遗传病，由抑癌基因 *APC* 的突变引起，该基因位于染色体 5q21-q22 上。经典型 FAP 的特征是存在成百上千个腺瘤性结直肠息肉。弥漫性息肉病通常发生在 10～29 岁，平均年龄 16 岁，但已在年仅 8 岁的患者中发现息肉。未经治疗的 FAP 患者几乎都会发生结直肠癌，诊断为癌症的平均年龄为 39 岁。大约 40% 的 FAP 患者存在同时性 CRC（同时性 CRC 定义为在初始 CRC 诊断后 6 个月内，发现两个或多个被正常肠道分隔且不是由直接侵犯或转移引起的独立、原发性肿瘤），其中 80% 以上为左侧肿瘤。衰减型 FAP 中腺瘤及癌症的诊断平均年龄为 54 岁，肿瘤分布于更近端的结肠。

Lynch 综合征约占新诊断 CRC 病例的 3%。Lynch 综合征是常染色体显性遗传病，可由

DNA 错配修复基因（DNA mismatch repair，MMR）突变或 *EPCAM* 基因缺失导致 MSH2 不表达引起。在出现 CRC 症状（如消化道出血、腹痛或排便习惯改变）之前，大多数患者没有症状。Lynch 综合征患者的终生 CRC 风险从 12% 到高达 90% 不等，取决于性别、发生突变的 *MMR* 基因，以及患者和家族中突变的外显率。尽管发病年龄因基因型而异，但与散发性 CRC 相比，Lynch 综合征患者发生 CRC 时通常更年轻。在 50 岁前诊断的新发 CRC 中，约有 8% 是由 Lynch 综合征导致的。Lynch 综合征相关 CRC 患者的 10 年总生存率较高（结肠癌患者为 88%，直肠 - 乙状结肠癌患者为 70%）。

MUTYH 相关息肉病（MUTYH-associated polyposis，MAP）是一种常染色体隐性遗传综合征，由碱基切除修复基因 MutY 同源物（MutY homolog，MUTYH）双等位基因种系突变导致。MAP 的表型多样，可以表现为息肉病表型，腺瘤数目通常不足 500 个。越来越多的报道显示，这些 MUTYH 基因的种系突变可能是相当一部分没有显性家族遗传性综合征的患者发生家族性 CRC 的原因，而且很多双等位基因突变携带者存在不伴息肉病的癌症，所以很难识别其表型。

（二）年龄

年龄是散发性 CRC 的一个主要危险因素。40 岁之前大肠癌较少见；40 ～ 50 岁发病率开始明显上升，此后每增加 10 岁发病率都会相应增加。近年 CRC 的发病率在年轻人群中呈现增长趋势。美国国家癌症研究所 SEER 项目（Surveillance，Epidemiology and End Results，SEER）收集的数据及其他西方国家癌症登记数据库的近期数据表明，50 岁以下人群的 CRC 发病率正在增加，而更年长人群的 CRC 发病率则在下降。在美国 50 岁以下人群中不论男女，CRC 发病率在 1995 ～ 2016 年间以每年 2% 的速度稳步上升。一些注册登记报告显示，即使在 20 ～ 39 岁人群中，CRC 的发病率也在不断上升，但该年龄段的绝对发病率仍远低于≥ 50 岁的人群。出现上述增加的主要原因是左侧癌症总体增加，尤其是直肠癌。超过 86% 的 50 岁以下 CRC 在诊断时处于较晚分期，这说明发病率的增加真实存在，而非由于较早检测引起的诊断年龄改变。有数据表明，长期久坐看电视（独立于运动和肥胖）与早年发生 CRC 的风险增加有关，尤其是直肠癌。

（三）CRC 或腺瘤性息肉的个人史或家族史

有 CRC 或结肠腺瘤性息肉个人史的患者未来有发生结肠癌的风险。切除单个 CRC 后 5 年内有 1.5% ～ 3% 的患者会发生异时性原发癌。较大腺瘤性息肉（直径＞ 1cm）、组织学类型为绒毛 / 管状绒毛的息肉或高级别异型增生的息肉，尤其是有多发性病变时，患者的 CRC 相对危险度为 3.5 ～ 6.5。

即使没有明确的遗传易感性综合征，家族史也仍然是一项重要的危险因素。若有 1 名一级亲属（父母、兄弟姐妹或子女）存在 CRC，则发病风险约为一般人群的 2 倍。以下情况会进一步增加风险：有 2 名一级亲属患结肠癌，或有 1 名一级亲属加上父母任何一方的家族中≥ 1 名一级或二级亲属患结肠癌；有一级亲属的诊断年龄小于 50 岁。

（四）其他危险因素

慢性溃疡性结肠炎与结肠肿瘤存在明确关联，疾病的范围、持续时间和活动度是主要决定因素。全结肠炎患者的结肠肿瘤发病风险是一般人群的 5 ～ 15 倍，而左半结肠炎患者的发病风险大约是一般人群的 3 倍；相比之下，单纯直肠炎或直肠乙状结肠炎似乎不会显著增加该风险。有证据表明，某些针对炎症性结肠炎的治疗可降低 CRC 风险，且静止性疾病的 CRC 风险小于慢性活动性疾病。

其他 CRC 危险因素包括：接受腹盆腔放射治疗、肾移植后长期接受免疫抑制治疗、囊性纤维化、肢端肥大症、肥胖、糖尿病、吸烟、过度饮酒、过度摄入加工肉类（如香肠、培根、火腿、牛肉干、腌牛肉，以及其他烟熏、盐渍、发酵或腌制的肉类），以及缺乏体力活动等。

三、结直肠癌的诊断与鉴别诊断

（一）症状和体征

CRC 的症状通常是由肿瘤向肠腔内或邻近结构生长导致的。CRC 的典型症状 / 体征包括便血或黑便、腹痛，其他原因无法解释的缺铁性贫血和（或）排便习惯改变。较少见的主诉症状包括腹部膨隆和（或）恶心呕吐。排便习惯改变在左侧 CRC 中更常见，如直肠乙状结肠癌可导致便血，直肠癌可导致里急后重、直肠疼痛，以及大便变细。隐匿性失血造成的缺铁性贫血在右侧 CRC 更常见。腹痛则可发生于任何解剖部位的 CRC。腹痛可由肿瘤导致的部分性梗阻、肿瘤腹膜播散或者弥漫性腹膜炎的肠穿孔引起。大约 1/5 的 CRC 患者就诊时有转移性疾病，CRC 最常见的转移部位是区域淋巴结、肝脏、肺和腹膜。患者可能因其中任何一个区域的体征或症状而就诊，如右上腹痛、腹部膨隆、早饱、锁骨上淋巴结肿大或者脐周结节等。

（二）生化及实验室检查

检查项目包括血常规、血生化、大便常规及隐血试验、血清肿瘤标志物等，其中血清肿瘤标志物包括癌胚抗原（carcinoembryonic antigen，CEA）、糖类抗原 199（carbohydrate antigen 199，CA199）等。由于这些血清肿瘤标志物与良性疾病有大量重叠，如 CEA 升高的非癌症病因包括胃炎、消化性溃疡病、憩室炎、肝脏疾病、慢性阻塞性肺疾病、糖尿病、急性或慢性炎症状态等。因此，包括 CEA 在内的任何血清标志物均不应作为 CRC 的筛查性或诊断性指标。然而，确诊 CRC 的患者应在术前和术后检测血清 CEA 水平，以辅助确定手术治疗计划和评估预后。

（三）影像学检查

结肠镜是 CRC 最准确最通用的诊断性检查，它可以在整个大肠中定位病灶并进行组织取样，如活检或息肉切除术，所有疑似结直肠癌的患者均推荐行纤维结肠镜或电子结肠镜检查。经直肠腔内超声或内镜超声检查为中低位直肠癌诊断及分期的常规手段。CT 结肠成像可对充气扩张的结肠提供一种计算机模拟的腔内视角，该技术应用传统螺旋 CT 以获取大量连续的图像数据，再用精密的后处理软件来产生图像，使操作者能在清洁后的结肠内进行任意方向的飞跃式（fly through）导航，当结肠镜检查使用受限时，CT 结肠成像是一种敏感性相近而创伤性更小的替代选择。胸部、腹部及盆腔 CT 及 MRI 可了解肿瘤内部情况、肿瘤与周围脏器的关系、淋巴结有无转移，以及肝、肺等远处器官转移情况，对于估计分期和确定手术方式有重要意义。PET-CT 不推荐常规使用，但对于常规检查无法明确的转移复发病灶可作为有效的辅助检查。

（四）鉴别诊断

CRC 的症状和体征没有特异性。许多疾病均可引起与结直肠腺癌相似的症状或体征，包括原发于大肠的其他少见恶性肿瘤，如卡波西肉瘤（Kaposi sarcoma，KS）、淋巴瘤、类癌，以及一些良性病变，如痔、憩室炎、感染或炎症性肠病。对于放射影像学或内镜检查发现的结肠肿块，一般需要行活检和组织学评估来区分良性或恶性疾病。

四、结直肠癌的分型分期

（一）结直肠癌的组织学分型

绝大多数结直肠恶性肿瘤都是癌，其中 90% 以上为腺癌，其他组织学类型，如神经内分泌肿瘤、错构瘤、间质肿瘤和淋巴瘤相对少见。根据《WHO 消化系统肿瘤分类》第 5 版，结直肠腺癌可分为多种亚型：黏液腺癌、印戒细胞癌、髓样癌、锯齿状腺癌、微乳头状癌、腺瘤样腺癌、腺鳞癌、伴肉瘤样成分的癌。在这些形态学变异型中，部分具有预后意义，印戒细胞癌是一种侵袭性腺癌亚型，总体预后不良；髓样癌往往与 MMR 蛋白缺陷相关，预后相对良好；腺鳞癌在腺癌中包含鳞状分化区域，多见于远端结肠或直肠，其总体死亡率和结直肠特异性死亡率高于腺癌。

（二）结直肠癌的组织学分级

CRC 的组织学分级考虑到以下指标：腺体形成程度、细胞 - 细胞之间协作程度、维持极化的程度和向中心腔内协调分泌细胞产物的程度。美国病理学家学会（College of American Pathologists，CAP）推荐仅根据腺体形成程度来确定分级：1 级，高分化（＞ 95% 腺体形成）；2 级，中分化（50% ~ 95% 腺体形成）；3 级，低分化（＜ 50% 腺体形成）；4 级，未分化（无腺体或黏蛋白形成，无鳞状或神经内分泌分化）。《WHO 消化系统肿瘤分类》第 5 版推荐采用两级分级系统：将高分化和中分化合并为低级别，低分化和未分化合并为高级别。

（三）结直肠癌的分期

CRC 采用美国癌症联合委员会（American Joint Committee on Cancer，AJCC）/ 国际抗癌联盟（Union for International Cancer Control，UICC）的 TNM 分期系统（表 7-1），该分期系统适用于原发于结肠和直肠的病理类型为腺癌、鳞状细胞癌、高级别神经内分泌癌的肿瘤，不适用阑尾癌。cTNM 属于临床分期，用于根治性手术切除前，通过诊断性活检、体格检查和影像学检查，如 CT、MRI 或经直肠超声确定。pTNM 属于病理分期，用于病理科医生对手术标本的分期。前缀"y"用于新辅助治疗后的手术标本分期（如，ypTNM）。前缀"r"用于指代复发性肿瘤。

表 7-1　结直肠癌的 AJCC/UICC 分期系统

分期	标准
原发肿瘤（T）	
Tx	原发肿瘤无法评估
T0	无原发肿瘤证据
Tis	原位癌、黏膜内癌（肿瘤侵犯黏膜固有层但未突破黏膜肌层）
T1	肿瘤侵犯黏膜下层（肿瘤突破黏膜肌层但未累及固有肌层）
T2	肿瘤侵犯固有肌层

续表

分期	标准
T3	肿瘤穿透固有肌层到达结直肠旁组织
T4a	肿瘤穿透脏层腹膜（包括肉眼可见的肿瘤部位肠穿孔，以及肿瘤透过炎症区域持续浸润到达脏层腹膜表面）
T4b	肿瘤直接侵犯或附着于邻近器官或结构

区域淋巴结（N）

分期	标准
Nx	无法评估区域淋巴结
N0	无区域淋巴结转移
N1	1～3 枚区域淋巴结转移（淋巴结中的肿瘤直径＞ 0.2mm），或无区域淋巴结转移，但存在任意数目的肿瘤结节（tumor deposit，TD）
N1a	1 枚区域淋巴结转移
N1b	2～3 枚区域淋巴结转移
N1c	无区域淋巴结转移，但浆膜下、肠系膜内或无腹膜覆盖的结肠 / 直肠周围组织内有肿瘤结节
N2	4 枚及以上区域淋巴结转移
N2a	4～6 枚区域淋巴结转移
N2b	7 枚及以上区域淋巴结转移

远处转移（M）

分期	标准
M0	影像学检查无远处转移，即远隔部位和器官无转移肿瘤存在的证据（该分类不应该由病理医生来判定）
M1	存在一个或多个远隔部位、器官或腹膜的转移
M1a	远处转移局限于单个远离部位或器官，无腹膜转移
M1b	远处转移分布于两个及以上的远离部位或器官，无腹膜转移
M1c	腹膜转移，伴或不伴其他部位或器官转移

解剖分期 / 预后组别

当 T 为……	且 N 为……	且 M 为……	则期别为……
Tis	N0	M0	0
T1，T2	N0	M0	Ⅰ
T3	N0	M0	Ⅱ A
T4a	N0	M0	Ⅱ B
T4b	N0	M0	Ⅱ C
T1～T2	N1/N1c	M0	Ⅲ A
T1	N2a	M0	Ⅲ A
T3～T4a	N1/N1c	M0	Ⅲ B
T2～T3	N2a	M0	Ⅲ B
T1～T2	N2b	M0	Ⅲ B
T4a	N2a	M0	Ⅲ C
T3～T4a	N2b	M0	Ⅲ C
T4b	N1～N2	M0	Ⅲ C
任何 T	任何 N	M1a	Ⅳ A
任何 T	任何 N	M1b	Ⅳ B
任何 T	任何 N	M1c	Ⅳ C

注：Tis，包括肿瘤细胞局限于腺体基底膜（上皮内）或黏膜固有层（黏膜内），未穿过黏膜肌层到达黏膜下层。T4b，T4b 的直接侵犯包括穿透浆膜侵犯其他肠段并得到镜下诊断的证实（如盲肠癌侵犯乙状结肠），或者位于腹膜后或腹膜下肠管的肿瘤穿破肠壁固有肌层后直接侵犯其他的脏器或结构，如降结肠后壁的肿瘤侵犯左肾或侧腹壁，或者中下段直肠癌侵犯前列腺、精囊、宫颈或阴道。肉眼观察到肿瘤与邻近器官或结构粘连分期为 cT4b，若显微镜下该粘连处未见肿瘤存在则分期为 pT3。TD，淋巴结有转移时，肿瘤种植的结节数目不纳入淋巴结计数，单独列出。

第二节　结直肠癌的治疗原则

一、结　肠　癌

（一）非转移性结肠癌

1. 初始可切除结肠癌　Ⅰ～Ⅲ期（cT1～T4N0～N2M0）结肠癌是潜在可治愈的，其标准治疗为手术切除。

T1N0 结肠腺癌可采用内镜下治疗，如内镜下黏膜切除术或内镜黏膜下剥离术。确定治愈性内镜下切除 T1 结肠癌组织学标准为：黏膜下浸润小于 1mm 的病变；无淋巴血管侵犯的情况；肿瘤分化好；肿瘤出芽数目为 0；肿瘤距切缘 ≥ 1mm。除 T1N0 外其他期别的结肠癌需进行结肠切除术加区域淋巴结整块清扫。只有完全切除的手术才能认为是根治性的，因此对肿瘤血管起始部的根部淋巴结及清扫范围外的可疑转移淋巴结也进行切除或活检。大约 10% 的结肠癌侵犯相邻器官或炎性粘连累及相邻结构，此时需要整块切除邻近结构，避免破坏结肠肿瘤与相邻器官之间的粘连面。

对于已行根治性切除术的结肠癌患者，肿瘤复发源于手术时业已存在的隐匿性微小转移灶，术后辅助治疗可根除这些微小转移灶，从而预防远处转移，提高治愈率。辅助化疗的益处在Ⅲ期结肠癌患者中最为明确，可使复发风险相对下降约 30%，死亡率相对下降 22%～32%，术后辅助化疗因而成为Ⅲ期结肠癌的标准治疗。Ⅲ期结肠癌术后辅助化疗的标准方案为包含奥沙利铂的联合化疗方案，疗程 3～6 月，部分耐受性较差的患者也可采用氟尿嘧啶类单药方案。

Ⅱ期结肠癌术后辅助化疗的绝对获益不及Ⅲ期结肠癌，证据表明大多数患者的 5 年生存率绝对增幅不超过 5%，因此，辅助化疗不作为所有Ⅱ期结肠癌患者的标准治疗。MMR 状态是Ⅱ期结肠癌的重要预后因素。相比错配修复正常（pMMR）患者，错配修复缺陷（dMMR）或微卫星高度不稳定性（MSI-H）患者在单纯手术后的复发风险降低大约 50%，预后相对更好。MMR 状态也是预测氟尿嘧啶类辅助化疗效果的重要因素。dMMR 肿瘤对氟尿嘧啶类化疗耐药。中国临床肿瘤学会（China Society of Clinical Oncology，CSCO）推荐对Ⅱ期结肠癌患者进行危险分层以指导辅助化疗。高危因素包括 T4、组织学低分化或未分化（不包括 dMMR 或 MSI-H）、脉管浸润、神经浸润、术前肠梗阻或肿瘤穿孔、切缘阳性或切缘情况不明、切缘安全距离不足、受检淋巴结不足 12 个；低危指 dMMR 或 MSI-H；普危指既没有高危因素也没有低危因素。Ⅱ期低危患者术后无须辅助化疗；Ⅱ期普危患者推荐氟尿嘧啶类单药辅助化疗，疗程 6 个月；Ⅱ期高危患者（T4，以及 T3 或 pMMR 伴高险因素）推荐含奥沙利铂的联合化疗方案，疗程 3 个月。

相较于Ⅲ期结肠癌，Ⅰ期结肠癌术后复发转移风险低，通常无须辅助化疗。

2. 初始不可切除结肠癌　部分 T4b/M0 的患者即使采用联合脏器切除也无法达到根治目的，此时可通过化疗或同步放化疗使得原发灶变为可切除，这种方法称为"转化治疗"。转化治疗应选择高反应率的化疗方案或化疗联合靶向治疗方案；对部分 T4b 患者，如伴有局部侵犯的乙状结肠癌，可联合局部放射治疗以提高治疗的缓解率，增加转化性切除的概率。

对于原发灶有症状或原发灶潜在不可切除的患者，应进行对症处理，如缓症手术、姑息性药物治疗、镜下支架植入或旁路手术解除梗阻，以减轻痛苦，提高患者生活质量。

（二）转移性结肠癌

转移性结直肠癌（metastatic colorectal cancer，mCRC）患者大多不能治愈，其治疗是姑息性的，旨在尽可能延长患者生存期和尽可能长时间地维持生活质量。

部分最初不可切除的肝和（或）肺转移患者可能通过转化治疗使得转移灶变为可切除。对于同时性转移性结肠癌的原发灶和转移灶手术切除顺序，包括同期或分期手术，主要取决于对患者身体状况和对手术耐受性和安全性的综合评估。分期手术又分原发灶优先还是转移灶优先，取决于影响患者生存和生活质量的主要因素，如转移灶是主要影响因素可先行转移灶切除术，再行原发灶切除术。

mCRC 的药物治疗选择，需综合考量患者身体状况、原发肿瘤部位、合并症、肿瘤的分子生物学特征、治疗目的等。mCRC 的初始治疗药物包括传统的细胞毒化疗药，靶向 EGFR 或 VEGF 的单克隆抗体，免疫检查点抑制剂等。

mCRC 的后续治疗方法各异，包括维持化疗、因疾病进展或不耐受初始治疗方案而换用完全不同的方案。目前已发表的大型Ⅲ期临床试验结果显示，使患者接受所有潜在有效药物与生存期改善密切相关。基于上述理由，目前正在逐渐摒弃遵循特定给药顺序的"逐线"化疗模式（即采用一种方案直至疾病进展然后再换用另一种方案），而更青睐"连续治疗"模式。"连续治疗"模式强调个体化策略，如维持化疗阶段穿插更积极的治疗方案；对一线治疗有反应的患者再次使用一线治疗所用的药物；将以前用过的化疗药物与其他有效药物联合。常用于 mCRC 后续治疗的药物包括免疫检查点抑制剂、多激酶抑制剂（如瑞戈非尼）、HER2 靶向药物（如曲妥珠单抗、帕妥珠单抗、拉帕替尼）、BRAF 抑制剂（如康奈非尼）、TRK 抑制剂（如拉罗替尼、恩曲替尼）、阿柏西普等。

二、直 肠 癌

直肠是乙状结肠的延续，通向肛管，长 12～15cm。虽然解剖学家和外科医生对直肠上下界限的精确描述有差异，但普遍接受直肠上（近端）界限为直肠乙状结肠连接部，直肠的下（远端）界限在齿状线。直肠癌的定位一般根据肿瘤与肛缘的距离确定。高位（近端）直肠癌距肛缘 12～15cm，中位直肠癌距肛缘 8～12cm，低位（远端）直肠癌距肛缘 4～8cm，肛管癌距肛缘 0～4cm。

（一）早期直肠癌

外科手术是治愈Ⅰ期直肠癌（cT1～T2N0）的唯一方法，包括局部切除术或根治性切除术。具体手术方式依赖于准确的术前分期评估，通过体格检查、CT、MRI 和经直肠超声内镜评估肿瘤透壁浸润的深度、直肠周围有无可疑的淋巴结，以及环周切缘的可能状态。局部切除术适用于较小的表浅浸润性 T1 直肠癌，通常经肛门实施。肿瘤浸润更深，不符合局部切除标准的患者需要经腹切除。中高位直肠癌的经腹切除通常采用保肛术式，如直肠低位前切除术；低位直肠癌需行腹会阴联合直肠癌切除术。为达到治愈目的，根治性切除的原则包括：切除足够的肿瘤组织以获得阴性切缘，全直肠系膜切除（total mesorectal excision，TME）和局部淋巴结充分清扫。

部分Ⅰ期患者在初始诊断时保肛手术有困难但保肛意愿强烈，此时可先行同步放化疗后再择期手术。通常采用常规分割同步放化疗（盆腔放射治疗 50～54Gy/25～30 次，同步联合氟尿嘧啶静脉输注或卡培他滨口服），有条件的患者可在同步放化疗之后的间歇期进行巩固化疗。放化疗结束后 2～3 个月，采用盆腔 MRI、腹部/盆腔 CT、结直肠镜和直肠指检进行疗效评估以决定进一步治疗方式。

（二）局部晚期直肠癌

手术切除仍是局部晚期直肠癌（T3/T4 或淋巴结阳性，临床分期为Ⅱ～Ⅲ期）治愈性治疗的基础。为达到根治性切除的标准，对于累及邻近盆腔器官或骨性结构的局部进展期肿瘤（T4），需要采取多脏器切除术，如盆腔廓清术。

与结肠癌术后以远处转移为主的复发模式不同，直肠癌术后患者首次出现局部（即盆腔）复发和远处（如肝、肺）转移的比例相当。单纯手术治疗的直肠癌术后首次复发率（包括局部复发率），在 T1～T2N0 期腺癌患者中小于 10%，T3N0 期患者为 15%～35%，T3/4 或淋巴结阳性患者为 45%～65%。局部复发相关的并发症较多，挽救性手术通常需大范围切除，且不一定能治愈，放射治疗因而成为直肠癌治疗的重要组成部分。Ⅱ～Ⅲ期直肠腺癌初始手术后的辅助治疗方案包含 2 个部分：同步化放射治疗（氟尿嘧啶联合同步盆腔放射治疗 45～55Gy）及单纯化疗。有关单纯化疗的最佳方案尚缺乏高质量循证医学证据，主要参考结肠癌术后辅助化疗方案，如氟尿嘧啶单药方案，或氟尿嘧啶与奥沙利铂的联合方案。术后辅助治疗应及早开始，不迟于术后 8 周。术后 8 周仍会有会阴部伤口愈合不良、肠道功能恢复差等情况的患者可适当延迟化疗时间，但不应迟于术后 12 周。

对局部晚期直肠癌，特别是肿瘤处于直肠低位时，或术前影像学检查提示肿瘤侵犯或紧邻直肠系膜筋膜的患者优先采用术前放化疗（新辅助放化疗）。对直肠远端肿瘤，即使是 cT2N0 期，若肿瘤回缩可将腹会阴联合切除术转变为保肛手术也应优先进行新辅助放化疗。与初始直接手术相比，新辅助放化疗具有以下优势：局部控制更好、保肛手术概率更高、治疗后肠道功能障碍（污便、频繁排便）的风险更低、慢性吻合口狭窄的风险更低。目前新辅助放化疗有 3 种方式，即①长程放化疗：单次剂量 1.8～2Gy，总剂量 45～50Gy，同期输注氟尿嘧啶或每日口服卡培他滨。②短程放射治疗：单次剂量 5Gy，总剂量 25Gy，在 1 周内分 5 次完成。③全程新辅助治疗（total neoadjuvant therapy，TNT）：采用含奥沙利铂的诱导化疗配合长程放化疗或短程放射治疗。诱导化疗可以在长程放化疗前或后进行，或者在短程放射治疗后进行。诱导化疗总疗程共 4 个月。局部进展期肿瘤（如 T4 期）、巨大原发肿瘤、有广泛淋巴结转移（如 N2 期）或肠壁外静脉浸润（extramural venous invasion，EMVI）的患者可考虑 TNT。接受术前放化疗的患者在手术后应继续接受辅助化疗，术前术后总疗程推荐为 6 个月；若患者接受术前 TNT 且全身化疗满 4 个月，则可免除术后辅助化疗。

（三）转移性直肠癌

转移性直肠癌需综合采用单纯放射治疗、同步放化疗、全身化疗及手术治疗，其治疗取决于两个重要因素：其一，转移灶是否潜在可切除；其二，原发肿瘤有无症状。如果原发肿瘤和转移灶均潜在可切除，可先行诱导化疗，然后对原发灶和受累淋巴结进行短程放射治疗后再行手术，其他可接受的方案包括短程放射治疗后化疗再手术，或者诱导化疗后长程放化疗再手术。原发灶与转移灶采用同期或分期切除取决于多个因素，如原发灶和转移灶的切除范围及患者的一般状况，目前尚未就最佳方法达成共识。无论采取何种治疗组合，均应努力实现原发灶和转移灶均达到切缘阴性。如果转移灶不可切除，治疗方法取决于原发灶有无症状。对于原发灶有症状的患者，可在全身化疗前实施改道造口或原发灶姑息性切除，以快速缓解症状并避免完全性肠梗阻或肠穿孔而需急诊手术；对于非梗阻性肿瘤，可采取激光消融或电灼疗法等。

第三节　结直肠癌的药物治疗方案

一、直肠癌同期放化疗方案

1. 放射治疗 + 卡培他滨　放射治疗 5 周，其间口服卡培他滨 825mg/m^2，每天 2 次，每周 5 天。

2. 放射治疗 + 氟尿嘧啶静脉滴注　放射治疗 5 周，其间静脉滴注氟尿嘧啶（5-FU）225mg/（m^2·d），每周 5 天。

二、结直肠癌术后辅助化疗方案

1. 氟尿嘧啶类单药方案

（1）卡培他滨：每次 1250mg/m^2 口服，每日 2 次，第 1～14 天服药，每 3 周重复，共 8 个周期。

（2）简化的双周 5-FU 滴注 /LV：LV 400mg/m^2 静脉滴注 2h，随后 5-FU 400mg/m^2 静脉注射，第 1 天；然后 5-FU 1200mg/（m^2·d）持续静脉滴注 46～48h（总量 2400mg/m^2）；每 2 周重复，共 12 次。

2. 联合化疗方案

（1）CAPEOX（又称 XELOX）：奥沙利铂 130mg/m^2 静脉滴注 2h，第 1 天；卡培他滨每次 1000mg/m^2 口服，每日 2 次，第 1～14 天服药；每 3 周重复，共 8 个周期。

（2）mFOLFOX6：奥沙利铂 85mg/m^2 静脉滴注 2h，第 1 天；LV 400mg/m^2 静脉滴注 2h，第 1 天；5-FU 400mg/m^2 静脉注射，第 1 天，然后 1200mg/（m^2·d）持续静脉滴注 46～48h（总量 2400mg/m^2）；每 2 周重复，共 12 次。

三、转移性结直肠癌的治疗方案

1. mFOLFOX6 ± 贝伐珠单抗　奥沙利铂 85mg/m^2 静脉输注 2h，第 1 天；LV 400mg/m^2 静脉滴注 2h，第 1 天；5-FU 400mg/m^2 静脉注射，第 1 天，然后 1200mg/（m^2·d）持续静脉滴注 46～48h（总量 2400mg/m^2）；每 2 周重复，共 12 次。± 贝伐珠单抗 5mg/kg 静脉滴注，第 1 天，每 2 周重复。

2. mFOLFOX6 + 西妥昔单抗　mFOLFOX6 同前。西妥昔单抗首次 400mg/m^2 静脉滴注（每个治疗周期的第 1 天使用），其后 250mg/m^2 静脉输注，每周 1 次；或西妥昔单抗 500mg/m^2 静脉滴注（每个治疗周期的第 1 天使用），每 2 周 1 次。

3. CAPEOX ± 贝伐珠单抗　CAPEOX 同前。± 贝伐珠单抗 7.5mg/kg 静脉滴注，第 1 天，每 3 周重复。

4. FOLFIRI ± 贝伐珠单抗　伊立替康 180mg/m^2 静脉输注 30～90min，第 1 天；LV 400mg/m^2 静脉滴注 2h，第 1 天；5-FU 400mg/m^2 静脉注射，第 1 天，然后 1200mg/（m^2·d）持续静脉

滴注 46 ～ 48h（总量 2400mg/m²）；每 2 周重复。± 贝伐珠单抗 5mg/kg 静脉滴注，第 1 天，每 2 周重复。

5. FOLFIRI+ 西妥昔单抗　FOLFIRI 同前。西妥昔单抗首次 400mg/m² 静脉滴注（每个治疗周期的第 1 天使用），其后 250mg/m² 静脉滴注，每周 1 次；或西妥昔单抗 500mg/m² 静脉滴注（每个治疗周期的第 1 天使用），每 2 周一次。

6. CapIRI ± 贝伐珠单抗　伊立替康 180mg/m² 静脉滴注 30 ～ 90min，第 1 天；卡培他滨每次 1000mg/m²，口服，每日 2 次，1 ～ 7 天；每 2 周重复。± 贝伐珠单抗 5mg/kg 静脉滴注，第 1 天；每 2 周重复。

7. mXELIRI ± 贝伐珠单抗　伊立替康 200mg/m² 静脉滴注 30 ～ 90min，第 1 天；卡培他滨每次 800mg/m²，口服，每日 2 次，1 ～ 14 天；每 3 周重复。± 贝伐珠单抗 7.5mg/kg 静脉滴注，第 1 天；每 3 周重复。对于 UGT1A1*28 和 *6 为纯合变异型或双杂合变异型，伊立替康推荐剂量为 150mg/m²。

8. 卡培他滨 ± 贝伐珠单抗　卡培他滨每次 1000mg/m² 口服，每日 2 次，第 1 ～ 14 天服药，每 3 周重复。± 贝伐珠单抗 7.5mg/kg 静脉滴注，第 1 天，每 3 周重复。

9. 简化的双周 5-FU 滴注 /LV　同术后辅助化疗方案。

10. FOLFOXIRI ± 贝伐珠单抗　伊立替康 165mg/m² 静脉滴注，第 1 天；奥沙利铂 85mg/m² 静脉滴注，第 1 天；LV 400mg/m² 静脉滴注，第 1 天；5-FU 总量 2400 ～ 3200mg/m²，第 1 天，持续静脉滴注 48h；每 2 周重复。± 贝伐珠单抗 5mg/kg 静脉滴注，第 1 天，每 2 周重复。

11. 伊立替康　125mg/m² 静脉滴注 30 ～ 90min，第 1、8 天，每 3 周重复；或伊立替康 300 ～ 350mg/m² 静脉滴注 30 ～ 90min，第 1 天，每 3 周重复。

12. 西妥昔单抗 + 伊立替康　西妥昔单抗首次剂量 400mg/m² 静脉滴注，然后 250mg/m²，每周 1 次；或西妥昔单抗 500mg/m² 静脉滴注，每 2 周 1 次；伊立替康 300 ～ 350mg/m² 静脉滴注，每 3 周重复；或伊立替康 180mg/m² 静脉滴注，每 2 周重复；或伊立替康 125mg/m² 静脉滴注，第 1、8 天，每 3 周重复。

13. 西妥昔单抗　西妥昔单抗首次剂量 400mg/m² 静脉输注，然后 250mg/m²，每周 1 次；或西妥昔单抗 500mg/m² 静脉输注，每 2 周 1 次。

14. 瑞戈非尼　每次 160mg 口服，每日 1 次，第 1 ～ 21 天服药，每 28 天重复；或第一周期采用剂量滴定的方法：第一周 80mg/d，第二周 120mg/d，第三周 160mg/d。

15. 呋喹替尼　每次 5mg 口服，每日 1 次，第 1 ～ 21 天服药，每 28 天重复。

16. 曲氟尿苷替匹嘧啶　每次 35mg/m²（单次最大量 80mg）口服，每日 2 次，第 1 ～ 5 天和第 8 ～ 12 天服药，每 28 天重复。

17. 帕博利珠单抗　200mg 静脉滴注，第 1 天，每 3 周重复；或 2mg/kg 静脉滴注，第 1 天，每 3 周重复。

18. 曲妥珠单抗 + 帕妥珠单抗　曲妥珠单抗首次 8mg/kg 静脉滴注，第 1 天，然后 6mg/kg 静脉滴注，每 3 周重复；帕妥珠单抗首次 840mg 静脉滴注，第 1 天，然后 420mg 静脉滴注，每 3 周重复。

19. 曲妥珠单抗 + 拉帕替尼　曲妥珠单抗首次 8mg/kg 静脉滴注，第 1 天；然后 6mg/kg 静脉滴注，每 3 周重复；拉帕替尼每次 1000mg 口服，每日 1 次。

20. 维莫非尼 + 伊立替康 + 西妥昔单抗　维莫非尼每次 960mg 口服，每日 2 次；伊立替康 180mg/m² 静脉滴注，第 1 天，每 2 周 1 次；西妥昔单抗 500mg/m² 静脉滴注，第 1 天，每 2 周 1 次。

21. 达拉非尼 + 西妥昔单抗 ± 曲美替尼 达拉非尼每次 150mg 口服，每日 2 次；西妥昔单抗 500mg/m² 静脉滴注，第 1 天，每 2 周重复；± 曲美替尼每次 2mg 口服，每日 1 次。

第四节 结直肠癌的临床研究进展

近 20 余年，mCRC 的治疗取得了重大进展。在氟尿嘧啶为唯一有效药物的时代，患者总生存期为 11～12 个月，随着治疗 mCRC 的新药问世，当下患者的中位生存期已接近 3 年。这些新型抗肿瘤药物的最佳联合方案和使用顺序仍在研究中，肿瘤生物学及个体肿瘤基因表达研究带来的新知识也在持续影响着治疗决策。诊断 mCRC 后应尽快实施肿瘤组织基因分析和种系基因组检测，这对初始全身治疗及后续治疗都有重大意义。肿瘤组织仍为癌症患者基因分析的"金标准"，对于没有组织可供基因组检测的患者，可采集血液标本进行循环肿瘤 DNA（circulating tumor DNA，ctDNA）检测，用于识别肿瘤特异性基因改变。

一、靶向治疗

（一）VEGF 抑制剂

贝伐珠单抗是一种靶向 VEGF-A 的人源化单克隆抗体。CRC 是第一个经随机试验证实使用抗 VEGF 药物治疗有效的恶性肿瘤。在一项关键性早期试验中，推注 IFL 方案 + 贝伐珠单抗显著提高了缓解率（45% vs 35%），延长了疾病进展时间（11 个月 vs 6 个月）和总生存期（OS）（20 个月 vs 16 个月）。自此，在含氟尿嘧啶类、伊立替康和奥沙利铂的各种一线治疗方案中加用贝伐珠单抗获益得到了证实。但一些试验发现，与联合较强效的方案（如 FOLFOX 或 FOLFIRI）相比，贝伐珠单抗联合"较弱"的化疗方案（如 5-FU/LV 或注射 5-FU 的 IFL 方案）似乎能使无进展生存期（PFS）延长更多。因此，在 FOLFOX 或 FOLFIRI 标准一线治疗中加用贝伐珠单抗的疗效受到质疑。此外，贝伐珠单抗可导致一些可能严重的不良反应，如蛋白尿、高血压、出血、肠穿孔、伤口愈合不良、动脉血栓栓塞事件，以及可逆性脑白质后部综合征。基于上述原因，有关 mCRC 一线化疗联合贝伐珠单抗的风险与获益仍有争议。

（二）EGFR 抑制剂

西妥昔单抗是人鼠嵌合的单克隆抗体，与肿瘤细胞和正常细胞的 EGFR 相结合，竞争性地抑制 EGFR 与内源性配体结合，并诱导受体二聚化和内化。帕尼单抗是全人源化单克隆抗体，其作用机制与西妥昔单抗类似。西妥昔单抗或帕尼单抗均只能用于 *ras* 和 *BRAF* 基因野生型 mCRC 患者。现有证据表明，单药帕尼单抗的抗肿瘤效果与西妥昔单抗相似，但帕尼单抗的输液反应发生率较低。临床研究数据显示，如果选用西妥昔单抗或帕尼单抗联合化疗进行一线治疗，化疗方案应包含滴注 5-FU（即 FOLFIRI、FOLFOX），如果联合非滴注氟尿嘧啶类的方案（如 XELOX）无任何获益。

（三）VEGF 抑制剂对比 EGFR 抑制剂

对于 *ras* 和 *BRAF* 基因野生型 mCRC 患者，面临一个重要临床问题，即在化疗基本方案的基础上加用初始靶向治疗药物时，是先用抗 VEGF 治疗还是抗 EGFR 药物。现有数据表明，原发肿瘤的部位可以预测患者能否从 EGFR 疗法中获益。对于 ras 野生型左侧结直肠肿瘤患者，标准化疗＋抗 EGFR 治疗带来的生存获益显著高于标准化疗＋抗 VEGF 治疗。对于原发肿瘤位于右侧的患者，标准化疗＋抗 EGFR 一线治疗缺乏疗效，而含贝伐珠单抗的治疗有延长生存期的趋势。

（四）BRAF 抑制剂

即使 ras 基因为野生型，BRAF 突变也与 EGFR 靶向药物的耐药性有关。对于有 BRAF V600E 突变的患者，可使用 EGFR 抑制剂＋BRAF 抑制剂（维莫非尼、达拉非尼、康奈非尼）±MEK 抑制剂（比美替尼）以克服患者对 EGFR 抑制剂的耐药性。4 项小型试验评估了在 mCRC 患者中使用维莫非尼＋帕尼单抗、康奈非尼＋西妥昔单抗、达拉非尼＋帕尼单抗，以及维莫非尼＋西妥昔单抗＋伊立替康，缓解率为 10%～19%。III 期 BEACON CRC 试验纳入了既往使用一种或两种方案后进展的 ras 野生型、BRAF V600E 突变型 mCRC 患者，将其随机分配到 3 个治疗组，分别为西妥昔单抗＋康奈非尼＋比美替尼（三联治疗组），西妥昔单抗＋康奈非尼组（双联治疗组），伊立替康＋西妥昔单抗或 FOLFIRI＋西妥昔单抗（对照组）。研究结果显示，三联治疗组的缓解率略高于双联治疗组（27% vs 20%）；三联治疗组的 OS 显著长于对照组（9.3 个月 vs 5.9 个月），但与双联治疗组无差异。对患者报告结局进行分析发现，与对照组相比，三联治疗和双联治疗均改善了患者生活质量。基于上述研究数据，美国 FDA 批准西妥昔单抗＋康奈非尼用于既往治疗后的 BRAF V600E 突变型 mCRC 成人患者。

（五）HER2 靶向治疗

3%～5% 的 CRC 有 HER2 基因扩增或蛋白产物过表达。HER2 靶向治疗药物，如曲妥珠单抗＋帕妥珠单抗、曲妥珠单抗＋拉帕替尼、德曲妥珠单抗可用于 HER2 阳性的 mCRC 患者。MyPathway 研究（NCT02091141）评估了曲妥珠单抗＋帕妥珠单抗联合治疗 HER2 过表达／扩增肿瘤患者（除外乳腺癌），研究结果表明在 84 例 HER2 过表达 mCRC 患者中，有 22 例（26%）客观缓解，其中 21 例为 KRAS 野生型肿瘤患者。德曲妥珠单抗是一种抗体偶联药物（ADC），由曲妥珠单抗、可裂解的四肽连接子及拓扑异构酶 I 抑制剂组成，获批用于曲妥珠单抗一线治疗失败后的 HER2 过表达胃及胃食管交界处腺癌患者。II 期开放性试验 DESTINY-CRC01 纳入 86 例既往至少两种方案治疗后进展的 mCRC 患者，根据 HER2 表达水平将患者纳入三个队列之一：队列 A[IHC+++ 或 IHC++/ 原位杂交（ISH）+，n=53]，队列 B（IHC++/ISH–，n=15），队列 C（IHC+，n=18）。2022 年公布的最新研究数据显示，中位随 62.4 周时，队列 A 患者的客观缓解率（ORR）为 45%，疾病控制率（DCR）为 83%，缓解持续时间（DOR）为 7 个月，中位无进展生存期（PFS）为 6.9 个月，提示德曲妥珠单抗用于 HER2 阳性 mCRC 患者有一定的抗肿瘤活性和可管理的安全性。

二、免 疫 治 疗

对于存在 dMMR/ 或 MSI-H 的 mCRC 患者，常采用免疫检查点抑制剂进行治疗。3.5%～6.5% 的 IV 期 CRC 伴有 dMMR，与 pMMR 型肿瘤相比，dMMR 型肿瘤存在更多突变，而且这些突变也具有更高的免疫原性。KEYNOTE-177 试验纳入 307 例 dMMR/MSI-H 型肿瘤患者，对比帕博利珠单抗与含奥沙利铂或伊立替康的常规化疗在一线治疗中的疗效。研究结果显示：帕博利珠单抗组的 PFS（16.5 个月 vs 8.2 个月）、ORR（44% vs 33%）和 DOR 均优于化疗组；OS 数据分析显示，帕博利珠单抗组存在死亡风险降低的趋势（HR=0.74，95%CI 0.53～1.03）。基于上述数据，美国 FDA 于 2020 年 6 月批准帕博利珠单抗用于不可切除或转移性 MSI-H 或 dMMR 型 CRC 患者的一线治疗。

第五节 结直肠癌的主要治疗药物

一、细胞毒药物

氟尿嘧啶

【化学名称】 5-氟-2，4（1 H，3 H）-嘧啶二酮。

【简写】 5-FU。

【药理作用】 为细胞周期特异性抗肿瘤药物，主要作用于 S 期细胞，同时可延缓 G_1 期细胞向 S 期移行。本品在体内经酶转变为 5-氟尿嘧啶脱氧核苷，与 5，10-亚甲基四氢叶酸及胸腺嘧啶核苷合成酶形成三联复合物，阻止胸腺嘧啶核苷合成酶的活性发挥，从而抑制 DNA 的合成。此外，本品还可以转变为三磷酸氟尿嘧啶核苷，以伪代谢物形式掺入 RNA 中，从而干扰 RNA 的正常生理功能，影响蛋白质的生物合成。

【药代动力学】 主要经由肝脏分解代谢，大部分分解为二氧化碳经呼吸道排出体外，约 15% 经肾以原型药排出体外。$t_{1/2\alpha}$ 为 10～20min，$t_{1/2\beta}$ 为 20h。

【适应证】 主要用于治疗消化道肿瘤（结肠癌、直肠癌、胃癌），亦可用于绒毛膜上皮癌、乳腺癌、卵巢癌、肺癌、宫颈癌、膀胱癌、头颈癌及皮肤癌等。

【用法用量】 结肠和直肠癌：①第一天 400mg/m² 静脉注射，其后 2400mg/m² 静脉内连续输注 46h，与亚叶酸钙和奥沙利铂或伊立替康联合给药，每 14 天重复。②直肠癌同步化疗期间静脉滴注 225mg/（m²·d），每周给药 5 天。

【不良反应】 常见消化性溃疡、恶心、呕吐、全血细胞减少症、过敏反应、眼球震颤、头痛、皮肤干燥、皮肤裂痕、光敏性（表现为红斑或皮肤色素沉着）、静脉色素沉着。

【禁忌】 无冠状动脉疾病或心肌功能障碍病史的患者出现心绞痛、心肌梗死/缺血、心律失常或心力衰竭、高氨血症脑病、急性小脑综合征、意识模糊、定向障碍、共济失调或视觉障碍、严重腹泻、严重掌跖红肿（手足综合征）、严重黏膜炎、重度骨髓抑制。

【注意事项】 二氢嘧啶脱氢酶（DPD）活性低或缺乏的患者使用氟尿嘧啶发生严重或致命不良反应的风险增加。

【特殊人群用药】 孕妇禁用。哺乳期妇女慎用。

【相互作用】 氟尿嘧啶与香豆素衍生抗凝剂（如华法林）同时使用，明显延长凝血时间，需密切监测患者的国际标准化比值（INR）或凝血酶原时间，以便相应地调整抗凝剂的剂量。

奥沙利铂

【化学名称】 （1R，2R）-（1，2-环己烷二胺-N，N'）[乙二酸（2-）-O，O'] 络铂。

【药理作用】 奥沙利铂为细胞周期非特异性抗肿瘤药。奥沙利铂在体液中经非酶反应转化为活性含铂衍生物，铂类物质与 DNA 形成链内或链间交联，抑制 DNA 的复制和转录。

【药代动力学】 输入后 2h，15% 的铂存在于体循环中，剩余的 85% 迅速分布到组织中或随尿排出。奥沙利铂在体内经历快速和广泛的非酶生物转化（不经细胞色素 P450 代谢），来自患者的血浆超滤液样品中已观察到多达 17 种含铂衍生物，包括几种细胞毒性物质（单氯 DACH 铂、二氯 DACH 铂，以及单水和二水 DACH 铂），以及多种非细胞毒性的共轭物质。铂与红细胞和血浆蛋白不可逆结合。铂主要经肾脏排泄，超滤铂的肾脏清除率与肾小球滤过率显著相关。

【适应证】 主要用于治疗结肠癌、直肠癌、胃腺癌、肝细胞癌。

【用法用量】 $85mg/m^2$ 静脉滴注，与氟尿嘧啶和亚叶酸钙联合用药，每 14 天重复；或 $130mg/m^2$ 静脉滴注，与卡培他滨联合用药，每 21 天重复。

【不良反应】 常见的不良反应为腹泻、恶心、呕吐及黏膜炎、中性粒细胞减少、血小板减少、外周感觉神经病变、转氨酶增加、碱性磷酸酶增加、高胆红素血症。

【禁忌】 对奥沙利铂或其他铂类药物有超敏反应史的患者禁用。

【注意事项】 奥沙利铂溶液须使用 5% 葡萄糖注射液进一步稀释，禁止使用氯化钠溶液或其他含氯化物溶液进行最终稀释。奥沙利铂在溶液中与碱性药物或介质（如氟尿嘧啶溶液）不相容，不得与它们混合或通过同一输液管同时给药。在使用任何伴随药物之前，应使用 5% 葡萄糖注射液冲洗输液管。铝会导致铂化合物的降解，奥沙利铂避免与含铝部件或容器接触。

【特殊人群用药】 孕妇慎用。哺乳期妇女禁用。

【相互作用】 与其他可导致 QT 间期延长或横纹肌溶解的药物合用时应密切监测 QT 间期。

替 吉 奥

【组成成分】 本药为替加氟、吉美嘧啶、奥替拉西钾组成的复方制剂。

【药理作用】 本品口服给药后替加氟在体内缓慢转变为 5-FU 而发挥抗肿瘤作用。吉美嘧啶主要在肝脏分布，对 5-FU 的分解代谢酶 DPD 具有选择性拮抗作用，从而使由替加氟转变成 5-FU 的浓度增加，增强了抗肿瘤作用。奥替拉西钾对消化道内分布的乳清酸磷酸核糖基转移酶有选择性拮抗作用，从而选择性地抑制 5-FU 转变为 5- 氟尿嘧啶核苷一磷酸（5-FUMP）。上述作用的结果使得替吉奥抗肿瘤作用增强，但消化道毒性降低。

【药代动力学】 口服本品后，替加氟、吉美嘧啶、奥替拉西钾和 5-FU 的 AUC 值和 C_{max} 呈剂量依赖性上升。一日 2 次，连续 28 天口服本品 32 ～ 40mg/m²，分别于第 1、7、14、28 天测定血药浓度，结果显示血药浓度迅速达稳态。此外，连续给药后内源性尿嘧啶迅速减少，表明吉美嘧啶对 DPD 的可逆性抑制作用增强。替加氟主要经 CYP2A6 转变为 5-FU。体外试验显示，处方中各成分及 5-FU 的人血清蛋白结合率分别为替加氟 49% ～ 50%、吉美嘧啶 32% ～ 33%、奥替拉西钾 7% ～ 10%、5-FU 17% ～ 20%。给药后 72h 内尿中各成分的累积排泄率分别为吉美嘧啶 52.8%、替加氟 7.8%、奥替拉西钾 2.2%、代谢物氰尿酸 11.4%。

【适应证】 主要用于治疗局部晚期或转移性胃癌、转移性结直肠癌。

【用法用量】 替吉奥片 / 胶囊联合顺铂用于治疗局部晚期或转移性胃癌：根据体表面积决定成人的首次剂量，用法为每日 2 次、早晚餐后口服，连续给药 28 天，休息 14 天为一个治疗周期。体表面积 < 1.25m²，每次 40mg（以替加氟计）；体表面积 1.25 ～ 1.5m²，每次 50mg（以替加氟计）；体表面积 ≥ 1.5m² 每次 60mg（以替加氟计）。给药直至患者病情恶化或无法耐受为止。可根据患者情况增减给药量。每次给药量按 40mg、50mg、60mg、75mg 四个剂量等级顺序递增或递减。若未见本药所导致的实验室检查（血常规、肝肾功能）异常和胃肠道症

状等安全性问题，且医生判断有必要增量时，则可按照上述顺序增加一个剂量等级，上限为75mg/ 次。如需减量，则按照剂量等级递减，下限为 40mg/ 次，连续口服 21 天，休息 14 天。

替吉奥片 / 胶囊用于转移性结直肠癌：①单药疗法：一次 30mg/m^2（以替加氟计），每日2 次，第 1 ～ 14 天给药，随后停药 1 周。可 ± 贝伐珠单抗（第 1 日 7.5mg/kg）。②联合疗法：一次 20mg/m^2（以替加氟计），每日 2 次，第 1 ～ 14 天给药，随后停药 1 周。与奥沙利铂 130mg/m^2 或伊立替康 150 ～ 225mg/m^2 联用。

【不良反应】 常见的不良反应为白细胞减少、中性粒细胞减少、血小板减少、贫血、食欲减退、恶心、呕吐、腹泻。

【禁忌】 对替吉奥的组分有严重过敏史的患者，重度骨髓抑制、重度肾功能异常、重度肝功能异常、正在接受其他氟尿嘧啶类抗肿瘤药治疗（包括联合治疗）的患者，正在接受氟胞嘧啶治疗的患者，正在接受索利夫定及其结构类似物（溴夫定）治疗的患者。

【注意事项】 停用替吉奥后，至少间隔 7 天再给予其他氟尿嘧啶类抗肿瘤药或抗真菌药氟胞嘧啶。停用氟尿嘧啶类抗肿瘤药或氟胞嘧啶后，亦需间隔适当的时间再给予本品。

有报告显示，氟尿嘧啶类药物与抗病毒药物索利夫定或溴夫定联合使用产生了严重造血功能障碍，可能危及患者生命。因此既往使用索利夫定及其结构类似物的患者，至少需要 56天的洗脱期，方可使用替吉奥。

【特殊人群用药】 孕妇禁用。哺乳期妇女禁用。

【相互作用】 替加氟可抑制苯妥英的代谢，导致苯妥英血药浓度升高。替加氟可能增强华法林的作用，其作用机制不明。索利夫定和溴夫定的代谢产物溴乙烯基尿嘧啶（BVU）不可逆抑制 DPD，导致替吉奥代谢物 5-FU 的血药浓度升高。

尿嘧啶替加氟

【组成成分】 本药为替加氟、尿嘧啶组成的复方制剂。

【药理作用】 替加氟为氟尿嘧啶的衍生物，在体内经肝脏活化为氟尿嘧啶而起抗肿瘤作用。尿嘧啶可阻断氟尿嘧啶的降解作用，特异性地提高肿瘤组织中氟尿嘧啶及其活性代谢物质的浓度，从而提高抗肿瘤的效果。

【药代动力学】 替加氟口服后吸收良好，给药后 2h 作用达最高峰，血浆半衰期 $t_{1/2}$ 为 5h，均匀分布于肝、肾、小肠、脾和脑，以肝、肾中的浓度为最高，可通过血 - 脑屏障，在脑脊液中浓度高于氟尿嘧啶。替加氟转变为氟尿嘧啶后经肝脏代谢为 CO_2，主要由呼吸道排出，23%由尿中以原型排出。

【适应证】 用于消化道肿瘤，如胃癌、结肠癌、直肠癌、肝癌、胰腺癌等，亦可用于头颈部癌、肺癌、乳腺癌。

【用法用量】 成人每天口服 3 次，每次 2 ～ 4 片（每片含替加氟 50mg，尿嘧啶 0.112g）。

【不良反应】 常见不良反应为白细胞减少、血小板减少、食欲减退、恶心、呕吐、腹泻、腹痛。其他反应包括乏力、寒战、发热、头痛、眩晕、运动失调、皮肤瘙痒、色素沉着、黏膜炎等。

【禁忌】 对尿嘧啶替加氟有严重过敏史的患者。

【注意事项】 有肝肾功能障碍的患者使用时应慎重，酌情减量。处于生育年龄患者必须用药时，要考虑药物对性腺的影响。

【特殊人群用药】 孕妇禁用。哺乳期妇女禁用。

【相互作用】 尚不明确。

曲氟尿苷替匹嘧啶

【组成成分】 本药为曲氟尿苷和盐酸替匹嘧啶组成的复方制剂。

【药理作用】 曲氟尿苷被整合入肿瘤细胞 DNA，干扰 DNA 合成并抑制细胞增殖。替匹嘧啶通过抑制胸苷磷酸化酶从而抑制曲氟尿苷的代谢，增加其暴露量。

【药代动力学】 单次给药，曲氟尿苷的平均消除半衰期（$t_{1/2}$）为 1.4h，替匹嘧啶为 2.1h；稳态时曲氟尿苷平均消除半衰期为 2.1h，替匹嘧啶为 2.4h。人血清白蛋白结合率，曲氟尿苷大于 96%，替匹嘧啶低于 8%。曲氟尿苷是胸苷磷酸化酶的底物，主要通过胸苷磷酸化酶代谢成无活性代谢产物 5-（三氟甲基）尿嘧啶（FTY）。给药后 24h 内，55% 的药物以 FTY 和曲氟尿苷葡糖苷酸异构体形式经尿液消除。

【适应证】 主要用于治疗转移性结直肠癌，转移性胃或胃食管交界处腺癌。

【用法用量】 成人起始剂量约为一次 35mg/m²（以曲氟尿苷计，修约至最接近 5mg 的整数倍，最高剂量为每次 80mg），每日 2 次，于每疗程的第 1～5 天和第 8～12 天口服，28 天为一个疗程。持续服用直至疾病进展或出现不可耐受的毒性。根据患者的安全性和耐受性调整剂量。最多允许 3 次减量至最低剂量为一次 20mg/m²，每日 2 次。在减量后不得增加剂量。

【不良反应】 常见不良反应为贫血、中性粒细胞减少、血小板减少、乏力 / 疲乏、恶心、食欲下降、腹泻、呕吐、腹痛、发热、血胆红素升高。

【禁忌】 对本品成分有超敏反应的患者禁用。

【注意事项】 本药应与食物同服。由于缺乏相关数据，不建议重度肾功能异常或终末期肾病患者（肌酐清除率＜ 30ml/min 或需要透析）使用本品。

因为在中度肝功能异常患者中，3、4 级高胆红素血症的发生率较高，故不建议中度或重度肝功能异常（总胆红素＞ 1.5ULN）的患者使用本品。

本品片剂含乳糖，伴有罕见的半乳糖不耐受性遗传性疾病、乳糖酶缺乏症或葡萄糖 - 半乳糖吸收不良的患者不得使用。

【特殊人群用药】 孕妇禁用。哺乳期妇女禁用。

【相互作用】 体外研究表明，曲氟尿苷、替匹嘧啶不抑制 CYP 酶，对 CYP1A2、CYP2B6 或 CYP3A4/5 均无诱导作用；曲氟尿苷并非人摄取性和外排性转运体的抑制剂或底物。

二、靶向药物

西妥昔单抗

【药理作用】 西妥昔单抗通过与 EGFR 的胞外结构域特异性结合，阻断 EGFR 与其配体的结合，阻断细胞内信号转导通路而发挥抗肿瘤作用。

【药代动力学】 AUC 以大于剂量比例的方式增加，随着西妥昔单抗剂量从 20mg/m² 增加到 200mg/m²，清除率从 0.08L/（h·m²）下降到 0.02L/（h·m²）且在剂量＞ 200mg/m² 时趋于稳定。分布容积与剂量无关，大约为 2～3L/m²。通过网状内皮系统进行溶酶体降解，并通过靶标介导的处置途径进行蛋白质分解代谢。平均半衰期 112h（63～230h）。

【适应证】 用于局部晚期或复发转移的头颈部鳞状细胞癌；用于 *KRAS* 基因野生型的转移性结直肠癌。

【用法用量】 初始 $400mg/m^2$，120min 静脉滴注，后续 $250mg/m^2$，60min 滴注，每周给药一次；或 $500mg/m^2$，120min 静脉滴注，每 2 周给药一次。

【不良反应】 常见不良反应为痤疮样皮疹、皮肤干燥和裂隙、甲沟炎、多毛症、低镁血症、过敏反应等。

【禁忌】 对本药严重过敏者禁用。

【注意事项】 西妥昔单抗可引起严重和致命的输液反应，症状和体征包括气道阻塞的快速发作（支气管痉挛、喘鸣、声音嘶哑）、低血压、休克、意识丧失、心肌梗死和（或）心搏骤停。输液反应可在药物滴注过程中或滴注完成后数小时内发生，约 90% 的严重输液反应在第一次滴注时发生。首次给药前 30 ～ 60min，必要时在后续给药前预先给予 H_1 受体拮抗剂。每次药物滴注完毕后，对患者进行至少 1h 的观察与监测。

为减少西妥昔单抗所致的皮肤毒性，应指导患者在用药期间限制阳光照射。

本品需在 2 ～ 8℃冷藏条件下储存，切勿冷冻或摇晃。

【特殊人群用药】 妊娠期妇女在利大于弊的情况下可使用。哺乳期妇女禁用。

【相互作用】 尚不明确。

帕尼单抗

【药理作用】 帕尼单抗通过与 EGFR 的胞外结构域特异性结合，阻断 EGFR 与其配体的结合，阻断细胞内信号转导途径而发挥抗肿瘤作用。

【药代动力学】 按照推荐的剂量方案（6 mg/kg，每 2 周给药 1 次），帕尼单抗血药浓度在第三次给药时达到稳态，峰值浓度和低谷浓度分别为 $213\pm59\mu g/ml$ 和 $39\pm14\mu g/ml$。AUC_{0-tau} 和清除率分别为（1306 ± 374）$\mu g \cdot day/ml$ 和（4.9 ± 1.4）$ml/（kg \cdot day）$。消除半衰期约为 7.5 天（3.6 ～ 10.9 天）。群体药代动力学结果显示，年龄（21 ～ 88 岁）、性别、种族、轻中度肾功能不全、轻中度肝功能不全对帕尼单抗药的代动力学无明显影响。

【适应证】 用于 *KRAS* 基因野生型的转移性结直肠癌。

【用法用量】 6mg/kg，60min 静脉滴注，每 14 天给药 1 次。疗程持续至病情进展或出现不可耐受的毒性反应。若初次用药时可耐受上述滴速，后续治疗中可将滴注时间缩短为 30min；若用药剂量超过 1000mg，静脉滴注时间不应短于 90min。

【不良反应】 常见不良反应为外周性水肿、痤疮样皮疹、皮肤裂痕、指甲改变、甲沟炎、皮肤瘙痒、腹痛、便秘、腹泻、恶心、呕吐、眼部症状、咳嗽、呼吸困难、乏力。

【禁忌】 尚不明确。

【注意事项】 日光可加重帕尼单抗的皮肤毒性，应进行防护。曾有患者使用本药后出现电解质耗竭，如低镁血症、低钙血症、低钾血症，建议进行监测。65 岁以上的老年患者接受帕尼单抗联合治疗时发生严重不良反应的风险较高，如严重腹泻等，应加强监测。

【特殊人群用药】 妊娠期妇女在利大于弊的情况下可使用。哺乳期妇女禁用。

【相互作用】 尚不明确。

瑞戈非尼

【药理作用】 通过抑制多种膜结合激酶和细胞内激酶来抑制肿瘤发生、肿瘤血管形成、肿瘤转移和肿瘤免疫。

【药代动力学】 口服给药达稳态血药浓度时 C_{max} 为 $3.9\mu g/ml$，AUC 为 $58.3\mu g \cdot h/ml$。

AUC 和 C_{max} 的变异系数在 35% ~ 44%。瑞戈非尼通过 CYP3A4 和 UGT1A9 代谢，主要代谢物是 M-2（N-氧化）和 M-5（N-氧化和 N-去甲基）。两种代谢物具有与瑞戈非尼相似的体外药理活性和稳态浓度。瑞戈非尼的血浆蛋白结合率为 99.5%，M-2 和 M-5 的蛋白质结合率分别为 99.8% 和 99.95%。47% 的母体化合物及 24% 的代谢产物通过粪便排出。

【适应证】 用于转移性结直肠癌，局部晚期或转移性的胃肠道间质瘤，肝细胞癌。

【用法用量】 成人每次 160mg，每日 1 次，于每一疗程的前 21 天口服，28 天为一疗程。持续用药直至疾病进展或出现不可耐受的毒性反应。根据患者的安全性及耐受性下调剂量，每次剂量下调幅度为 40mg，每日最低剂量为 80mg。

【不良反应】 常见不良反应为手足综合征、虚弱、疲劳、腹泻、恶心、黏膜炎、高血压、高胆红素血症、皮疹、肝功能损害等。

【禁忌】 对本品活性物质或辅料有超敏反应的患者禁用。

【注意事项】 瑞戈非尼片应在每天同一时间，在低脂早餐（脂肪含量 30%）后随水整片吞服。

应将药品存放在原容器中，且将干燥剂保持在瓶内。每次开瓶后须旋紧瓶盖。打开药瓶 7 周后应丢弃剩余药片。

在开始瑞戈非尼治疗前进行肝功能测试，并在治疗的前 2 个月内至少每两周监测一次，必要时更频繁地监测。

瑞戈非尼可导致高血压危象及高血压发生率增加，在治疗的前 6 周内每周监测血压，然后在每个治疗周期监测血压。

瑞戈非尼有可能对伤口愈合产生不利影响，在择期手术前停用瑞戈非尼至少 2 周。在大手术后至少 2 周内不要给药，直到伤口充分愈合。

【特殊人群用药】 妊娠期间不得使用瑞戈非尼，除非明显必要，并且经过仔细权衡母亲获益与对胎儿风险后方可使用。哺乳期妇女禁用。

【相互作用】 瑞戈非尼应避免和 CYP3A4 强抑制剂或强诱导剂联合使用。瑞戈非尼可能增加 UGT1A1 和 UGT1A9 底物的全身暴露量。体外研究表明瑞戈非尼的活性代谢产物 M-2 和 M-5 是 P-gp 和 BCRP 的底物，BCRP 和 P-gp 的抑制剂和诱导剂有可能妨碍 M-2 和 M-5 的暴露。

第六节 病例实践与分析

一、病 例 1

（一）病例资料

患者，男，49 岁，身高 172cm，体重 70kg，体表面积 1.86m^2，ECOG 体能状况 1 分。患者因"排便次数增多，排便困难"就诊，给予肠镜检查，距肛缘 9cm 肠壁处可见斑片状充血及结节样隆起病变。组织病理回示（直肠）印戒细胞癌。进一步完善腹、盆腔增强 MRI，术前分期为 cT3N1bM0（ⅢB 期），MRF（+），EMVI（+）。患者直肠癌诊断明确，拟给予新辅助放化疗后再行手术切除。具体治疗方案为：先行直肠原发灶及区域淋巴引流区短程放射治疗（CTV 25Gy/5F），其后给予 mFOLFOX6 方案诱导化疗。

（二）治疗原则

术前放化疗是中低位（肿瘤下极距肛缘＜10cm）局部晚期直肠癌（Ⅱ、Ⅲ期）的标准治疗。多项研究表明，在放射治疗前后，给予高强度化疗可带来患者生存获益或提高病理完全缓解（pCR）率，但最佳方式尚不清楚。

（三）药物治疗方案分析

该患者为低位直肠癌伴有高复发危险因素，优先选用全程新辅助治疗，即在短程放射治疗（CTV 25Gy/5F）后联合含奥沙利铂的方案（mFOLFOX6）诱导化疗。

（四）药学监护

1. 有效性 新辅助化疗需要进行仔细的肿瘤评估，内科医生、影像学医生、外科医生及患者之间需进行充分沟通，以便制订合适的治疗决策，寻找最佳的手术时机。

2. 安全性 化疗前应对患者的体能状况进行评估，对体能状况评分大于2分的患者，化疗获益有限。同时，应结合拟使用的治疗方案评估患者的基本情况，如血常规、肝肾功能等，以排除化疗药物禁忌证。治疗过程中及治疗结束后注意监测药物毒副作用。该例患者使用 mFOLFOX6 方案，其中氟尿嘧啶常见不良反应包括口腔黏膜炎、口腔溃疡、手足综合征等。奥沙利铂的常见的不良反应为恶心，呕吐，骨髓抑制，肝、肾功能减退，神经毒性等，其中神经毒性具有剂量累积性且为奥沙利铂的剂量限制性毒性。mFOLFOX6 方案属于中度致吐风险化疗方案，需给予预防性止吐药物，对化疗过程中和结束后的爆发性和延迟性呕吐给予及时处理。患者出院后应每周监测血常规1～2次，每个化疗周期至少复查1次肝肾功能。

二、病 例 2

（一）病例资料

患者，女，58岁，身高160cm，体重49kg，体表面积1.51m²，ECOG体能状况1分。患者因"肠鸣音活跃"就诊，行腹部CT检查，提示横结肠近肝曲肠壁明显增厚，呈肿块状，大小约28mm×30mm，增强后明显强化，管腔狭窄，浆膜面毛糙，周围见多发小淋巴结，考虑结肠癌伴局部淋巴结转移可能。进行肠镜活检，病理提示横结肠腺癌，进行腹腔镜辅助下右半结肠癌根治术。术后病检提示（结肠）低分化腺癌，侵及全层达周围脂肪组织，脉管见癌栓，肠周脂肪组织中淋巴结见癌转移（3/17）。免疫组化：MLH1（+），MSH2（+），MSH6（+），PMS2（+）。基因检测提示 *KRAS*、*NRAS*、*BRAF* 均为野生型。患者结肠腺癌术后分期为 pT4aN1bM0（ⅢB），给予 mFOLFOX6 辅助化疗6周期。辅助化疗结束后6月，患者于门诊随访，复查腹部CT提示肝内多发结节，结合病史考虑为结肠癌术后肝转移，外科评估肝转移灶手术切除可能性小，先给予 FOLFIRI 联合贝伐珠单抗治疗。

（二）治疗原则

患者为结肠癌术后肝转移（T4aN1bM1，Ⅳ期）。对于肝脏转移灶初始不能采用手术切除的患者，可先行转化治疗，其后再评估有无肝脏手术指征。

（三）药物治疗方案分析

回顾性研究数据表明，原发肿瘤位于右侧（回盲部到脾曲）的转移性结肠癌患者，其预后明显差于左侧者（自脾曲至直肠）。对于 *ras* 因野生型的患者，抗 EGFR 单抗（西妥昔单抗）的疗效与肿瘤部位存在明显的相关性，暂未观察到抗 VEGF 单抗（贝伐珠单抗）的疗效与肿瘤部位存在明显关联。化疗联合贝伐珠单抗对比化疗联合西妥昔单抗的临床试验结果显示，对于左侧结直肠癌，西妥昔单抗的 ORR 和 OS 均优于贝伐珠单抗；对于右侧结肠癌，西妥昔单抗虽然 ORR 存在一定优势，但 OS 不如贝伐珠单抗。该患者肿瘤原发灶为右侧结肠，基因检测提示 *KRAS*、*NRAS*、*BRAF* 均为野生型，可选化疗方案包括 mFOLFOX、CAPEOX、FOLFIRI、FOLFOXIRI± 贝伐珠单抗。结合患者术后辅助化疗使用 mFOLFOX 方案 6 周期，故优先选择含伊立替康的化疗方案 FOLFIRI，同时联合贝伐珠单抗。

（四）药学监护

1. 有效性 转化治疗应密切评估转移灶的可切除性，通常每 6 ～ 8 周行一次影像学评估，如转移灶转变为可切除，应及时给予手术治疗。

2. 安全性 该例患者使用 FOLFIRI+ 贝伐珠单抗治疗。该方案属于中度致吐风险方案，需给予预防性止吐药物，对化疗过程中和结束后的爆发性和延迟性呕吐给予及时处理。

氟尿嘧啶常见不良反应包括口腔黏膜炎、口腔溃疡，用药时间较长可致手足综合征，少见不良反应包括药物输注过程中心绞痛、心肌梗死 / 缺血发作。对于无冠心病、心肌病等心血管基础疾病的患者，若在使用氟尿嘧啶期间出现心绞痛、心肌梗死 / 缺血、心律失常或心力衰竭，后续治疗应考虑停用氟尿嘧啶。

伊立替康除恶心、呕吐、脱发等常见不良反应外，特有的不良反应还包括胆碱能综合征及迟发性腹泻。胆碱能综合征主要表现为用药后 24h 内发生的腹泻、腹痛、出汗、鼻炎、低血压、血管舒张、瞳孔缩小、流泪等不良反应，严重者腹痛剧烈、腹泻频繁、大量出汗致衣物浸透、低血压致头晕，其发生率高达 59.6%，具有明显的剂量相关性，老年患者发生率高于青壮年。胆碱能综合征可通过皮下或静脉注射阿托品治疗，对既往有胆碱能综合征发生的患者应给予阿托品预防。伊立替康所致迟发性腹泻通常出现在化疗药使用后约 5 天，发生率高达 40%，严重腹泻（Ⅲ度以上）发生率达 10%。迟发性腹泻一旦发生，立即使用洛派丁胺止泻，对于严重腹泻，应及时补充水、电解质并给予其他支持治疗。

贝伐珠单抗可能导致高血压、蛋白尿、肠穿孔、出血、动静脉血栓栓塞等，治疗期间应常规监测血压及肾功能。贝伐珠单抗还可能导致输液相关反应，包括高血压危象、喘息、氧饱和度下降、超敏反应、胸痛、头痛、寒战和出汗等。对于轻微的输液反应，可降低输液速度；对于严重的输液反应需中断输液，并考虑其后治疗周期中以更慢的速度给药。贝伐珠单抗可致伤口愈合延迟，在患者择期手术前至少 28 天应暂停给药，手术后亦需停用贝伐珠单抗直至伤口充分愈合。

第八章　肝癌的药物治疗学

第一节　肝癌的概述

一、肝癌的概念

原发性肝癌（primary liver cancer，PLC），是指起源于肝细胞或肝内胆管上皮细胞的恶性肿瘤，包括肝细胞癌（hepatocellular carcinoma，HCC）、肝内胆管癌（intrahepatic cholangiocarcinoma，ICC）和 HCC-ICC 混合型三种不同的病理类型，其中 HCC 占 85%～90%，三者在发病机制、生物学行为、分子特征、临床表现、病理组织学形态、治疗方法及预后等方面差异较大。通常所称的"肝癌"指 HCC，本章节"肝癌"仅指 HCC。

二、肝癌的流行病学

原发性肝癌的发生呈明显的地区性分布，好发于东南亚、西太平洋地区及非洲东南部，而欧美、大洋洲发病率较低。肝癌全球发病率逐年增加，死亡人数近 60 万人 / 年，位居肿瘤相关死亡的第 3 位。我国肝癌发病人数约占全球的 55%，在肿瘤相关死亡中仅次于肺癌，位居第 2 位。我国肝癌总的分布特点是沿海高于内陆，东南沿海江河海口或岛屿又高于沿海其他地区，高发地区气候具有温暖、潮湿、多雨等特点。肝癌可发生于任何年龄，但以中年男性居多，男女比例为 3∶1～6∶1。30 岁以前死亡率较低，30 岁以后大幅度上升，30～44 岁年龄组肝癌死亡居全部恶性肿瘤死亡的第一位。

三、肝癌的病因

肝癌的发生是一个多阶段、多因素协同作用，经过启动、促癌和演进等多个步骤，多个癌基因和相关基因参与，多个基因发生突变的结果。肝癌的发病原因可能与以下因素相关。

（一）病毒性肝炎

流行病学研究表明病毒性肝炎与肝癌的发生关系密切，特别是乙、丙及丁型 3 种类型。乙型肝炎病毒（HBV）感染是我国肝癌患者的主要病因，我国肝癌患者中约 90% 有 HBV 感染的背景，西方国家以丙型肝炎病毒（HCV）感染常见。HBV 的 DNA 序列和宿主细胞的基因序列同时遭到破坏或发生重新整合，使癌基因激活和抑癌基因失活，从而发生细胞癌变。丙型肝炎致癌机制与 HCV 序列变异相关，HCV 通过序列变异逃避免疫识别而持续感染肝细胞，引起肝脏长期炎症，肝细胞坏死和再生反复发生，从而积累基因突变，破坏细胞增殖的动态平衡，导致肝细胞癌变。

（二）黄曲霉毒素

流行病学研究发现，粮食受到黄曲霉毒素污染严重的地区人群肝癌发病率高，而黄曲霉毒素的代谢产物之一黄曲霉毒素 B1 被认为是最强的动物致癌剂之一，能通过影响 *ras*、*P53* 等基因的表达而引起肝癌的发生，诱发肝癌的最小剂量每天仅需 10μg。

（三）肝纤维化、肝硬化

病毒性肝炎、酒精性肝病及非酒精性脂肪肝后肝纤维化、肝硬化是肝癌发生的重要危险因素。肝细胞癌合并肝硬化的发生率较高，为80%～90%以上，胆管细胞癌很少或不合并肝硬化。

（四）其他肝癌的高危因素

1. 长期接触氯乙烯、亚硝胺类、偶氮芥类、苯酚、有机氯农药等化学物质。

2. 血吸虫及华支睾吸虫感染。

3. 饮用水污染　我国通过流行病学调查发现饮用水的污染与肝癌的发生密切相关，在肝癌高发区饮用宅沟水、溏水者肝癌的死亡率明显高于饮用井水者，且经过改饮深井水后居民肝癌发病率有下降趋势。水中的致癌物质可能为某些有机物，如六氯苯、苯并芘、多氯联苯及一些藻类如蓝绿藻等。

4. 香烟中多环芳烃、亚硝胺和尼古丁。

以上各种病因使肝细胞在损伤后的再生修复过程中，其生物学特征逐渐变化，基因突变，增殖与凋亡失衡；各种致癌因素也可促使癌基因（如 *ras*）表达及抑癌基因（如 *P21*、*P53*）受到抑制；慢性炎症及纤维化过程中的活跃血管增殖，为肝癌的发生发展创造了重要条件。

5. 饮酒因素　酗酒在非病毒感染的肝癌患者中起着重要作用。有研究发现每日饮酒折合成乙醇大于80g且持续时间超过10年者，肝癌发生的危险性增加5倍。部分乙醇导致的肝癌并不经过肝硬化阶段，提示乙醇和（或）其代谢产物可通过某种独立于肝硬化之外的途径引起肝癌。

近年的研究提示糖尿病、肥胖和药物性肝损害等也是肝癌的危险因素，同时，40岁以上的男性风险较大。

预防建议：①接种乙肝疫苗；②慢性病毒性肝炎患者应该尽早接受规范化的抗病毒治疗，以控制肝炎病毒的复制；③戒酒或减少饮酒；④清淡饮食，减少油腻食物摄入；⑤避免摄入发霉食物。

四、肝癌的诊断

（一）临床表现

肝癌起病隐匿，早期缺乏典型症状。例如，仅表现为腹胀、消化不良等消化系统症状。临床症状明显者，病情大多已进入中晚期。本病常在肝硬化的基础上发生，或者以转移病灶症状为首发表现，此时临床容易漏诊或误诊，应予以注意。中晚期肝癌的临床表现如下。

1. 肝区疼痛　是肝癌最常见的症状，多呈右上腹持续性胀痛或钝痛，与癌肿生长、肝包膜受到牵拉有关。如病变侵犯膈，疼痛可牵涉右肩或背部。当肝表面的癌结节破裂，可突然引起剧烈腹痛，从肝区开始迅速累及全腹，产生急腹症的表现，如出血量大时可导致休克。

2. 肝大　肝脏进行性增大，质地坚硬，表面凹凸不平，常有大小不等的结节，边缘钝而不整齐，常有不同程度的压痛。肝癌突出于右肋弓下或剑突下时，上腹可呈现局部隆起或饱满；如癌肿位于膈面，则主要表现为膈肌抬高而肝下缘不下移。

3. 黄疸　一般出现在肝癌晚期，多为阻塞性黄疸，少数为肝细胞性黄疸。前者常因癌肿压迫或侵犯胆管或肝门转移性淋巴结肿大而压迫胆管造成阻塞所致；后者可由于癌组织肝内广泛浸润或合并肝硬化、慢性肝炎引起。

4. 肝硬化征象 在失代偿期肝硬化基础上发病者，可表现为腹水迅速增加且难治，腹水多为漏出液；血性腹水系肝癌侵犯肝包膜或向腹腔内破溃引起。门静脉高压导致食管胃底静脉曲张出血（EGVB）。

5. 全身性表现 进行性消瘦、发热、食欲缺乏、乏力、营养不良和恶病质等。如转移至肺、骨、脑、淋巴结、胸腔等处，可产生相应的症状。部分患者以转移灶症状首发而就诊。

6. 伴癌综合征 癌种本身代谢异常或肝癌患者机体内分泌/代谢异常而出现的一组综合征，表现为自发性低血糖、红细胞增多症；其他罕见的有高钙血症、高脂血症、类癌综合征等。

（二）并发症

1. 肝性脑病 肝癌终末期最严重的并发症，出现肝性脑病，预后不良。

2. 上消化道出血 约占肝癌死亡原因的 15%，出血与以下因素有关：① EGVB；②门静脉高压性胃病合并凝血功能障碍而有广泛出血，大量出血常诱发肝性脑病。

3. 肝癌结节破裂出血 约 10% 肝癌患者发生肝癌结节破裂出血。癌结节破裂可局限于肝包膜下，产生局部疼痛；如包膜下出血快速增多则形成压痛性血肿；也可破入腹腔引起急性腹痛、腹膜刺激征和血性腹水，大量出血可致休克、死亡。

4. 继发感染 患者因长期消耗或化疗、放射治疗等，抵抗力减弱，容易并发肺炎、自发性腹膜炎、肠道感染和真菌感染。

（三）实验室和影像学检查

1. 肝癌标志物检查

（1）甲胎蛋白（AFP）：是诊断肝细胞癌特异性的标志物，广泛用于肝癌的普查、诊断、判断治疗效果及预测复发。在排除妊娠、慢性或活动性肝病生殖腺胚胎瘤以及消化道肿瘤的基础上，AFP ≥ 400ng/ml 高度提示肝癌。对 AFP 逐渐升高不降或 > 200ng/ml 持续 8 周，应结合影像学及肝功能变化作综合分析或动态观察。约 30% 的肝癌患者 AFP 水平正常，检测AFP 异质体有助于提高诊断率。

（2）其他肝癌标志物：血清岩藻糖苷酶、γ- 谷氨酰转肽酶同工酶 2（γ-GT2）、异常凝血酶原（DCP）、磷脂酰肌醇蛋白多糖 -3（GPC3）、高尔基体蛋白 73（GP73）等有助于 AFP 阴性的肝癌的诊断和鉴别诊断。

2. 影像学检查

（1）超声（US）：是目前肝癌筛查的首选方法，具有方便易行、价格低廉及无创等优点，能检出肝内直径 > 1cm 的占位性病变，利用多普勒效应或超声造影剂，了解病灶的血供状态，判断占位性病变的良恶性，并有助于引导肝穿刺活检。

（2）增强 CT/MRI：可以更客观及更敏感地显示肝癌，1cm 左右肝癌的检出率可 > 80%，是诊断及确定治疗策略的重要手段。MRI 为非放射性检查，可以在短期重复进行。CT 平扫多为低密度占位，部分有晕圈征，大肝癌常有中央坏死；增强时动脉期病灶的密度高于周围肝组织，但随即快速下降，低于周围正常肝组织，并持续数分钟，呈"快进快出"表现。

（3）数字减影血管造影（DSA）：当增强 CT/MRI 对疑为肝癌的小病灶难以确诊时，经选择性肝动脉行 DSA 检查是肝癌诊断的重要补充手段。对直径 1～2cm 的小肝癌，肝动脉造影可以更精确地作出诊断，正确率 > 90%。

（4）PET-CT、单光子发射计算机断层成像（SPECT）-CT：可提高诊断和评判疾病进展的准确性。

3. 肝穿刺活体组织检查 US 或 CT 引导下穿刺行组织学检查是确诊肝癌的可靠方法，但属创伤性检查，且偶有出血或针道转移的风险。具有典型肝癌影像学特征的肝占位性病变，符合肝癌临床诊断标准的患者，通常不需要以诊断为目的的肝病灶穿刺活检，特别是对于具有外科手术指征的肝癌患者。能够手术切除或准备肝移植的肝癌患者，不建议术前行肝病灶穿刺活检，以减少肝肿瘤破裂出血、播散风险。对于缺乏典型的影像学特征的肝内占位性病变，肝穿刺活检可获得病理诊断，对于肝癌的确诊、指导治疗及预后判断非常重要。一般采用 18G 或 16G 肝穿刺空芯针活检。细针穿刺虽然也可获得病理细胞学诊断，但是存在一定的假阴性率，而阴性结果不能完全排除肝癌，且不能进行分子病理学检查。

4. 病理 肝癌的组织分型可分为肝细胞癌（HCC）、肝内胆管癌（ICC）和 HCC-ICC 混合型。

（1）肝细胞癌：最多见，癌细胞来源于肝细胞，核大、核仁明显胞质丰富，呈多角形排列成巢状或索状，在巢或索间有丰富的血窦，无间质成分。

（2）肝内胆管癌：较为少见，癌细胞来源于胆管上皮细胞，呈立方或柱状排列成腺样，纤维组织较多，血窦较少。

（3）HCC-ICC 混合型：最少见，具有肝细胞癌和肝内胆管癌两种结构。

5. 诊断标准 诊断原发性肝癌的金标准仍然是病理组织学和（或）细胞学检查结果，但是由于约定俗成和多种原因，在全身各种恶性肿瘤中只有肝癌具有临床诊断标准，并且东西方国家的指南和共识都认可，肝癌诊断路线见图 8-1。

肝癌高危人群满足下列三项中的任一项，即可诊断肝癌。

（1）结节 ≤ 1cm，至少 2 项影像学检查有肝癌的典型表现，且其中 1 项为 EOB-MRI。

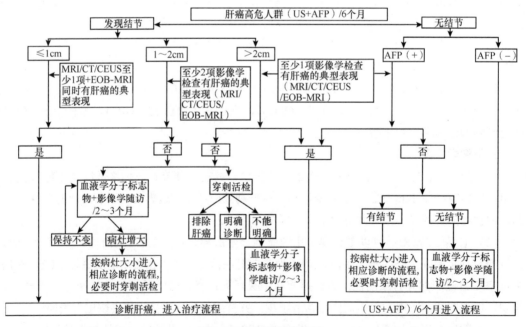

图 8-1 肝癌诊断路线图

典型表现为动脉期病灶明显强化，门静脉期、延迟期或移行期强化下降，呈"快进快出"的强化方式。不典型表现为缺乏动脉期病灶强化，门静脉期、延迟期或移行期无廓清，甚至持续强化等。CEUS，超声造影。EOB-MRI，肝细胞特异性对比剂增强磁共振扫描。AFP（+）为超过血清 AFP 检测正常值

（2）结节 1～2cm，至少 2 项影像学检查有肝癌的典型表现。

（3）结节＞2cm 或 AFP＞正常值，至少 1 项影像学检查有肝癌的典型表现。

6. 筛查　对高危人群每 6～12 个月检测 AFP 和 US 筛查，有助于肝癌早期诊断。在我国，肝癌高危人群主要包括：具有 HBV 和（或）HCV 感染、过度饮酒（酒精性肝病）、非酒精性脂肪性肝炎、其他原因引起的肝硬化及有肝癌家族史等人群，尤其是年龄＞40 岁的男性。

五、肝癌的分型分期

（一）分子分型

基因组、转录组、表观基因组及蛋白组学等的研究为肝癌的分子分型提供了依据，不同的分子分型反映了肝癌不同的生物学背景，对肝癌患者疗效的预测和治疗的选择有重要影响。目前，可以将中国肝癌患者分为 3 个亚型，即代谢驱动型、微环境失调型和增殖驱动型；或 3 种蛋白质组亚型，即 S-I、S-II 和 S-III 型。

（二）肝癌的分期

肝癌分期对于预后的评估、合理治疗方案的选择和临床研究至关重要。国外有多种分期方案，包括巴塞罗那分期（BCLC）、TNM 分期、日本肝病学会（JSH）分期以及亚太肝脏研究协会（APASL）分期等。结合中国具体国情、临床实践以及研究经验等，推荐采用中国肝癌分期（China liver cancer staging，CNLC）方案。

CNLC 分期主要是根据肝脏肿瘤的数目、大小、血管侵犯、肝外转移、Child-Pugh 分级以及 ECOG 体能状况（PS）评分 6 个因素，综合判定肿瘤分期，包括 I a 期、I b 期、II a 期、II b 期、III a 期、III b 期和IV期，具体如下。

I a 期：ECOG PS 0～2 分，肝功能 Child-Pugh A/B 级，单个肿瘤、直径≤5cm，无影像学可见血管癌栓和肝外转移。

I b 期：ECOG PS 0～2 分，肝功能 Child-Pugh A/B 级，单个肿瘤、直径＞5cm，或 2～3 个肿瘤、最大直径≤3cm，无影像学可见血管癌栓和肝外转移。

II a 期：ECOG PS 0～2 分，肝功能 Child-Pugh A/B 级，2～3 个肿瘤、最大直径＞3cm，无影像学可见血管癌栓和肝外转移。

II b 期：ECOG PS 0～2 分，肝功能 Child-Pugh A/B 级，肿瘤数目≥4 个、肿瘤直径不论，无影像学可见血管癌栓和肝外转移。

III a 期：ECOG PS 0～2 分，肝功能 Child-Pugh A/B 级，肿瘤情况不论、有影像学可见血管癌栓而无肝外转移。

III b 期：ECOG PS 0～2 分，肝功能 Child-Pugh A/B 级，肿瘤情况不论、有无影像学可见血管癌栓不论、有肝外转移。

IV期：ECOG PS 3～4 分，或肝功能 Child-Pugh C 级，肿瘤情况不论、有无影像学可见血管癌栓不论、有无肝外转移不论。

第二节　肝癌的治疗原则

原发性肝癌的治疗首选手术，对不能切除的肝癌，可通过非手术的综合疗法使肿瘤缩小后再行二期或二步切除，以达到减缓肿瘤发展、延长生存期的目的；某些小肝癌可以通过局部消融治疗而达到治愈的目的；晚期患者无法耐受各种有创性治疗时，应以保肝、改善全身状况及对症处理为主，可以减轻痛苦，提高生活质量。对手术、消融治疗、放射治疗、中医中药、免疫治疗和其他支持疗法、对症处理等综合措施，要从整体出发，针对病情合理采用，才能达到提高疗效、减轻痛苦、延长生存期的目的。

一、Ⅰ～Ⅱa期肝癌的治疗原则

肝脏储备功能良好的 CNLC Ⅰa 期、Ⅰb 期和Ⅱa 期肝癌的首选治疗方式是手术切除。部分患者不能耐受手术治疗，可选择消融治疗。消融治疗主要适用于 CNLC Ⅰa 期及部分Ⅰb 期肝癌（即单个肿瘤、直径≤5cm；或 2～3 个肿瘤、最大直径≤3cm），可以获得根治性的效果。对于不适合手术切除的直径 3～7cm 的单发肿瘤或多发肿瘤，可以联合经导管动脉化疗栓塞术（TACE）治疗，其效果优于单纯的消融治疗。有手术切除或消融治疗适应证，但由于高龄、肝功能储备不足、肿瘤高危部位等非手术原因，不能或不愿接受上述治疗方法的 CNLC Ⅰa、Ⅰb 和Ⅱa 期肝癌患者可使用 TACE 治疗。肝移植是肝癌根治性治疗手段之一，尤其适用于肝功能失代偿、不适合手术切除及消融治疗的小肝癌患者。小肝癌不宜手术或消融治疗，或不愿采用有创治疗患者，立体定向放射治疗（SBRT）也是有效的治疗手段。

二、Ⅱb～Ⅳ期肝癌的治疗原则

在 CNLC Ⅱb 期、Ⅲa、Ⅲb 期肝癌患者中，不宜首选手术切除，但部分患者经谨慎术前多学科评估，仍有机会从手术切除中获益。某些情况下可以考虑进行术前新辅助治疗（诱导或者转化治疗），致肿瘤缩小降期后再行切除术。

Ⅱb 期肝癌患者，以 TACE 为主的非手术治疗为首选。Ⅲa 期肝癌，绝大多数不宜首选手术切除，应选择 TACE、放射治疗、系统抗肿瘤治疗等治疗方式。合并可切除门静脉癌栓的肝癌可以行术前新辅助放射治疗或术后辅助放射治疗，延长生存；对于不能手术切除者，可以行姑息性放射治疗，或放射治疗与 TACE 等联合治疗，延长患者生存。Ⅲb 期患者推荐使用 TACE 联合系统治疗。部分寡转移灶者可以行 SBRT，延长生存期；外放射治疗也可以减轻淋巴结、肺、骨、脑或肾上腺转移所致疼痛、梗阻或出血等症状。

Ⅳ期肝癌以对症支持及舒缓疗护为主。

第三节　肝癌的药物治疗方案

肝癌的药物治疗主要包括化疗、分子靶向治疗、免疫治疗。肝癌是一种化疗效果相对较差的肿瘤，近年来肝癌的分子靶向治疗、免疫治疗已成为新的研究热点，受到高度重视。这些药物主要有：①小分子靶向药，如索拉非尼、仑伐替尼、瑞戈非尼等。相比单用最佳支持治疗，分子靶向药物索拉非尼和瑞戈非尼可改善生存。仑伐替尼并不劣于一线索拉非尼。②单克隆抗体，如抗血管生成类药物贝伐珠单抗，以及免疫检查点抑制剂阿替利珠单抗、信迪利单抗等。相比索拉非尼一线治疗，采用阿替利珠单抗＋贝伐珠单抗的联合治疗可改善生存，含免疫疗法的联合治疗毒性更小且疗效更好。药物治疗与其他治疗方法（手术、介入和放射治疗等）联合应用能否使患者更多获益，临床正在进行进一步研究。

一、肝切除术后辅助治疗

现阶段尚无全球公认的肝癌术后辅助治疗方案。对于具有高危复发因素的患者，临床上给予高度重视，往往积极采取干预措施，希望能够阻止或者推迟复发，包括抗病毒药物、肝动脉介入治疗、含奥沙利铂的系统化疗、分子靶向治疗药物及中医药治疗等，可能有一定的疗效，但是除了抗病毒药物治疗之外，其他治疗尚缺乏强有力的循证医学证据充分支持。因此，仍然提倡多学科合作和个体化的综合治疗，而基于遗传信息的精准肿瘤学治疗是未来的发展方向。

二、TACE 治疗用药

TACE 仍然是不能切除肝癌的重要治疗手段，具体包括多发的或较大肿瘤不宜切除者，以及部分肝功能代偿不良不能耐受手术的肝癌和肝癌术后局部复发者。门静脉分支有癌栓并不是绝对禁忌证，但如出现有重度黄疸、腹水时，则应避免使用该方法。插管应尽可能选择性插至患侧肝叶或肝段动脉。常用的化疗药物有氟尿嘧啶、铂类、丝裂霉素、表柔比星、羟喜树碱等。栓塞剂常用碘化油和明胶海绵。常规剂量是给予丝裂霉素 10mg、氟尿嘧啶 1000mg、表柔比星 40mg、羟喜树碱 40mg 中的 3 种联用，碘化油的用量根据肿瘤大小而定。也有只给予丝裂霉素 10mg ＋碘油乳化剂，其疗效与常规剂量相似，而肝功能损害更轻。一般治疗 1～2 个月后可重复进行。也可反复进行，共 3～10 次。但反复行 TACE 治疗可能导致肝功能损害和加重门静脉压力，使病情恶化。

三、一 线 方 案

（一）索拉非尼

索拉非尼片 400mg/ 次，口服，2 次 / 天，连续服用。

（二）FOLFOX4 方案

奥沙利铂，85mg/m^2，静脉滴注 2h，第 1 天；亚叶酸钙，200mg/m^2，静脉滴注 2h，第 1 天、第 2 天；氟尿嘧啶，400mg/m^2，静脉注射，然后 600mg/m^2，持续静脉滴注 22h，第 1 天、第 2 天，均为 q2w。

（三）XELOX 方案

奥沙利铂，130mg/m^2，静脉滴注 2h，第 1 天；卡培他滨，625～1000mg/m^2，2 次 / 天，口服，第 1～14 天，然后休息 7 天，q3w。

（四）仑伐替尼

仑伐替尼胶囊，8mg/ 次（体重 ＜ 60kg），或 12mg/ 次（体重 ≥ 60kg），口服，1 次 / 天；连续服用。

（五）多纳非尼

多纳非尼片，200mg/ 次，口服，2 次 / 天，连续服用。

（六）阿替利珠单抗联合贝伐珠单抗（A+T 方案）

阿替利珠单抗，1200mg/ 次，静脉滴注；贝伐珠单抗，15mg/kg，静脉滴注；均为 q3w。

（七）信迪利单抗联合贝伐珠单抗类似物

信迪利单抗，200mg/ 次，静脉滴注；贝伐珠单抗类似物，15mg/kg，静脉滴注；均为 q3w。

（八）卡瑞利珠单抗联合阿帕替尼

卡瑞利珠单抗，200mg/ 次，静脉滴注，q3w；阿帕替尼，250mg/ 次，口服，1 次 / 天，连续服用。

（九）替雷利珠单抗

替雷利珠单抗，200mg/ 次，静脉滴注，q3w。

四、二线方案

（一）瑞戈非尼

瑞戈非尼片 160mg/ 次，口服，1 次 / 天，第 1 ～ 21 天，即连服 21 天，然后停药休息 7 天，q4w。

（二）阿帕替尼

阿帕替尼单药应用，750mg/ 次，口服，1 次 / 天，连续服用。联合卡瑞利珠单抗时，阿帕替尼，250mg/ 次，口服，1 次 l/ 天，连续服用。

（三）卡瑞利珠单抗

卡瑞利珠单抗 3mg/kg，静脉滴注，q2w；或者 3mg/kg，静脉滴注，q3w。

（四）替雷利珠单抗

替雷利珠单抗 200mg/ 次，静脉滴注，q3w。

（五）帕博利珠单抗

帕博利珠单抗 200mg/ 次，静脉滴注，q3w。

（六）卡博替尼

卡博替尼 60mg/ 次，口服，1 次 / 天。

（七）亚砷酸注射液

亚砷酸注射液 10mg/ 次，缓慢静脉滴注，第 1 ～ 14 天；同时必须注意保肝、利胆和利尿，q4w。

（八）雷莫西尤单抗

雷莫西尤单抗 8mg/kg，静脉滴注，q2w；限于血清 AFP ≥ 400ng/ml 晚期 HCC 的二线治疗。

五、临床研究进展

1. 纳武利尤单抗　Ⅰ、Ⅱ期研究 Checkmate 040 表明，纳武利尤单抗用于既往使用索拉非尼的肝癌患者，mOS 达到 15.6 个月，其中亚洲患者的 mOS 为 14.9 个月；无论 PD-L1 表达阳性或阴性，均可以获得临床缓解。因此，美国 FDA 有条件批准了纳武利尤单抗二线治疗肝癌。推荐剂量为一次 3mg/kg 或 240mg、每 2 周 1 次；或者 1 次 480mg、每 4 周 1 次。但是，III 期研究 Checkmate 459，即比较纳武利尤单抗对比索拉非尼一线治疗肝癌，2020 年 1 月公布的结果纳武利尤单抗 mOS 和 mPFS 均有延长趋势，但并没有达到预设的终点。纳武利尤单抗 mOS 16.4 个月，索拉非尼 14.7 个月（HR=0.85，95% CI 0.72 ～ 1.00，P=0.0522）。2021 年 4 月美国 FDA 撤回纳武利尤单抗二线治疗肝癌适应证。

2. 帕博利珠单抗 II 期研究 Keynote224 表明，帕博利珠单抗用于既往索拉非尼治疗后进展或无法耐受索拉非尼治疗、肝功能 Child-Pugh A 级肝癌患者，客观缓解率 17%、疾病稳定率 44%、mPFS 为 4.9 个月、mOS 为 12.9 个月。因此，美国 FDA 有条件批准了帕博利珠单抗二线治疗肝癌。用法为 1 次 200mg、每 3 周 1 次。但是，2019 年 2 月 III 期研究 Keynote240 结果揭晓，帕博利珠单抗联合最佳支持治疗对比安慰剂联合最佳支持治疗二线治疗肝癌，OS 和 PFS 均有所延长，但未达到预设的终点。2021 年 9 月，针对接受过系统抗肿瘤治疗、采用帕博利珠单抗二线治疗亚太区肝癌患者的临床研究 Keynote394 宣布获得阳性结果，其主要终点 OS 和次要终点 PFS、ORR 均达到阳性，具体数据将在后续学术会议予以公布。

3. 卡瑞利珠单抗联合阿帕替尼 全国多中心的卡瑞利珠单抗联合阿帕替尼用于晚期肝细胞癌（RESCUE）的 II 期临床研究结果显示，卡瑞利珠单抗联合阿帕替尼用于肝细胞癌一线治疗组的 ORR 为 34.3%，mPFS 为 5.7 个月，mOS 为 20.1 个月；二线治疗组的 ORR 为 22.5%，mPFS 为 5.5 个月，mOS 为 21.8 个月（证据等级 3，推荐 B）。用法为阿帕替尼 250mg 每天 1 次，卡瑞利珠单抗 200mg（体重 ≥ 50kg）或 3mg/kg（体重 < 50kg），每 2 周 1 次。

4. 仑伐替尼联合帕博利珠单抗 仑伐替尼联合帕博利珠单抗一线治疗不可切除肝癌患者的 I b 期研究，旨在评估联合治疗的有效性和安全性。共纳入了 104 例患者，研究结果显示根据 mRECIST 标准 ORR 为 46.0%，mPFS 为 9.3 个月，根据 RECIST 1.1 标准 ORR 为 36.0%，mPFS 为 8.6 个月，mOS 为 22 个月（证据等级 3，推荐 B）。同时毒性是可控的，没有意外的安全信号，最常见的 3 级治疗相关的不良事件是高血压（17%）。推荐用法为仑伐替尼 12mg（体重 ≥ 60kg）或 8mg（体重 < 60kg），每日一次；帕博利珠单抗 200mg，每 3 周 1 次。仑伐替尼联合帕博利珠单抗的 III 期临床试验（LEAP-002）正在进行中。

5. 卡瑞利珠单抗联合 FOLFOX4 全身化疗 卡瑞利珠单抗联合 FOLFOX4 方案或 GEMOX 方案一线治疗晚期肝癌患者的 II 期临床研究结果显示，在肝癌队列 34 例可评估的患者中，ORR 为 26.5%，DOR 为 79.4%，mPFS 为 5.5 个月，中位 DOR 未达到。最常见的不良反应为中性粒细胞、白细胞和血小板减少，多为 1 ～ 2 级，耐受性良好且安全可控（证据等级 4，推荐 B）。目前评估卡瑞利珠单抗联合 FOLFOX4 与对比标准疗法（索拉非尼或 FOLFOX4）在晚期肝癌一线治疗中作用的 III 期临床研究正在进行中。

第四节　肝癌的主要治疗药物

一、细胞毒药物

奥沙利铂、氟尿嘧啶见第七章第五节。

卡培他滨（capecitabine）

【药理作用】 在体内卡培他滨在酶作用下转化为氟尿嘧啶（5-FU）。正常细胞和肿瘤细胞都能将 5-FU 代谢为 5- 氟 -2- 脱氧尿苷酸单磷酸（FdUMP）和 5- 氟尿苷三磷酸（FUTP）。这些代谢产物通过两种不同机制引起细胞损伤。

【药代动力学】 食物会降低卡培他滨的吸收率及吸收程度。卡培他滨在酶的作用下大量代谢为 5-FU。卡培他滨在体外相对无细胞毒性。在体内该药在酶的作用下转化为氟尿嘧啶发挥作用。胸苷磷酸化酶参与其中，一些人类肿瘤表达这种酶的浓度高于周围正常组织。卡培他滨及其代谢产物大部分从尿排泄。

【适应证】

（1）结直肠癌：结肠癌辅助化疗；卡培他滨单药或与奥沙利铂联合（XELOX）适用于转移性结直肠癌的一线治疗。

（2）乳腺癌：卡培他滨可与多西他赛联合用于治疗含蒽环类药物方案化疗失败的转移性乳腺癌；亦可单独用于治疗对紫杉醇及含蒽环类药物化疗方案均耐药或对紫杉醇耐药和不能再使用蒽环类药物治疗的转移性乳腺癌患者。

（3）胃癌：卡培他滨适用于不能手术的晚期或者转移性胃癌的一线治疗；卡培他滨与奥沙利铂联合（XELOX）用于Ⅱ期和Ⅲ期胃腺癌患者根治切除术后的辅助化疗。

本药适用于治疗肝癌。

【用法用量】 卡培他滨片剂应在餐后 30min 内用水整片吞服。卡培他滨单药的推荐剂量为 1250mg/m²，每日 2 次口服，治疗 2 周后停药 1 周，3 周为一个疗程。肝癌的治疗通常与奥沙利铂联合使用，卡培他滨的推荐剂量为，625 ～ 1000mg/m²，每日 2 次，治疗 2 周后停药 1 周，奥沙利铂必须在卡培他滨之前完成给药。

【不良反应】 卡培他滨用药后十分常见手足综合征、腹泻、腹痛、恶心、呕吐、口腔炎、厌食、皮炎、疲劳、困倦等不良反应，也可发生头晕、头痛、感觉异常、高胆红素血症、骨髓抑制。

【禁忌】 既往对氟尿嘧啶有严重、非预期的反应或已知对氟尿嘧啶过敏患者禁用卡培他滨。卡培他滨禁用于已知二氢嘧啶脱氢酶（DPD）活性完全缺乏的患者。卡培他滨不应与索立夫定或其类似物（如溴夫定）同时给药。卡培他滨禁用于严重肾功能损伤患者（肌酐清除率低于 30ml/min）。

【注意事项】

（1）当同时使用卡培他滨与通过 CYP2C9 代谢的药物时，必须特别谨慎。应对接受苯妥英与卡培他滨合并给药患者的苯妥英血浆浓度进行常规监测。

（2）卡培他滨对驾驶和操作机械的能力产生中度影响。

【特殊人群用药】 妊娠期间禁用卡培他滨。治疗期间及末次给药后 2 周应停止哺乳。

【相互作用】

（1）对使用卡培他滨同时口服香豆素类衍生物抗凝剂的患者，应常规监测其抗凝参数（INR 或 PT），并相应调整抗凝剂的剂量。

（2）卡培他滨和苯妥英同时服用会增加苯妥英的血浆浓度。

（3）卡培他滨不应与索立夫定及其类似物（如溴夫定）同时给药。

【药物过量】 急性药物过量的表现为：恶心、呕吐、腹泻、黏膜炎、胃肠道刺激和出血，以及骨髓抑制。药物过量的医疗处理应包括：常规治疗、支持治疗（旨在纠正临床表现）及预防并发症。

三氧化二砷（arsenic trioxide，As$_2$O$_3$）

【别名】　亚砷酸。

【简写】　ATO。

【药理作用】　As$_2$O$_3$ 可能是通过干扰巯基酶的活性，调控癌相关基因的表达及阻碍细胞周期的进程等途径，发挥其抗癌的生物学效应。

【药代动力学】　本品静脉给药，组织分布较广，停药时检测组织中砷含量由高到低依次为皮肤、卵巢、肝脏、肾、脾、肌肉、睾丸、脂肪、脑组织等。

【适应证】　适用于急性早幼粒细胞白血病、原发性肝癌晚期。

【用法用量】　肝癌的用法用量：每日一次给药，每次 10mg，或按 7～8mg/m^2 给药，用 5% 葡萄糖注射液或 0.9% 氯化钠注射液 500ml 溶解稀释后静脉滴注 3～4h。两周为一疗程，间歇 1 至 2 周可进行下一疗程。

【不良反应】　本品的不良反应与患者个体对砷化物的解毒和排泄功能，以及对砷的敏感性有关，出现的不良反应有白细胞过多综合征、体液潴留、消化系统损害、泌尿系统损害、神经系统损害、心血管系统损害、皮肤干燥、红斑或色素沉着。

【禁忌】　严重的肝、肾功能损害者，孕妇及长期接触砷或有砷中毒者禁用。

【注意事项】

1. 本品为医疗用毒性药品，必须在专科医生指导下使用。

2. 在用本品治疗前，需对患者进行心电图检查、血清内电解质和肌酐的检查，纠正已存在的电解质异常，不宜同时使用能延长 QT 间期的药物或导致电解质异常的药物。

【特殊人群用药】　孕妇禁用，哺乳期妇女用药时则不宜哺乳。

【相互作用】　由于有明显骨髓抑制作用，与其他抗肿瘤药物联合应用时应注意。可抑制机体免疫防御机制，使疫苗接种不能激发人体抗体产生。化疗结束后 3 个月以内，不宜接种病毒疫苗。本品与血浆蛋白结合率高，因此，与其他血浆蛋白结合的药物可影响本品排泄。

【药物过量】　如使用本品过量引起急性中毒者，可用二巯丙醇抢救。

二、小分子靶向药物

索拉非尼（sorafenib）

【药理作用】　索拉非尼是多种激酶抑制剂。体外试验显示它可抑制肿瘤细胞增殖和抗血管生成作用。索拉非尼抑制肿瘤细胞的靶部位 CRAF、BRAF、BRAF V600E、c-Kit、FLT-3 和肿瘤血管靶部位的 CRAF、VEGFR2、VEGFR3、PDGFRβ。体内试验显示，在多种人癌移植裸鼠模型中，如人肝细胞癌、肾细胞癌中，可抑制肿瘤生长和血管生成。

【药代动力学】　索拉非尼口服后约 3h 达到最高血药浓度。高脂饮食时，索拉非尼的生物利用度较禁食状态时降低 29%。索拉非尼主要在肝脏内通过 CYP3A4 介导的氧化作用代谢，除此之外，还有通过 UGT1A9 介导的葡萄糖醛酸化作用代谢。索拉非尼主要通过粪便排泄，清除半衰期约为 25～48h。

【适应证】　不能手术的晚期肾细胞癌；无法手术或远处转移的肝细胞癌；局部复发或转移的进展性的放射性碘难治性分化型甲状腺癌。

【用法用量】　推荐服用索拉非尼的剂量为每次 0.4g、每日两次，空腹或伴低脂、中脂饮食服用。

【不良反应】　最常见的不良反应有腹泻、乏力、脱发、感染、手足皮肤反应、皮疹。服用索拉非尼可增加患者高血压发病率、延长 QT 间期，也可能增加出血机会。索拉非尼也可导致实验室检查异常，如脂肪酶升高、低磷血症、AST/ALT 升高等。

【禁忌】　对索拉非尼或本品任一非活性成分有严重过敏症状的患者禁用。

【特殊人群用药】　孕期避免应用索拉非尼。治疗期间和治疗结束至少 2 周内应采用足够的避孕措施。哺乳期妇女用药期间应停止哺乳。索拉非尼不需根据患者的年龄（65 岁以上）、性别或体重调整剂量。

【相互作用】

（1）CYP3A4 诱导剂可能加快索拉非尼的代谢，因而降低索拉非尼的药物浓度。

（2）索拉非尼与多西他赛联用时可导致多西他赛的 AUC 值增加 36% ~ 80%，C_{max} 增加 16% ~ 32%。建议索拉非尼与多西他赛联合应用时，需谨慎。

（3）与新霉素联用时可导致索拉非尼生物利用度下降。

【药物过量】　尚无索拉非尼服用过量的特殊治疗措施。如怀疑服用过量，则应停药并对患者进行相应的支持治疗。

仑伐替尼（lenvatinib）

【别名】　乐伐替尼。

【药理作用】　仑伐替尼是一种酪氨酸激酶（RTK）受体抑制剂，可抑制血管内皮生长因子（VEGF）受体 VEGFR1（FLT1）、VEGFR2（KDR）和 VEGFR3（FLT4）的激酶活性，另外还可抑制其他促血管生成和肿瘤发生通路相关的 RTK，包括成纤维细胞生长因子（FGF）受体 FGFR1、2、3 和 4，血小板衍生生长因子（PDGF）受体 PDGFRα、KIT 和 RET。

【药代动力学】　口服给药后，仑伐替尼被快速吸收，生物利用度大约为 85%。仑伐替尼与人血浆蛋白的体外结合率较高。CYP3A4 的诱导剂和抑制剂对仑伐替尼暴露量有轻微影响，非 CYP 介导的通路贡献了仑伐替尼总体代谢的很大一部分。仑伐替尼的平均终末指数半衰期约为 28h。约 2/3 和 1/4 的药物分别经粪便和尿液消除。

【适应证】　本品适用于既往未接受过全身系统治疗的不可切除的肝细胞癌患者。

【用法用量】　口服。本品应在每天固定时间服用，空腹或与食物同服均可。对于体重 < 60kg 的患者，本品推荐日剂量为 8mg，每日一次；对于体重 ≥ 60kg 的患者，本品推荐日剂量为 12mg，每日一次。应持续治疗至疾病进展或出现不可耐受的毒性反应。

【不良反应】　仑伐替尼最常见的不良反应为高血压、疲乏、腹泻、食欲下降、体重降低、关节痛/肌痛、腹痛、掌跖红肿综合征、蛋白尿、出血事件、发音困难、甲状腺功能减退症和恶心等。

【禁忌】　哺乳期妇女。

【注意事项】　由于有副作用（如疲乏和头晕），仑伐替尼对驾驶和操作机器能力有轻微影响。出现上述症状的患者在驾驶或操作机器时应谨慎。

【特殊人群用药】　妊娠期间不应使用仑伐替尼。哺乳期间禁用仑伐替尼，并且在停药一周以后再开始哺乳。

【相互作用】　在接受仑伐替尼的患者中，应谨慎使用已知具有较窄治疗指数的 CYP3A4 底物。

多纳非尼（donafenib）

【药理作用】　甲苯磺酸多纳非尼为索拉非尼的氘代化合物，理论上其作用机制与索拉非尼相同，为多激酶抑制剂。甲苯磺酸多纳非尼在体外可抑制多种人肿瘤细胞的增殖，在多种人源肿瘤的裸小鼠移植性肿瘤模型中可抑制肿瘤生长。在多种新生血管生成评价模型中，甲苯磺酸多纳非尼可抑制新生血管生成。

【药代动力学】　与空腹给药相比，肿瘤患者进高脂餐后单次口服甲苯磺酸多纳非尼 0.3g，多纳非尼达峰时间由 3h 延长至 6h，AUC_{0-t} 增加 19%，C_{max} 降低 13%，代谢产物 M2 的 AUC_{0-t} 降低 66%，C_{max} 降低 81%。多纳非尼主要通过 CYP3A4 和 UGT1A9 代谢，此外 CYP1B1、CYP2C8、CYP2C9、CYP2C19、CYP2D6 和 CYP3A5 也部分参与多纳非尼的代谢。大部分通过粪便排泄，少量通过尿液排泄。

【适应证】

（1）既往未接受过全身系统性治疗的不可切除肝细胞癌患者。

（2）进展性、局部晚期或转移性放射性碘难治性分化型甲状腺癌患者。

【用法用量】　肝细胞癌推荐剂量为每次 0.2g，每日两次；甲状腺癌推荐剂量为每次 0.3g，每日两次。空腹口服，以温开水吞服。建议每日同一时段服药。如果漏服药物，无须补服，应按常规用药时间进行下一次服药。

【不良反应】　最常见的不良反应有手足皮肤反应、腹泻、血小板计数降低、高血压、天冬氨酸氨基转移酶升高、脱发、皮疹和蛋白尿。

【禁忌】　对于有活动性出血、活动性消化性溃疡、药物不可控制的高血压和重度肝功能不全患者禁用。哺乳期妇女禁用。

【注意事项】

（1）对于已知高血压患者，在接受本品治疗之前，血压应得到良好控制。在本品治疗期间，应定期进行血压监测。

（2）本品未进行对伤口愈合影响的研究。为预防起见，建议对需要接受大手术的患者暂停使用本品。

（3）应密切关注出血风险，如出现需要治疗的出血、消化道出血、大便隐血（++ 以上）、呕血或鲜血便，必须暂停多纳非尼或减量，并加强观察。

【特殊人群用药】　妊娠期间应避免使用多纳非尼。治疗期间，必须停止哺乳。

【相互作用】　联用多纳非尼相关代谢酶的抑制剂或诱导剂时应当谨慎。

【药物过量】　尚无多纳非尼服用过量的特殊治疗措施。如怀疑药物过量，应立即停用本品，并对患者进行密切观察，必要时采取适当的支持治疗。

卡博替尼（cabozantinib）

【药理作用】　卡博替尼抑制 MET、VEGFR1、VEGFR2、VEGFR3、AXL、RET、ROS1、TYRO3、MER、KIT、TRKB、FLT-3 和 TIE-2 酪氨酸激酶活性。这些受体酪氨酸激酶参与正常细胞功能及病理过程，如肿瘤发生、转移，肿瘤血管生成，耐药性，以及维持肿瘤微环境。

【药代动力学】　卡博替尼血浆蛋白结合率高，浓度达到峰值的中位时间为给药后 3～4h，高脂饮食可导致卡博替尼吸收增加。卡博替尼是 CYP3A4 的底物，半衰期约 99h。卡博替尼主要经粪便排泄，部分经尿液排泄。

【适应证】

（1）肾细胞癌：适用于治疗晚期肾细胞癌；联合纳武利尤单抗适用于晚期肾细胞癌患者的一线治疗。

（2）肝细胞癌：适用既往接受过索拉非尼治疗的肝细胞癌患者。

（3）分化型甲状腺癌：适用于既往 VEGFR 靶向治疗后进展的放射性碘治疗失败或不耐受的局部晚期或转移性分化型甲状腺癌。

【用法用量】 肝细胞癌：每次 60mg，每日一次，直至疾病进展或出现不可耐受的毒性。

【不良反应】 最常见腹泻、疲劳、手足综合征、食欲下降、高血压、恶心、呕吐、体重减轻、便秘。卡博替尼用药后还可能发生出血、胃肠道穿孔、血栓、肝毒性、蛋白尿及伤口愈合不良等情况。

【注意事项】

（1）近期有出血史（包括咯血、呕血或黑便）的患者不得服用。

（2）卡博替尼增加了血栓事件的风险。对于发生急性心肌梗死或需要医疗干预的严重动脉或静脉血栓栓塞事件的患者应停药。

（3）择期手术前至少停用卡博替尼 3 周。大手术后至少 2 周内不要服药，直至伤口完全愈合。

【特殊人群用药】

（1）基于动物研究的发现及其作用机制，孕妇给药时可对胎儿造成伤害。

（2）建议妇女在使用卡博替尼治疗期间和最后一次给药后 4 个月内不要进行母乳喂养。

【相互作用】 卡博替尼是 CYP3A4 底物，与强 CYP3A4 抑制剂的共同给药可能增加卡博替尼暴露，应避免共同给药，如无法避免应当减量；葡萄柚和葡萄柚汁也会增加卡博替尼暴露。CYP3A4 强诱导剂可能减低卡博替尼暴露量，应避免共同给药，如无法避免应当加量；贯叶连翘也会降低卡博替尼暴露。

阿帕替尼见第九章第四节。

三、免疫检查点药物

阿替利珠单抗见第四章第四节。

信迪利单抗见第九章第四节。

度伐利尤单抗见第四章第四节。

卡瑞利珠单抗（camrelizumab）

【药理作用】 抗肿瘤作用机制同信迪利单抗。卡瑞利珠单抗在临床研究中可见皮肤毛细血管增生，但机制尚不清楚。

【药代动力学】 卡瑞利珠单抗在稳态下的分布容积约为 7.0L。消除半衰期（$t_{1/2}$）约为 6 天。

【适应证】

（1）用于至少经过二线系统化疗的复发或难治性经典霍奇金淋巴瘤患者的治疗。

（2）用于既往接受过索拉非尼治疗和（或）含奥沙利铂系统化疗的晚期肝细胞癌患者的治疗；联合甲磺酸阿帕替尼用于不可切除或转移性肝细胞癌患者的一线治疗。

（3）联合培美曲塞和卡铂适用于表皮生长因子受体（EGFR）基因突变阴性和间变性淋巴瘤激酶（ALK）阴性的、不可手术切除的局部晚期或转移性非鳞状非小细胞肺癌（NSCLC）的一线治疗；联合紫杉醇和卡铂用于局部晚期或转移性鳞状非小细胞肺癌患者的一线治疗。

（4）用于既往接受过一线化疗后疾病进展或不可耐受的局部晚期或转移性食管鳞癌患者的治疗；联合紫杉醇和顺铂用于不可切除局部晚期/复发或转移性食管鳞癌患者的一线治疗。

（5）用于既往接受过二线及以上化疗后疾病进展或不可耐受的晚期鼻咽癌患者的治疗。

（6）本品联合顺铂和吉西他滨用于局部复发或转移性鼻咽癌患者的一线治疗。

【用法用量】

（1）经典霍奇金淋巴瘤、食管鳞癌：200mg/次，静脉注射每2周1次；晚期肝细胞癌：3mg/kg，静脉注射每2周或3周1次，联合阿帕替尼时卡瑞利珠单抗200mg/次，每3周1次；晚期或转移性非鳞状非小细胞肺癌、局部复发或转移性鼻咽癌：200mg/次，每3周1次；直至疾病进展或出现不可耐受的毒性。

（2）当卡瑞利珠单抗联合化疗给药时，应首先给予卡瑞利珠单抗静脉滴注，间隔至少30min后再给予化疗。

【不良反应】 最常见的卡瑞利珠单抗不良反应：反应性毛细血管增生症、AST升高、ALT升高、甲状腺功能减退症、乏力、贫血、蛋白尿、发热和白细胞减少症。

【注意事项】 本品可能出现疲劳、乏力等不良反应，因此建议患者在驾驶或操作机器期间慎用本品。不得与其他医药产品混合或经相通的静脉通道合并输入。

【特殊人群用药】 不建议在妊娠期间使用本品治疗。哺乳期妇女在接受本品治疗期间及末次给药后至少2个月内停止哺乳。

【相互作用】 应避免在开始本品治疗前使用全身性皮质类固醇及其他免疫抑制剂。

替雷利珠单抗（tislelizumab）

【药理作用】 抗肿瘤作用机制同信迪利单抗。

【药代动力学】 基于群体药代动力学分析，本品稳态分布容积为5.247L，终末半衰期约为26天。

【适应证】

（1）经典霍奇金淋巴瘤：本品适用于至少经过二线系统化疗的复发或难治性经典霍奇金淋巴瘤的治疗。

（2）尿路上皮癌：本品适用于PD-L1高表达的含铂化疗失败包括新辅助或辅助化疗12个月内进展的部晚期或转移性尿路上皮癌的治疗。

（3）非小细胞肺癌：本品联合紫杉醇和卡铂用于不可手术切除的局部晚期或转移性鳞状非小细胞肺癌的一线治疗。本品联合培美曲塞和铂类化疗用于表皮生长因子受体基因突变阴性和间变性淋巴瘤激酶阴性、不可手术切除的局部晚期或转移性非鳞状非小细胞肺癌的一线治疗。

（4）肝细胞癌：本品适用于不可切除或转移性肝细胞癌患者的一线治疗，以及至少经过一种全身治疗的肝细胞癌的治疗。

【用法用量】 采用静脉输注的方式给药，推荐剂量为200mg，每3周给药一次。用药直至疾病进展或出现不可耐受的毒性。与化疗联用时，若为同日给药则先输注本品。

【不良反应】 替雷利珠单抗最常见的不良反应包括：AST升高、ALT升高、皮疹及疲乏。

【注意事项】 同卡瑞利珠单抗。

【特殊人群用药】 不建议在妊娠期间使用本品治疗。哺乳期妇女在接受本品治疗期间及末次给药后至少 5 个月内停止哺乳。

【相互作用】 同卡瑞利珠单抗。

四、其他药物

贝伐珠单抗见第五章第四节。

雷莫西尤单抗（ramucirumab）

【别名】 雷莫芦单抗。

【药理作用】 雷莫西尤单抗是一种 VEGFR2 拮抗剂，可特异性地与 VEGFR2 结合并阻断其与 VEGFR 配体的结合。因此，雷莫西尤单抗能够抑制配体刺激的 VEGFR2 活化，从而抑制配体诱导的增殖和人内皮细胞的迁移。

【药代动力学】 稳态时的平均分布体积为 5.4L。平均消除半衰期为 14 天。

【适应证】

（1）本品联合紫杉醇用于在含氟尿嘧啶类或含铂类化疗期间或化疗后出现疾病进展的晚期胃或胃食管交界处腺癌患者的治疗。

（2）用于既往接受过索拉非尼治疗且 AFP > 400ng/ml 的肝细胞癌患者。

【用法用量】 与紫杉醇联合用药时，雷莫西尤单抗的推荐剂量为 8mg/kg，在每 28 天为一周期的第 1、15 天经静脉输注给药。用于肝细胞癌推荐剂量为 8mg/kg，每 2 周一次。在每次输注雷莫西尤单抗之前，推荐所有患者预先给予 H_1 受体拮抗剂。

【不良反应】 最常见的不良反应为：周围性水肿、高血压、腹泻、腹痛、头痛、蛋白尿和血小板减少症。

【注意事项】 在每次雷莫西尤单抗输液前给予预处理药物。对于 Child-Pugh B 级或 C 级肝硬化患者，只有经判断认为治疗的潜在获益超过临床恶化的风险时才能够使用雷莫西尤单抗。

【特殊人群用药】 不建议妊娠期间使用本品，在本品治疗期间以及最后一次给药后 3 个月内，应停止母乳喂养。

第五节　肝癌合并病毒性肝炎的抗病毒药物

合并有 HBV 感染的肝癌患者，口服核苷（酸）类似物抗病毒治疗应贯穿治疗全过程。手术前如果 HBV-DNA 水平较高，且 ALT 水平 > 2 倍正常值上限，可以先给予抗病毒及保肝治疗，待肝功能好转后再行手术切除，提高手术安全性；对于 HBV-DNA 水平较高，但肝功能未见明显异常者可以尽快手术同时给予有效的抗病毒治疗。若乙肝表面抗原（HBsAg）阳性，均建议应用强效低耐药的恩替卡韦、替诺福韦酯或丙酚替诺福韦等。对于 HCV 相关肝癌，HCV RNA 阳性均建议采用直接抗病毒药物（DAA）行抗病毒治疗，如索磷布韦 / 维帕他韦。

恩替卡韦（entecavir）

【简写】 ETV。

【药理作用】 本品为鸟嘌呤核苷类似物，对乙型肝炎病毒（HBV）聚合酶具有抑制作用。

【药代动力学】　食物对口服吸收的影响进食标准高脂餐或低脂餐的同时口服 0.5mg 本品会导致药物吸收的轻微延迟，C_{max} 降低、AUC 降低。恩替卡韦不是细胞色素 P450 酶系统的底物、抑制剂或诱导剂。主要以原型通过肾脏清除。

【适应证】　适用于病毒复制活跃，血清 ALT 持续升高或肝脏组织学显示有活动性病变的慢性成人乙型肝炎的治疗（包括代偿及失代偿期肝病患者）。

也适用于治疗 2 岁至小于 18 岁慢性 HBV 感染代偿性肝病的核苷初治儿童患者，有病毒复制活跃和血清 ALT 水平持续升高的证据或中度至重度炎症和（或）纤维化的组织学证据。

【用法用量】　每天一次，每次 0.5mg。拉米夫定治疗时发生病毒血症或出现拉米夫定耐药突变的患者为每天一次，每次 1mg。本品应空腹服用。

【不良反应】　本品最常见的不良事件有：头痛、疲劳、眩晕、恶心、腹痛等。恩替卡韦治疗期间肝酶 AST 和 ALT 可能升高，导致肝功能障碍。

【注意事项】

（1）肌酐清除率＜ 50ml/min，包括血液透析或持续不卧床腹膜透析（CAPD）的患者，建议调整恩替卡韦的给药剂量。

（2）恩替卡韦可能会增加对 HIV 药物治疗耐药的机会。

【特殊人群用药】　只有当对胎儿潜在的风险利益作出充分的权衡后，方可使用本品。不推荐服用本品的母亲哺乳。

【相互作用】　由于恩替卡韦主要通过肾脏清除，服用降低肾功能或竞争性通过主动肾小球分泌的药物的同时，服用恩替卡韦可能增加这两个药物的血药浓度。

富马酸替诺福韦酯（tenofovir disoproxil fumarate）

【简写】　TDF。

【药理作用】　富马酸替诺福韦酯是一种一磷酸腺苷的开环核苷膦化二酯结构类似物。富马酸替诺福韦二吡呋酯首先需要经二酯的水解转化为替诺福韦，然后通过细胞酶的磷酸化形成二磷酸替诺福韦，抑制 HIV-1 反转录酶和 HBV 反转录酶的活性。

【药代动力学】　富马酸替诺福韦二吡呋酯是活性成分替诺福韦的水溶性双酯前体药物。体外研究表明，富马酸替诺福韦二吡呋酯和替诺福韦都不是细胞色素 P450 酶的底物。替诺福韦通过肾小球过滤和肾小管主动清除结合的方式被清除。与其他通过肾脏被清除的药物可能产生清除方面的竞争。

【适应证】

1. 适用于与其他抗反转录病毒药物联用，治疗成人 HIV-1 感染。

2. 适用于治疗慢性乙型肝炎成人和≥ 12 岁的儿童患者。

【用法用量】

1. HIV-1 成人患者的推荐剂量　对成人 HIV-1 的治疗：剂量为每次 300mg（一片），每日一次，口服，不受饮食影响。

2. 对治疗慢性乙型肝炎成人和≥ 12 岁儿童患者的推荐剂量　对慢性乙型肝炎的治疗：剂量为每次 300mg（一片），每日一次，口服，不受饮食影响。

【不良反应】　最常见恶心、腹痛、腹泻、头痛、头晕、乏力、鼻咽炎、背痛和皮疹等，也可出现乙型肝炎病情加重，乳酸性酸中毒／重度肝大伴脂肪变性，新发或急剧恶化的肾功能不全等不良反应。

【注意事项】

（1）曾有发生乳酸性酸中毒和严重肝大伴脂肪变性的报道，包括出现致死病例。

（2）中断治疗后乙肝恶化。

（3）对于 HIV-1 和 HBV 合并感染的患者，因存在 HIV-1 耐药风险，富马酸替诺福韦二吡呋酯仅可作为抗反转录病毒联合治疗方案的一部分用于 HBV 和 HIV-1 合并感染患者。

【特殊人群用药】 应该在明确需要时才用于妊娠患者。治疗期间不应哺乳。

【相互作用】

（1）与富马酸替诺福韦二吡呋酯联合给药时，应减少去羟肌苷用药剂量。

（2）富马酸替诺福韦二吡呋酯能够降低阿扎那韦的 AUC 和 C_{min}。

（3）富马酸替诺福韦二吡呋酯是 P-gp 和乳腺癌耐药蛋白（BCRP）转运体的底物。

（4）富马酸替诺福韦二吡呋酯和来迪派韦/索磷布韦联合用药时，来迪派韦/索磷布韦会增加替诺福韦的暴露量。

（5）与能够导致肾功能减退或与肾小管主动清除竞争的药物合用，能够使替诺福韦的血清浓度升高和（或）使其他经肾脏清除的药物浓度增高。

富马酸丙酚替诺福韦（tenofovir alafenamide fumarate）

【简写】 TAF。

【药理作用】 丙酚替诺福韦是替诺福韦的亚磷酰胺药物前体。丙酚替诺福韦通过被动扩散以及肝脏摄取性转运体 OATP1B1 和 OATP1B3 进入原代肝细胞，然后水解形成替诺福韦。

【药代动力学】 相对于空腹条件，随高脂肪餐给予单剂量富马酸丙酚替诺福韦片使丙酚替诺福韦暴露量增加。在体内，丙酚替诺福韦在细胞内水解形成替诺福韦（主要代谢产物），后者经磷酸化后形成活性代谢产物二磷酸替诺福韦。丙酚替诺福韦主要在代谢为替诺福韦后被消除。替诺福韦由肾脏通过肾小球滤过和肾小管主动分泌的方式从体片消除。

【适应证】 富马酸丙酚替诺福韦片适于治疗成人和青少年（年龄 12 岁及以上，体重至少为 35kg）慢性乙型肝炎。

【用法用量】 成人和青少年（年龄为 12 岁及以上且体重少为 35kg）：每日一次，一次 25mg，随食物服用。

【不良反应】 该药最常见的不良反应有头痛、头晕、腹泻、呕吐、皮疹、瘙痒、关节疼痛、疲劳、ALT 升高等。

【禁忌】 对活性成分或以下所含赋形剂过敏禁用。

【注意事项】

（1）已有报道指出，停止乙型肝炎治疗的患者出现了肝炎急性加重的情况

（2）开始抗病毒治疗后，一些患者的血清 ALT 可能有所增加。

（3）不推荐富马酸丙酚替诺福韦片用于 CCR < 15ml/min 且未接受血液透析的患者。

（4）富马酸丙酚替诺福韦片含有 α 乳糖。因此，患有半乳糖不耐受、乳糖酶完全缺乏症或葡萄糖 - 半乳糖吸收不良的罕见遗传问题的患者不应服用此药品。

【特殊人群用药】

（1）如有必要，可考虑在妊娠期间使用富马酸丙酚替诺福韦片。

（2）哺乳期间不应使用富马酸丙酚替诺福韦片。

【相互作用】 丙酚替诺福韦由 P-gp 和 BCRP 转运。与诱导或抑制 P-gp 和 BCRP 的药品

合用可能降低或增加丙酚替诺福韦血浆浓度。

索磷布韦 / 维帕他韦（sofosbuvir and velpatasvir）

【药理作用】 本品为索磷布韦与维帕他韦组成的复方制剂（每片含 400mg 索磷布韦和 100mg 维帕他韦）。索磷布韦是丙型肝炎非结构蛋白 5B（NS5B）依赖性 RNA 聚合酶抑制剂，是一种核苷酸药物前体。代谢产物 GS461203（尿苷类似物三磷酸盐）被 NS5B 聚合酶嵌入 HCV RNA 而终止复制，GS461203 既不是人类 DNA 和 RNA 聚合酶抑制剂，也不是线粒体 RNA 聚合酶抑制剂。维帕他韦是丙型肝炎非结构蛋白 5A 依赖性 RNA 聚合酶抑制剂，体外耐药性选择和交叉耐药性研究提示，维帕他韦的作用机制为靶标 NS5A。

【药代动力学】 索磷布韦口服吸收迅速，可在不考虑食物的情况下给予索磷布韦 / 维帕他韦。索磷布韦在肝脏中被广泛代谢，形成具有药理学活性的产物。索磷布韦不是 UGT1A1 或 CYP3A4、CYP1A2、CYP2B6、CYP2C8、CYP2C9、CYP2C19 和 CYP2D6 酶的底物或抑制剂。维帕他韦是 CYP2B6、CYP2C8 和 CYP3A4 的底物（转换率较低）。100mg$[^{14}C]$- 维帕他韦单次给药后，血浆中的大部分（> 98%）放射性是母体药物。单羟基化和去甲基化维帕他韦是在人血浆中鉴别出的代谢产物。维帕他韦原型药物是粪便中存在的主要类型。

肾脏排泄是索磷布韦的主要排泄途径。胆汁排泄是维帕他韦的主要消除途径。维帕他韦的中位终末半衰期约为 15h。

【适应证】 本品用于治疗成人慢性丙型肝炎病毒（HCV）感染。

【用法用量】 本品的推荐剂量为每日一次，每次口服一片（每片含 400mg 索磷布韦和 100mg 维帕他韦），随食物或不随食物服用。

【不良反应】 在临床研究中，头痛、疲劳和恶心是最常见的不良反应。

【禁忌】 禁止与强效 P-gp 诱导剂和强效 CYP 诱导剂联用。联合用药会显著降低索磷布韦或维帕他韦的血浆浓度，并可能导致本品失去疗效。

【注意事项】

（1）HCV 和 HBV 合并感染患者中有乙型肝炎病毒再激活风险。

（2）当索磷布韦与其他直接作用抗病毒药物联合用药，并合用药物胺碘酮（含或不含其他降低心率的药品）一起使用时，观察到严重心动过缓和心脏传导阻滞情况。

（3）中度 P-gp 诱导剂或中度 CYP 诱导剂类药品可能会降低索磷布韦或维帕他韦的血浆浓度，从而导致疗效降低。

（4）可增加替诺福韦暴露量，尤其是在与含富马酸替诺福韦酯和一种药代动力学增强剂（利托那韦或考比司他）的 HIV 治疗方案一起使用时。

【特殊人群用药】 孕妇用药数据非常有限，妊娠期间不建议使用；哺乳期间不应使用。

【相互作用】 维帕他韦是药物转运体 P-gp、BCRP、有机阴离子转运多肽（OATP）1B1 和 OATP1B3 的抑制剂。本品与这些转运体的底物类药品联用时，可能会增加此类药品的暴露量。

索磷布韦和维帕他韦是药物转运体 P-gp 和 BCRP 的底物。维帕他韦还是药物转运体 OATP1B 的底物。在体外，观察到维帕他韦通过 CYP2B6、CYP2C8 和 CYP3A4 进行缓慢代谢转换。P-gp 诱导剂或 CYP 诱导剂类药品可能会降低索磷布韦或维帕他韦的血浆浓度，而抑制剂可能会增加索磷布韦或维帕他韦的血浆浓度。

第六节　病例实践与分析

一、病　例　1

（一）病例资料

患者，男，48 岁，体重 55kg，ECOG 体能状况 0 分，肝功能 Child-Pugh A 级，患者体检发现肝功能异常（ALT 50.6U/L，AST 144.7U/L，TBIL 31.3μmol/L，DBIL 9.6μmol/L，IBIL 21.7μmol/L），两对半示 HBsAg+、HBeAg+、HBCAb+，入院查 HBV-DNA：$1.97×10^5$，AFP：5.06ng/m，腹部彩超：①符合肝硬化、脾大、肠系膜上静脉增宽；②肝内实性结节，考虑肝癌可能。完善上腹部 MRI 增强（普美显）提示：①肝右后叶上段新生物，肝细胞癌可能；②肝右叶包膜下脂肪瘤；③肝硬化、脾大，遂诊断为肝细胞癌Ⅰa 期，排除禁忌后行 CT 引导下肝癌射频消融术，术后患者恢复可，出院后继续予以恩替卡韦（0.5g PO qd）抗病毒治疗，并规律于门诊定期随访，病情稳定。5 年后 AFP 逐步升高至 168.00μg/L，复查腹部 MRI 提示：肝 S8 段结节旁富血供结节灶较前稍增大，肿瘤复发可能。复查肝功提示：ALB 55.0g/L，ALT 26U/L，AST 25U/L，TBIL 21.4μmol/L，DBIL 6.1μmol/L，IBIL 15.3μmol/L；两对半：HBsAg+，HBCAb+；HBV-DNA 定量：低于检出限。考虑肿瘤复发，诊断肝细胞癌Ⅰb 期，予以经导管肝动脉栓塞化疗（奥沙利铂联合表柔比星与碘化油混合），手术顺利，术后继续抗病毒治疗，定期随访。

（二）治疗原则

该患者初次就诊诊断为肝细胞癌Ⅰa 期，可选择手术、消融治疗。消融治疗主要适用于 CNLC Ⅰa 期及部分Ⅰb 期肝癌，可以获得根治性的效果。对于有手术切除或消融治疗适应证，但由于高龄、肝功能储备不足、肿瘤高危部位等非手术原因，不能或不愿接受上述治疗方法的 CNLC Ⅰa 期肝癌患者可使用 TACE 治疗。患者合并有 HBV 感染，抗病毒治疗应贯穿治疗全过程。

患者肿瘤复发诊断为肝细胞癌Ⅰb 期，可选择手术、消融、TACE 治疗。

（三）药物治疗方案分析

TACE 常用的化疗药物有氟尿嘧啶、铂类、丝裂霉素、表柔比星、羟喜树碱等。栓塞剂常用碘化油和明胶海绵。该患者 TACE 选用奥沙利铂联合表柔比星与碘油混合合理。抗 HBV 病毒治疗建议应用强效低耐药的恩替卡韦、替诺福韦酯或丙酚替诺福韦等。该患者使用恩替卡韦 0.5g qd 治疗合理。

（四）药学监护

1. 有效性　监护患者肿瘤标志物、肝功能、HBV-DNA 变化情况，腹部 CT 和（或）腹部 MRI 检查评估肝脏病灶变化。

2. 安全性　TACE 后最常见栓塞后综合征，主要表现为发热、恶心、呕吐、肝区闷痛、腹胀、厌食等症状。化疗药物奥沙利铂和表柔比星可能引起骨髓抑制、消化道反应、心脏毒性、神经毒性。恩替卡韦用药后可能出现头痛、疲劳、眩晕、恶心等不适。

二、病　例　2

（一）病例资料

患者，男，48岁，体重65kg，ECOG体能状况0分，肝功能Child-Pugh A级，因"肝功能异常10余年，发现肝占位1天"于医院就诊，患者无腹痛腹泻，无恶心呕吐，无畏寒发热等特殊不适，完善检查提示甲胎蛋白明显升高。胸部CT及上腹部CT提示：肝内多发占位，考虑肝癌伴肝内转移；双肺散在实性结节，转移瘤可能；右侧第8后肋骨质破坏，提示转移可能。上腹部MRI增强提示肝内多发占位，考虑弥漫型肝癌或肝癌伴肝内多发转移可能。考虑诊断患者肝细胞癌Ⅲb期，予以仑伐替尼（12mg/次，1次/天）治疗，同时对骨转移灶进行放射治疗。患者服药后出现严重腹泻，对症治疗并调整剂量后仍无法耐受，遂更换为信迪利单抗联合贝伐珠单抗治疗（信迪利单抗200mg，贝伐珠单抗15mg/kg，q3w），用药后无特殊不适，后在局部麻醉下行肝动脉造影、腹腔动脉造影、肝局部灌注、肝动脉插管术。信迪利单抗联合贝伐珠单抗治疗3周期后复查AFP较前明显下降，肝、肺病灶较前缩小。

（二）治疗原则

该患者临床分期为Ⅲb期。对于Ⅲb期肝癌，总体预后不佳，Ⅲb期患者推荐使用TACE联合系统治疗。部分寡转移灶者可以行SBRT，延长生存期；外放射治疗也可以减轻淋巴结、肺、骨、脑或肾上腺转移所致疼痛、梗阻或出血等症状。系统治疗方案需根据肝功能Child-Pugh分级进行选择。

患者药物治疗后出现不可耐受不良反应，应当更换药物治疗方案。

（三）药物治疗方案分析

晚期肝癌的一线治疗方案包括索拉非尼、仑伐替尼、奥沙利铂为主的系统化疗，以及免疫检查点抑制剂联合抗血管生成类靶向药。该患者一线治疗方案选择仑伐替尼（12mg/次，1次/天）合理。患者服用仑伐替尼后出现严重腹泻，调整剂量后仍不可耐受，应更换为其他一线治疗方案，选择信迪利单抗联合贝伐珠单抗合理。

（四）药学监护

1. 有效性　监护患者肿瘤标志物、肝功能变化情况，胸腹部CT和（或）腹部MRI检查评估肝脏、肺部及肋骨病灶变化。

2. 安全性　仑伐替尼用药过程中需关注患者是否出现高血压、疲乏、腹泻、掌跖红肿综合征等不良反应，还可出现肝脏、心脏毒性反应，应及时对症处理，必要时调整仑伐替尼的用药剂量。该患者用药后出现腹泻，调整剂量及停用仑伐替尼后需关注腹泻是否有好转。

信迪利单抗联合贝伐珠单抗用药期间应警惕胃肠道穿孔、出血、输液反应，并注意监测患者血常规、肝功能、肾功能（血肌酐、尿蛋白）、甲状腺功能。此外，该方案仍可能引起腹泻，因此患者更换用药后应关注腹泻改善情况。

三、病　例　3

（一）病例资料

患者，男，68岁，ECOG体能状况1分，肝功能Child-Pugh A级，因右上腹疼痛就诊后完善上腹部 CT 增强提示"肝脏病灶（大小约 8.6cm×4.6cm），考虑占位，肝内胆管癌可能，伴肝内转移，门静脉右支癌栓"，完善甲胎蛋白示 29 539.00ng/ml，肝穿刺活检提示穿刺物中见癌巢，倾向于低分化肝细胞肝癌。患者行 TACE，术中予以缓慢推注稀释后的氟尿嘧啶、奥沙利铂灌注化疗，手术顺利，予以保肝、止痛、止吐等处理，同时予以索拉非尼（400mg/次，2 次/天），并行门脉癌栓放射治疗（3Gy×12f），放射治疗结束后复查胸部 CT 增强 + 全腹部 CT 增强提示：肝癌术后改变，肝右叶病灶内散在碘化油沉积，病灶部分仍可见强化，提示病灶残留可能，门静脉右支、肝右静脉 - 下腔静脉内癌栓形成。继续予以索拉非尼治疗，规律复查，病情稳定。8 个月后胸部 CT 增强 + 全腹部 CT 增强提示：①肝右叶病灶较前缩小，病灶后上缘可疑异常强化，建议进一步 MRI 检查除外复发可能，门静脉右支、肝右静脉 - 下腔静脉内栓子，较前变化不大。②双肺多发实性结节，考虑转移可能。综合评估病情进展，患者 ECOG 体能状况 2 分，肝功能 Child-Pugh A 级，遂调整方案为瑞戈非尼（160mg qd，第 1～21 天，q4w），排除禁忌后于行左肺（1.2Gy×5f）及右肺病灶放射治疗（2.5Gy bid×10f），过程顺利。瑞戈非尼用药 3 周后患者出现手掌红肿脱皮伴疼痛，考虑为 2 级手足综合征，调整瑞戈非尼剂量为 120mg qd 并予以对症处理，患者症状好转。

（二）治疗原则

根据患者初诊时的肿瘤数目、大小、血管侵犯、肝外转移、肝功能分级及体能状况评分等因素，可判断该患者临床分期为Ⅲa 期。对于Ⅲa 期肝癌，总体预后不佳，绝大多数不宜首选手术切除，应选择 TACE、放射治疗、系统抗肿瘤治疗等治疗方式，系统治疗方案需根据肝功能 Child-Pugh 分级进行选择。

患者治疗后新增肺部转移灶，系统抗肿瘤治疗应当采用二线治疗策略。

（三）药物治疗方案分析

晚期肝癌的一线治疗方案包括索拉非尼、仑伐替尼、奥沙利铂为主的系统化疗，以及免疫检查点抑制剂联合抗血管生成类靶向药。该患者一线治疗方案选择索拉非尼（400mg/次，2 次/天）合理。患者疾病进展后应选用二线治疗，二线治疗方案可选用瑞戈非尼、帕博利珠单抗、卡瑞利珠单抗、替雷利珠单抗，以及阿帕替尼等药物。该患者二线治疗方案选择瑞戈非尼合理。

该患者服用瑞戈非尼后出现 2 级手足综合征，考虑为瑞戈非尼不良反应，根据瑞戈非尼说明书降低 40mg 剂量合理。

（四）药学监护

1. 有效性 监护患者腹部疼痛、肿瘤标志物、肝功能变化情况，胸腹部 CT 和（或）腹部 MRI 检查评估肝脏及肺部病灶变化。

2. 安全性 索拉非尼用药过程中需关注患者是否出现皮疹、腹泻、感染、手足综合征等不良反应，还可出现低磷血症、低钾血症、肝功能异常，应定期监测肝功能及电解质水平，及时对症处理，必要时调整索拉非尼的用药剂量。

瑞戈非尼用药期间应注意监测患者血压，是否出现手足综合征、出血、腹泻、肝功能损伤等情况。患者用药后出现手足综合征，调整瑞戈非尼剂量后，还应关注患者手掌红肿脱皮及疼痛改善情况。

第九章 胃癌的药物治疗学

第一节 胃癌的概述

一、胃癌的流行病学

胃癌系指源于胃黏膜上皮细胞的恶性肿瘤。胃癌在全球发病率和死亡率位列第5，2022年新增病例数超过96.8万例，死亡约66万例。中国胃癌新发病例和死亡病例分别占全球44%和49%，新发病例数及死亡例数均位于我国恶性肿瘤第3位。虽然胃癌全球总发病率有所下降，但2/3胃癌病例分布在发展中国家，其分布具有显著的地理、年龄、性别和社会经济差异。地理分布上，以东亚、东欧和南美洲的发病率最高，而北美和部分非洲地区发病率最低；不同地区之间有很大差异，北方高于南方，农村高于城市，男女发病情况不同，男性发病率约为女性的2倍。

二、胃癌的病因

随着对胃癌流行病学的深入调查和研究，目前人们认为胃癌的发生是由多因素作用、多基因调控、多步骤参与的复杂过程。在不良环境、饮食、吸烟、Hp感染及宿主的遗传易感性等多因素作用下，COX-2及生长因子（表皮生长因子、转化生长因子-α）等介导发生持续慢性炎症，按照Correa描述的肠型胃癌的发生顺序，由正常胃黏膜—慢性炎症—萎缩性胃炎—萎缩性胃炎伴肠化—异型增生而逐渐向胃癌演变。在此过程中，胃黏膜细胞增殖和凋亡之间的正常动态平衡被打破，基因发生突变。与胃癌发生相关的癌基因，如ras基因、c-myc和bcl-2活化；抑癌基因包括野生型P53、APC、DCC等受抑，胃上皮细胞过度增殖又不能启动凋亡信号，逐渐进展为胃癌。

三、胃癌的诊断

应当结合患者的临床表现、内镜及组织病理学、影像学检查等进行胃癌的诊断和鉴别诊断。胃镜及胃镜下活检是目前诊断胃癌的金标准，近年来无痛胃镜发展迅速，并已应用于胃癌高危人群的内镜筛查，早期诊断是根治胃癌的前提，中国的胃镜检查已普及至镇、县级医院，对有中上腹痛、消化不良、呕血或黑粪者应及时行胃镜检查。对符合下列第1条和第2～6条中任一条者均应列为胃癌高危人群应定期胃镜随访：①年龄40岁以上，男女不限；②胃癌高发地区人群；③幽门螺杆菌感染者；④既往患有慢性萎缩性胃炎、胃溃疡、胃息肉、手术后残胃、肥厚性胃炎、恶性贫血等胃癌前疾病；⑤胃癌患者一级亲属；⑥存在胃癌其他高危因素（高盐、腌制饮食、吸烟、重度饮酒等）。

四、胃癌的分型分期

胃癌确诊患者应接受全面的分期评估，以指导治疗并更可靠地判断预后。胃癌的好发部位依次为胃窦（58%）、贲门（20%）、胃体（15%）、全胃或大部分胃（7%）。胃癌按其浸润胃壁的深度可分为早期和进展期胃癌。早期胃癌（EGC）是指癌组织局限于黏膜或黏膜下层，无论是否伴有区域淋巴结转移。进展期胃癌指癌组织侵犯胃壁固有肌层或穿透肌层达浆膜层者。

早期胃癌有隆起型、表浅型、凹陷型和混合型；进展期胃癌形态类型仍沿用 Borrmann 分型法：①Ⅰ型：结节隆起型；②Ⅱ型：局限溃疡型；③Ⅲ型：浸润溃疡型；④Ⅳ型：弥漫浸润性（局部 Bor.Ⅳ，皮革样胃）。胃癌组织病理学分类推荐同时使用 2019 年版的《WHO 消化系统肿瘤学分类》和 Laurén 分型。按照 WHO 组织学分型，胃癌可分为腺癌、腺鳞癌、鳞状细胞癌、未分化癌。其中腺癌占胃癌病例的 90%，包括乳头状腺癌、管状腺癌、黏液腺癌和印戒细胞癌。组织学分级中 Gx 为分级无法评估、G1、G2 和 G3 分别对应高、中和低分化 / 未分化。Laurén 分型根据胃癌组织学生长方式将胃腺癌分为肠型、弥漫型、混合型及未分型，但是 Laurén 分型无法反映肿瘤的分化情况。

根据胃原发肿瘤浸润深度、淋巴结转移数目及是否伴有远处转移，TNM 分期系统目前是全球范围内的标准分期方法。目前广泛使用 2017 年第 8 版的 AJCC/UICC 的胃食管交界处癌和胃癌 TNM 分期系统，累及胃食管交界处且肿瘤中心位于近端胃内不超过 2cm 的肿瘤按食管癌分期，而肿瘤中心位于近端胃内超过 2cm 的 EGJ 肿瘤按胃癌分期，见表 9-1。

表 9-1　胃癌的 AJCC/UICC 第 8 版 TNM 分期

分期	标准
原发肿瘤（T）	
Tx	原发肿瘤无法评估
T0	无原发肿瘤证据
Tis	原位癌：上皮内肿瘤，未侵及固有层，高度不典型增生
T1	肿瘤侵犯固有层，黏膜肌层或黏膜下层
T1a	肿瘤侵犯固有层或黏膜肌层
T1b	肿瘤侵犯黏膜下层
T2	肿瘤侵犯固有肌层 *
T3	肿瘤穿透浆膜下结缔组织，而尚未侵犯脏层腹膜或邻近结构 **, ***
T4	肿瘤侵犯浆膜（脏层腹膜）或邻近结构 **, ***
T4a	肿瘤侵犯浆膜（脏层腹膜）
T4b	肿瘤侵犯邻近结构
区域淋巴结（N）	
Nx	区域淋巴结无法评估
N0	区域淋巴结无转移
N1	1～2 个区域淋巴结有转移
N2	3～6 个区域淋巴结有转移
N3	7 个或 7 个以上区域淋巴结有转移
N3a	7～15 个区域淋巴结有转移
N3b	16 个或 16 个以上区域淋巴结有转移
远处转移（M）	
M0	无远处转移
M1	有远处转移

分期	标准
组织学分级（G）	
Gx	分级无法评估
G1	高分化
G2	中分化
G3	低分化，未分化

临床分期（cTNM）

当 T 为……	且 N 为……	且 M 为……	则期别为……
Tis	N0	M0	0
T1/T2	N0	M0	I
T1/T2	N1～N3	M0	II A
T3/4a	N0	M0	II B
T3/4a	N1～N3	M0	III
T4b	任何 N	M0	IV A
任何 T	任何 N	M1	IV B

病理分期（pTNM）

当 T 为……	且 N 为……	且 M 为……	则期别为……
Tis	N0	M0	0
T1	N0	M0	I A
T1	N1	M0	I B
T2	N0		
T1	N2		
T2	N1	M0	II A
T3	N0		
T1	N3a		
T2	N2	M0	II B
T3	N1		
T4a	N0		
T2	N3a		
T3	N2		
T4a	N1	M0	III A
T4a	N2		
T4b	N0		
T1	N3b		
T3	N3b		
T3	N3a	M0	III B
T4a	N3a		
T4b	N1		
T4b	N2		
T3	N3b		
T4a	N3a	M0	III C
T4b	N3a		
T4b	N3b		
任何 T	任何 N	M1	IV

分期	标准		
	新辅助治疗后分期（ypTNM）		
T1	N0		
T2	N0	M0	I
T1	N1		
T3	N0		
T2	N1		
T1	N2		
T4a	N0	M0	II
T3	N1		
T2	N2		
T1	N3		
T4a	N1		
T3	N2		
T2	N3		
T4b	N0		
T4b	N1		
T4a	N2	M0	III
T3	N3		
T4b	N2		
T4b	N3		
T4a	N3		
任何 T	任何 N	M1	IV

* 肿瘤可以穿透固有肌层达胃结肠韧带或肝胃韧带或大小网膜，但未穿透覆盖这些结构的脏层腹膜，这种情况下原发肿瘤的分期为 T2。如果肿瘤穿透覆盖胃韧带或网膜的脏层腹膜，则应当被分为 T3 期。

** 胃的邻近结构包括脾、横结肠、肝脏、膈肌、胰腺、腹壁、肾上腺、肾脏、小肠以及后腹膜。

*** 经胃壁内扩展至十二指肠或食管的肿瘤不考虑为侵犯邻近结构，而是应用任何这些部位的最大浸润深度进行分期。

第二节　胃癌的治疗原则

胃癌的治疗应采取综合治疗的原则。根据患者肿瘤病理学类型及临床分期，结合患者一般状况和器官功能状态，采取多学科综合治疗模式，有计划、合理地应用现有的治疗手段，达到根治或最大幅度地控制肿瘤，延长患者生存期，改善生活质量的目的。胃癌的治疗手段主要包括手术、化疗、放射治疗、分子靶向治疗和免疫治疗。其中，化疗又分为术前新辅助化疗、术后辅助化疗和姑息性化疗，前两者统称为围手术期化疗。

一、早 期 胃 癌

早期胃癌且无淋巴结转移证据，可根据肿瘤侵犯深度，考虑内镜下治疗或手术治疗，术后无须辅助放射治疗或化疗。

二、进 展 期 胃 癌

局部进展期胃癌或伴有淋巴结转移的早期胃癌，应当采取以手术为主的综合治疗。根据肿瘤侵犯深度及是否伴有淋巴结转移，可考虑直接行根治性手术或术前先行新辅助化疗，再考虑根治性手术。成功实施根治性手术的局部进展期胃癌，需根据术后病理分期决定辅助治疗方案。

复发/转移性胃癌应当采取以全身药物治疗为主的综合治疗手段，在恰当的时机给予姑息性手术、放射治疗、介入治疗、射频治疗等局部治疗，所有胃癌患者都应全程接受支持/姑息治疗的症状筛查、评估和治疗。既包括出血、梗阻、疼痛、恶心/呕吐等常见躯体症状，也应包括睡眠障碍、焦虑抑郁等心理问题。同时应对癌症生存者加强相关的康复指导与随访。

第三节　胃癌的药物治疗方案

一、围手术期化疗

胃癌围手术期治疗（新辅助放化疗＋手术＋辅助放化疗/化疗）在西方国家已进行了许多研究，证实与单纯手术相比，这种治疗模式可使肿瘤降期、提高无病理残留（R0）切除率和改善整体生存，且不会增加术后并发症及病死率。对于非胃食管交界处进展期胃癌，目前治疗标准是胃切除术D2+辅助化疗，对于分期较晚（临床分期Ⅲ期或以上）者，可选择围手术期化疗模式。对于进展期胃食管交界处癌，可选择新辅助放化疗或术前化疗。术前新辅助化疗推荐铂类与氟尿嘧啶类联合的两药方案，或在两药方案基础上联合紫杉类组成三药联合的化疗方案，不宜单药应用。新辅助化疗的时限一般不超过3个月，应当及时评估疗效，并注意监测不良反应，避免增加手术并发症。

术后辅助治疗应当根据术前分期及新辅助化疗疗效，有效者延续原方案或根据患者耐受性酌情调整治疗方案，无效者则更换方案或加用靶向药物如阿帕替尼等。辅助化疗适用于D2根治术后病理分期为Ⅱ、Ⅲ期者。ⅠA期不推荐辅助化疗，对于ⅠB期胃癌是否需要进行术后辅助化疗，目前尚无充分的循证医学证据，但淋巴结阳性者（pT1N1M0）可考虑辅助化疗，对于pT2N0M0的患者，年轻、组织学为低分化、有神经束或血管、淋巴管浸润因素者进行辅助化疗，多采用单药，有可能减少复发。辅助化疗方案推荐氟尿嘧啶类药物联合铂类的两药联合方案。对体力状况差、高龄、不耐受两药联合方案者，考虑采用口服氟尿嘧啶类药物的单药化疗。辅助化疗始于患者术后体力状况基本恢复正常时，一般在术后4周开始。联合化疗在6个月内完成，单药化疗不宜超过1年。辅助化疗期间需规范合理地进行剂量调整，密切观察患者营养及体力状况，务必保持体重，维持机体免疫功能。联合化疗不能耐受时可减量或调整为单药，在维持整体状况时尽量保证治疗周期。围手术期化疗的药物治疗见表9-2。

二、晚期转移性胃癌

对于无手术根治机会或复发转移的胃癌患者，目前公认应采取以全身抗肿瘤药物治疗为主的综合治疗。在我国，目前针对胃癌的药物治疗主要包括化疗药物、分子靶向药物和免疫检查点抑制剂。化疗药物已经有比较充分的循证医学证据及丰富的临床实践经验。胃癌靶向药物研究众多，目前在中国获批适应证的限于抗HER2药物曲妥珠单抗和维迪西妥单抗，抗血管生成通路药物雷莫西尤单抗、阿帕替尼。免疫检查点抑制剂PD-1单抗单药疗效不佳，PD-1单抗联合化疗已成为不可切除局部晚期或转移性胃食管交界处胃癌患者的一线治疗新标准。

表 9-2　围手术期化疗常用方案

新辅助化疗常用方案	
SOX	奥沙利铂 130mg/m², Ivgtt, 第 1 天 替吉奥 40mg/m², PO, bid, 第 1 ～ 14 天 每 21 天重复
FOLFOX	奥沙利铂 85mg/m², Ivgtt, 第 1 天 亚叶酸钙 400mg/m², Ivgtt, 第 1 天 或左旋亚叶酸钙 200mg/m², Ivgtt, 第 1 天 氟尿嘧啶 400mg/m², IV, 第 1 天, 然后 2400 ～ 3600mg/m² 持续 Ivgtt 46h 每 14 天重复
XELOX	奥沙利铂 130mg/m², Ivgtt, 第 1 天 卡培他滨 1000mg/m², PO, bid, 第 1 ～ 14 天 每 21 天重复
FOLT	多西他赛 50mg/m², Ivgtt, 第 1 天 奥沙利铂 85mg/m², Ivgtt, 第 1 天 四氢叶酸 200mg/m², Ivgtt, 第 1 天 氟尿嘧啶 2600mg/m² 持续 Ivgtt 46h 每 28 天重复
DOS	替吉奥 80mg/m², PO, bid, 第 1 ～ 14 天 奥沙利铂 100mg/m², Ivgtt, 第 1 天 多西他赛 40mg/m², Ivgtt, 第 1 天 每 21 天重复
术后辅助化疗常用方案	
XP	顺铂 60mg/m², Ivgtt, 第 1 天 卡培他滨 1000mg/m², PO, bid, 第 1 ～ 14 天 每 21 天重复
FOLFOX	奥沙利铂 85mg/m², Ivgtt, 第 1 天 亚叶酸钙 400mg/m², Ivgtt, 第 1 天 或左旋亚叶酸钙 200mg/m², Ivgtt, 第 1 天 氟尿嘧啶 400mg/m², IV, 第 1 天, 然后 2400 ～ 3600mg/m² 持续 Ivgtt 46h 每 14 天重复
XELOX	奥沙利铂 130mg/m², Ivgtt, 第 1 天 卡培他滨 1000mg/m², PO, bid, 第 1 ～ 14 天 每 21 天重复
SOX	奥沙利铂 130mg/m², Ivgtt, 第 1 天 替吉奥 40mg/m², PO, bid, 第 1 ～ 14 天 每 21 天重复
S-1-DS-S-1	替吉奥按照体表面积（BSA）给药 ① BSA < 1.25m²: 40mg, PO, bid ② BSA ≥ 1.25m², < 1.5m²: 50mg, PO, bid ③ BSA ≥ 1.5m²: 60mg, PO, bid 连续给药 14 天, 休息 7 天 多西他赛 40mg/m², Ivgtt, 第 1 天 每 21 天重复
替吉奥单药	替吉奥按照 BSA 给药 ① BSA < 1.25m²: 40mg, PO, bid ② BSA ≥ 1.25m², < 1.5m²: 50mg, PO, bid ③ BSA ≥ 1.5m²: 60mg, PO, bid 每 21 天重复

注: Ivgtt, 静脉滴注。

　　氟尿嘧啶类、铂类和紫杉类药物是晚期胃癌的主要化疗药物。通常一线化疗方案以氟尿嘧啶类药物为基础，联合铂类和（或）紫杉类药物组成两药或三药化疗方案。在我国，更多推荐氟尿嘧啶类和铂类药物的两药联合方案，因患者更好的耐受性和我国真实临床治疗应用现状，铂类药物更多推荐奥沙利铂。三药方案适用于肿瘤负荷较大且体力状况较好者。而单药化疗适用于高龄、体能状况差或脏器功能轻度不全患者。对 HER2 表达呈阳性（免疫组化染色呈 +++，或免疫组化染色呈 ++ 且 FISH 检测呈阳性）的晚期胃癌患者，可考虑在化疗的基础上，联合使用分子靶向治疗药物曲妥珠单抗。晚期转移性胃癌的药物治疗见表 9-3。

　　晚期胃癌标准治疗持续时间 4 ～ 6 个月，取得疾病控制后定期复查。在免疫或靶向治疗进入一线治疗的时代，联合化疗序贯维持治疗已经成为临床实践的主要选择，现有多项大型一线临床研究中，最常见的维持治疗模式为免疫 / 靶向单药，其次为免疫 / 靶向联合卡培他滨，或靶向免疫联合。但目前在晚期胃癌一线治疗中的最佳维持治疗模式尚未明确。

表 9-3　晚期转移性胃癌的药物治疗选择

一线治疗常用方案	
HER2 阳性	
曲妥珠单抗	两周方案：负荷剂量 6mg/kg，Ivgtt，第 1 天，维持剂量 4mg/kg，Ivgtt，第 1 天
（+ 铂类 + 氟尿嘧啶类）	三周方案：负荷剂量 8mg/kg，Ivgtt，第 1 天，维持剂量 6mg/kg，Ivgtt，第 1 天
帕博利珠单抗 + 曲妥珠单抗 + XELOX/PF	帕博利珠单抗 200mg，Ivgtt，第 1 天（PD-L1 CPS ＜ 1 分不推荐）
	曲妥珠单抗负荷剂量 8mg/kg，Ivgtt，第 1 天，维持剂量 6mg/kg，Ivgtt，第 1 天
	XELOX：
	奥沙利铂 130mg/m^2，Ivgtt，第 1 天
	卡培他滨 1000mg/m^2，PO，bid，第 1 ～ 14 天
	PF：
	顺铂 80mg/m^2，Ivgtt，第 1 天
	5-FU 800mg/（m^2·d）持续 Ivgtt 46h
	每 21 天重复
HER2 阴性	
SOX	奥沙利铂 130mg/m^2，Ivgtt，第 1 天
	替吉奥 40mg/m^2，PO，bid，第 1 ～ 14 天
	每 21 天重复
FOLFOX	奥沙利铂 85mg/m^2，Ivgtt，第 1 天
	亚叶酸钙 400mg/m^2，Ivgtt，第 1 天
	或左旋亚叶酸钙 200mg/m^2，Ivgtt，第 1 天
	5-FU 400mg/m^2，IV，第 1 天，然后 2400 ～ 3600mg/m^2 持续 Ivgtt 46h
	每 14 天重复
XELOX	奥沙利铂 130mg/m^2，Ivgtt，第 1 天
	卡培他滨 1000mg/m^2，PO，bid，第 1 ～ 14 天
	每 21 天重复
XP	顺铂 60mg/m^2，Ivgtt，第 1 天
	卡培他滨 1000mg/m^2，PO，bid，第 1 ～ 14 天
	每 21 天重复
PF	顺铂 80mg/m^2，Ivgtt，第 1 天
	5-FU 800mg/（m^2·d）持续 Ivgtt 24h，第 1 ～ 5 天
	每 21 天重复

POF	多西他赛 135mg/m²，Ivgtt，第 1 天 奥沙利铂 85mg/m²，Ivgtt，第 1 天 亚叶酸钙 400mg/m²，Ivgtt，第 1 天 或左旋亚叶酸钙 200mg/m²，Ivgtt，第 1 天 5-FU 2400mg/m 持续 Ivgtt 46h 每 14 天重复
DCF	多西他赛 75mg/m²，Ivgtt，第 1 天 顺铂 75mg/m²，Ivgtt，第 1 天 5-FU 1000mg/（m²·d）持续 Ivgtt 24h，第 1～5 天 每 21 天重复
mDCF	多西他赛 60mg/m²，Ivgtt，第 1 天 顺铂 60mg/m²，Ivgtt，第 1 天 5-FU 600mg/（m²·d）持续 Ivgtt 24h，第 1～5 天 每 21 天重复
纳武利尤单抗 + XELOX/ FOLFOX	①联合 FOLFOX： 纳武利尤单抗 240mg 固定剂量，Ivgtt，第 1 天 奥沙利铂 85mg/m²，Ivgtt，第 1 天 亚叶酸钙 400mg/m²，Ivgtt，第 1 天 或左旋亚叶酸钙 200mg/m²，Ivgtt，第 1 天 5-FU 400mg/m²，IV，第 1 天，然后 2400～3600mg/m² 持续 Ivgtt 46h 每 14 天重复 ②联合 XELOX： 纳武利尤单抗 360mg 固定剂量，Ivgtt，第 1 天 奥沙利铂 130mg/m²，Ivgtt，第 1 天 卡培他滨 1000mg/m²，PO，bid，第 1～14 天 每 21 天重复
信迪利单抗 + XELOX	信迪利单抗： 体重＜60kg：3mg/kg，Ivgtt，第 1 天 体重≥60kg：200mg 固定剂量，Ivgtt，第 1 天 奥沙利铂 130mg/m²，Ivgtt，第 1 天 卡培他滨 1000mg/m²，PO，bid，第 1～14 天 每 21 天重复
替雷利珠单抗 + XELOX	替雷利珠单抗：200mg 固定剂量，Ivgtt，第 1 天 奥沙利铂 130mg/m²，Ivgtt，第 1 天 卡培他滨 1000mg/m²，PO，bid，第 1～14 天 每 21 天重复
二线及后线治疗常用方案	
多西他赛	多西他赛 75～100mg/m²，Ivgtt，第 1 天 每 21 天重复
紫杉醇	紫杉醇 80mg/m²，Ivgtt，第 1、8、15 天 每 28 天重复
伊立替康	伊立替康 150～180mg/m²，Ivgtt，第 1 天 每 14 天重复
白蛋白紫杉醇	白蛋白紫杉醇 100mg/m²，Ivgtt，第 1、8、15 天 每 28 天重复

续表

雷莫西尤单抗＋紫杉醇	雷莫西尤单抗 8mg/kg，Ivgtt，第 1、15 天 紫杉醇 80mg/m²，Ivgtt，第 1、8、15 天 每 28 天重复
帕博利珠单抗	200mg，Ivgtt，第 1 天，每 21 天重复
纳武利尤单抗	3mg/kg，Ivgtt，第 1 天，每 14 天重复
维迪西妥单抗	2.5mg/kg，Ivgtt，第 1 天，每 14 天重复 HER2 阳性为 IHC 检测 +++，或 IHC 检测 ++，FISH 检测 HER2 基因扩增阳性
甲磺酸阿帕替尼	850mg，PO，qd，口服，餐后半小时以温开水送服，28 天为 1 个周期 若用药过程中出现不良反应，NCI 分级在 1～2 级者，可维持原剂量水平 NCI 分级在 3～4 级者，暂停用药，待不良反应恢复到＜1 级，下调一个剂量后（第 1 次剂量 　调整为 750mg，qd，第 2 次剂量调整为 500mg，qd）再继续用药，若下调至 250mg 仍不能耐 　受，则应暂停／终止用药 对于 ECOG 体能状况评分≥2 分、四线化疗以后、胃部原发癌灶没有切除、骨髓功能储备差、 　年老体弱或瘦小的女性患者，可适当降低起始剂量，先从 500mg，qd，开始服药，服用 1～ 　2 周后再酌情增加剂量

三、临床研究进展

目前胃癌 5 年生存率仅 35.1%，低于恶性肿瘤 5 年生存率平均水平（40.5%），传统化疗疗效已达瓶颈，晚期胃癌，即初始不可切除或复发转移性胃癌，中位生存期不超过 1 年。目前晚期胃癌靶向治疗的大型Ⅲ期临床研究结果不令人满意，仅有曲妥珠单抗、雷莫芦单抗和阿帕替尼被证实有效，晚期胃癌治疗的总体疗效欠佳。以免疫检查点抑制剂为代表的免疫治疗改变了晚期胃癌系统治疗的格局，具有代表性的免疫检查点抑制剂包括 PD-1 抑制剂、PD-L1 抑制剂和细胞毒性 T 淋巴细胞相关蛋白 4（CTLA-4）抑制剂，其可改善患者的预后及生存质量，突破治疗瓶颈，线数前移逐渐成为一线标准治疗药物。随着免疫治疗的快速发展，各种免疫检查点抑制剂推陈出新或联合靶向治疗、化疗的新模式不断探索，是当前胃癌领域的研究热点。

基于 ATTRACTION-2 研究和 KEYNOTE-059 研究，纳武利尤单抗和帕博利珠单抗于 2017 年分别在日本和美国获批用于晚期胃癌／胃食管交界处癌（GC/GEJC）的三线治疗，此后免疫治疗在一、二线推进过程中停滞不前。以 KEYNOTE-061 研究、KEYNOTE-062 研究为代表的Ⅲ期临床研究未能显示免疫治疗单药或者联合化疗一线或二线应用优于传统化疗。2021 年 4 月，基于 CHECKMATE649 研究的阳性结果，纳武利尤单抗联合化疗获美国 FDA 批准用于晚期 GC/GEJC 一线治疗。2021 年 5 月，基于 KEYNOTE-811 研究结果，美国 FDA 批准帕博利珠单抗联合曲妥珠单抗和化疗用于 HER2 阳性晚期胃癌的一线治疗。2021 年 6 月，基于 ORIENT-16 的阳性结果，信迪利单抗联合化疗获中国国家药品监督管理局批准。PD-L1 单抗在晚期一线胃癌领域也进行了探索，如 JAVELIN Gastric 100 研究，探究局部晚期或转移性 HER2 阴性 GC/GEJC 患者一线化疗后使用阿维鲁单抗维持治疗对比传统化疗的疗效，但结果以失败告终。

目前，多项胃癌领域免疫治疗临床研究仍在进行。KEYNOTE-062 研究失利后，帕博利珠单抗联合化疗的Ⅲ期研究 KEYNOTE-85 研究和替雷利珠单抗联合化疗的 RATIONALE 305 研究也已公布阳性结果。评估仑伐替尼、帕博利珠单抗联合化疗作为晚期／转移性胃食管腺癌一线治疗疗效的Ⅲ期临床研究 LEAP-015 正在进行中。评估卡瑞利珠单抗联合阿帕替尼及化疗（NCT03813784）的Ⅲ期临床研究、评估纳武利尤单抗加伊匹木单抗联合化疗对比化疗作为一线治疗的疗效的 ATTRACTION-6（NCT05144854）也正在进行。除 PD-1 抗体外，卡度尼利单抗（PD-1/CTLA-4 双特异抗体）公布其Ⅰb/Ⅱ期临床研究结果，ORR 达 65.9%，PFS 达7.1 个月，OS 达 17.41 个月，卡度尼利单抗联合 XELOX 对比 XELOX 作为晚期 GC/GEJC 一线治疗疗效的多中心、双盲Ⅲ期临床研究正在进行中（AK-104-302）。此外，PD-1 抗体联合化疗在胃癌治疗中正在进一步前移，包括 KEYNOTE-585、MATTERHORN 在内的围手术期治疗及 ATTRACTION-5 在内的辅助治疗Ⅲ期临床研究正在进行，大部分研究结果将在 3～5年内公布。除了 PD-1/PD-L1 抗体以外，包括 LAG3、TIGIT、TIM3、PD-L1/TGF-β 双抗和Claudin18.2 CAR-T 在内的新型靶点的免疫检查点抑制剂也展现出良好的前景。

第四节　胃癌的主要治疗药物

一、细胞毒药物

奥沙利铂见第七章第五节。

替吉奥见第七章第五节。

卡培他滨见第八章第四节。

顺铂见第四章第四节。

氟尿嘧啶见第七章第五节。

伊立替康见第四章第四节。

紫杉醇见第五章第四节。

多西他赛

【别名】 多西紫杉醇。

【辅料】 聚山梨酯 80、枸橼酸（部分产品含有）、乙醇（部分产品含有）。

【药理作用】 多西他赛为紫杉醇类抗肿瘤药，通过干扰细胞有丝分裂和分裂期间细胞功能所必需的微管网络而起抗肿瘤作用。多西他赛可与游离的微管蛋白结合，促进微管蛋白装配成稳定的微管并抑制其解聚，从而使游离小管的数量显著减少，其与微管的结合不改变原丝的数目。

【药代动力学】 $20\sim115mg/m^2$ 剂量范围内，多西他赛的药代动力学特点与剂量无关，符合三室药代动力学模型，α、β、γ 半衰期分别为 4min、36min 及 11.1h。机体总清除率的个体差异约为 50%。多西他赛的血浆蛋白结合率超过 95%，地塞米松并不影响多西他赛与蛋白的结合。多西他赛及其代谢产物主要从粪便排泄。经粪便和尿排出的量分别约占所给剂量的75% 和 6%，仅有少部分以原型排出。

【适应证】 ①适用于局部晚期或转移性乳腺癌的治疗。②多西他赛联合曲妥珠单抗用于HER2 基因过度表达的转移性乳腺癌患者的治疗，此类患者先期未接受过转移性癌症的化疗。③多西他赛联合多柔比星及环磷酰胺用于淋巴结阳性的乳腺癌患者的术后辅助化疗。④适用于局部晚期或转移性非小细胞肺癌的治疗，即使是在以顺铂为主的化疗失败后。⑤多西他赛联合泼尼松或泼尼松龙用于治疗激素难治性转移性前列腺癌。⑥多西他赛联合顺铂和 5-FU

（TCF方案）用于治疗既往未接受过化疗的晚期胃腺癌，包括胃食管交界处腺癌。

【用法用量】　多西他赛只能用于静脉滴注。药物需要按照说明书进行配制。

（1）在可手术的淋巴结阳性的乳腺癌辅助化疗中，推荐剂量为：给予多柔比星 $50mg/m^2$ 及环磷酰胺 $500mg/m^2$，1h后，给予多西他赛 $75mg/m^2$，每3周1次，进行6个周期。

（2）治疗局部晚期或转移性乳腺癌患者时，多西他赛用药的推荐剂量为 $100mg/m^2$。一线用药时，多西他赛 $75mg/m^2$ 联合多柔比星 $50mg/m^2$。

（3）与曲妥珠单抗联合用药时，多西他赛推荐剂量：$100mg/m^2$，每3周1次，曲妥珠单抗每周1次。

（4）治疗NSCLC时，对于既往未经治疗的患者推荐剂量为多西他赛 $75mg/m^2$ 并立即给予顺铂 $75mg/m^2$ 静脉滴注 $30 \sim 60min$；对于既往含铂类治疗失败的患者，多西他赛推荐剂量为 $75mg/m^2$ 的单药治疗。

（5）前列腺癌推荐剂量为多西他赛 $75mg/m^2$，每3周为1个疗程，连续口服泼尼松或泼尼松龙每日2次，每次5mg。

（6）胃癌推荐剂量为多西他赛 $60mg/m^2$ 滴注1h，随后给予顺铂 $60mg/m^2$ 滴注 $1 \sim 3h$（均仅在第1日用药），在顺铂滴注结束时开始输注5-FU，每日剂量 $600mg/m^2$ 持续24h静脉滴注，连续5天。治疗每3周1次。

【不良反应】　主要表现为过敏反应、血液毒性、神经毒性、肌肉关节痛、心血管毒性、肺肝肾毒性和消化道反应等，需要对其进行监测，多西他赛的血液毒性发生风险和严重程度相对较高。

【禁忌】　对本品活性物质或任何一种辅料过敏的患者禁用。

【注意事项】

（1）多西他赛注射液需避光保存和运输，不同厂家保存和运输的温度不同。

（2）治疗乳腺癌及非小细胞肺癌时，除非有禁忌证，患者在接受多西他赛治疗前需预防用药以减轻体液潴留的发生率和严重程度及减轻过敏反应的严重程度，预防用药包括口服皮质类固醇，如地塞米松每天16mg（8mg，bid），在多西他赛注射一天前开始服用，持续3天。治疗前列腺癌时，患者在接受多西他赛治疗前12h、3h和1h，口服地塞米松8mg。

【特殊人群用药】　在治疗期间及治疗结束后至少3个月内应采取避孕措施。治疗期间停止母乳喂养。

【相互作用】　经肝脏CYP2C8和CYP3A4酶代谢，能够诱导、抑制这些代谢酶，以及经由这些代谢酶代谢的药物均可能对紫杉类药物产生一定影响。

二、分子靶向药物

曲妥珠单抗见第六章第四节。

雷莫西尤单抗见第八章第四节。

维迪西妥单抗

【制剂与规格】　冻干制剂：60mg/瓶。

【成分】　维迪西妥单抗是一种抗体药物偶联剂，药物结构包括三部分：抗人表皮生长因子受体2胞外区（HER2 ECD）抗体；连接子（MC-Val-Cit-PAB，Linker）；细胞毒素单甲基澳瑞他汀E（monomethyl auristatin E，MMAE）。

【药理作用】 本品是一种新型的靶向 HER2 的抗体偶联药物（ADC），由重组的人源化 HER2 IgG1 单克隆抗体通过连接子与微管抑制剂 MMAE 偶联而成。维迪西妥单抗的抗体部分结合至细胞表面 HER2 的胞外结构域后，ADC 复合物经细胞内吞并转运到溶酶体，连接子经酶切后释放出微管抑制剂 MMAE，破坏细胞内微管网络，导致有丝分裂细胞周期停止和细胞凋亡。此外，体外研究显示，维迪西妥单抗可抑制 HER2 受体信号，并具有抗体依赖性细胞介导的细胞毒作用。

【药代动力学】 剂量范围 0.1 ～ 3.0mg/kg 给药后，可在血清中检测到 3 种形式的分析物：至少结合一个 MMAE 的结合型抗体、总抗体和游离 MMAE。结合型抗体和总抗体浓度在滴注结束前后达峰，而血清中游离 MMAE 的浓度在滴注结束后约 2 天达峰。结合型抗体、总抗体和游离 MMAE 的峰浓度呈剂量依赖性。MMAE 主要经 CYP3A4/5 代谢。体重对结合抗体和游离 MMAE 的分布和清除的影响具有临床意义，当患者体重为研究人群中位体重时，估算的消除相半衰期分别约为 31h 和 62h。

【适应证】 适用于至少接受过 2 个系统化疗的 HER2 过表达局部晚期或转移性胃癌（包括胃食管交界处腺癌）的患者或适用于既往接受过含铂化疗且 HER2 过表达局部晚期或转移性尿路上皮癌的患者。HER2 过表达定义为 HER2 免疫组织化学检查结果为 ++ 或 +++，无论显色原位杂交 / 荧光原位杂交扩增与否。

【用法用量】 本品给药剂量需要按照患者体重计算，胃癌患者推荐剂量为 2.5mg/kg，每 2 周一次，静脉输注，历时 30 ～ 90min（通常建议 60min 左右）。尿路上皮癌患者推荐剂量为 2mg/kg，每 2 周一次，静脉滴注，直至疾病进展或出现不可耐受的毒性。药物需要按照说明书进行配制。

【不良反应】 常见的临床不良反应包括脱发、皮疹、乏力、发热、消化道反应、骨髓抑制，需要重视神经毒性，包括周围神经病变以及运动神经病变。

【禁忌】 对本品任何成分过敏者应禁用。

【注意事项】

（1）如果患者发生与药物相关的 ≥ 3 级血液学异常，建议暂停治疗，对症治疗，每周两次进行血液学检查，直至恢复至 CTCAE ≤ 1 级或开始治疗前的水平，若恢复用药后再次发生不良反应，则应调整给药剂量。如果患者在暂停用药 28 天后仍未恢复至 CTCAE ≤ 1 级或开始治疗前的水平，则建议停止治疗。

（2）如果患者发生与药物相关的 ≥ 3 级转氨酶升高，建议暂停治疗，对症治疗，每周两次进行血生化检查，直至恢复至 CTCAE ≤ 1 级或开始治疗前的水平，若恢复用药后再次发生不良反应，则应调整给药剂量。如果患者在暂停用药 28 天后仍未恢复至 CTCAE ≤ 1 级或开始治疗前的水平，则建议停止治疗。

（3）如果患者发生了药物相关的感觉异常（如麻木等），且在暂停用药 28 天后仍未恢复至可继续给药的水平，建议停止治疗。

（4）静脉输注期间，如发生输液反应或超敏反应，减慢或中断滴注和（或）给予适当医学治疗，对危及生命的输液反应则应立即停止用药。

（5）轻度肝功能损伤患者无须进行剂量调整。目前尚未考察中重度肝功能损伤对本品药代动力学的影响。轻中度肾功能损伤患者无须进行剂量调整，目前尚未评估重度肾功能损伤患者的药代动力学，尚无重度肾功能损伤患者的研究数据。

（6）尚未确定本品在 18 岁以下儿童和青少年患者的安全性和有效性。临床试验中老年患者（≥ 65 岁）的安全性和有效性与整体人群相比未见明显差异。

【特殊人群用药】　根据药效学作用机制，本品小分子部分为微管抑制剂 MMAE，可能具有致畸性和潜在胚胎毒性。育龄妇女和育龄期男性在本品用药期间及停药后至少 180 天内应采取有效避孕措施。

阿 帕 替 尼

【制剂与规格】　片剂：250mg、375mg、425mg。

【药理作用】　阿帕替尼是新一代口服小分子 VEGFR2 酪氨酸激酶抑制剂，其主要作用机制是竞争性结合该受体胞内酪氨酸 ATP 结合位点，高度选择性地抑制 VEGFR2 酪氨酸激酶活性，阻断 VEGF 结合后的信号传导，从而强效抑制肿瘤血管生成。

【药代动力学】　主要由肝脏 CYP3A4 代谢，其次经 CYP2D6、CYP2C9 和 CYP2E1 代谢。血浆中平均消除半衰期为 7.9 ～ 9.8h，阿帕替尼及其主要代谢产物经粪便和尿液排泄（77%）。

【适应证】　单药适用于既往至少接受过两种系统化疗后进展或复发的晚期胃腺癌或胃食管交界处腺癌患者，且患者接受阿帕替尼治疗时一般状况良好。单药用于既往接受过至少一线系统性治疗后失败或不可耐受的晚期肝细胞癌患者。

【用法用量】　晚期胃腺癌或胃食管交界处腺癌推荐剂量 850mg/ 次，每天一次，口服。晚期肝细胞推荐剂量为 750mg/ 次（250mg 每片，每次 3 片），每天一次，口服。餐后半小时温开水送服（每日服药的时间应尽可能相同）。

【不良反应】　常见不良反应包括血液学毒性（白细胞减少、粒细胞减少和血小板减少等）和非血液学毒性（高血压、蛋白尿、手足皮肤反应、乏力及腹泻等）。多数不良反应均可通过暂停给药、下调剂量及支持对症处理得以控制和逆转。对于常见不良反应，建议按照药品说明书剂量调整原则进行药物暂停或剂量调整；如果剂量调整至 250mg 后患者仍不能耐受，则应暂停或者终止用药。一般情况下，对于血液学毒性，可以参照化疗药物引起骨髓抑制的原则进行处理；而非血液学毒性中，对于高血压、蛋白尿、手足皮肤反应和可能的出血倾向，需要特别关注。

【禁忌】　对本品任何成分过敏者应禁用；对于有活动性出血、溃疡、肠穿孔、肠梗阻、大手术后 30 天内、药物不可控制的高血压、Ⅲ～Ⅳ级心功能不全（NYHA 标准）、重度肝肾功能不全（4 级）患者应禁用。

【注意事项】　重视患者教育，履行全面告知义务。

（1）对于 ECOG 体能状况评分≥ 2、二线化疗以后、胃部原发癌灶没有切除、骨髓功能储备差、年老体弱或瘦小的女性患者，为了确保患者的安全性和提高依从性，可以适当降低起始剂量，先从 500mg 开始服药，服用 1 ～ 2 周后再酌情增加剂量。

（2）使用过程中出现 3 ～ 4 级不良反应时，建议暂停用药（不超过 2 周）直至症状缓解或消失，随后继续按原剂量服用。若 2 周后不良反应仍未缓解，建议在医生指导下调整剂量。第一次调整剂量：750mg/ 次，每天一次，口服。第二次调整剂量：500mg/ 次，每天一次，口服。如需要第三次调整剂量，则永久停用。

（3）对于出现胃肠道穿孔、需要临床处理的伤口裂开、瘘、重度出血、肾病综合征或高血压危象的患者，应永久停用。

（4）用药期间必须特别注意血压升高、蛋白尿、手足皮肤反应、出血、心脏毒性、肝脏毒性等不良反应。

（5）慎与延长 QTc 间期的药物同时使用。

【特殊人群用药】 育龄期妇女和育龄期男性在本品用药期间及停药后至少 8 周内应采取有效避孕措施。妊娠期间不得服用本品，如必须服用，应告知患者可能对胎儿产生的危害，包括发育障碍和严重畸形。建议哺乳妇女在接受本品治疗期间停止母乳喂养。

【相互作用】 阿帕替尼与 CYP3A4 强效抑制剂或诱导剂合用时需谨慎。阿帕替尼对 CYP3A4 和 CYP2C9 有较强的抑制作用，与经 CYP3A4 和 CYP2C9 代谢的药物合用时需谨慎。

三、免疫检查点药物

帕博利珠单抗见第四章第四节。

纳武利尤单抗见第四章第四节。

信迪利单抗

【制剂与规格】 注射剂：100mg（10ml）/ 瓶。

【药理作用】 T 细胞表达的 PD-1 受体与其配体 PD-L1 和 PD-L2 结合，可以抑制 T 细胞增殖和细胞因子生成。部分肿瘤细胞的 PD-1 配体上调，通过这个通路信号传导可抑制激活的 T 细胞对肿瘤的免疫监视。信迪利单抗是一种人类免疫球蛋白 G4（IgG4）单克隆抗体，可与 PD-1 受体结合，阻断其与 PD-L1 和 PD-L2 相互作用介导的免疫抑制反应，增强抗肿瘤免疫效应。在小鼠肿瘤模型中，阻断 PD-1 通路活性可抑制肿瘤生长。

【药代动力学】 信迪利单抗每 3 周给药 1 次，在连续用药后约 15 周达到稳态，并产生约 2 倍的蓄积。在 1～10mg/kg 的剂量范围内，信迪利单抗的体内暴露随剂量增加而近比例增加。血清浓度自输入开始逐渐上升，输入结束后达峰，之后缓慢降低。平均消除半衰期为 21 天。

【适应证】 ①适用于至少经过二线系统化疗的复发或难治性经典霍奇金淋巴瘤的治疗。②联合培美曲塞和铂类化疗，用于 *EGFR* 基因突变阴性和 *ALK* 阴性、不可手术切除的局部晚期或转移性非鳞状 NSCLC 的一线治疗。③联合贝伐珠单抗、培美曲塞和顺铂，用于 EGFR-TKI 治疗失败的 EGFR 基因突变阳性的局部晚期或转移性非鳞状 NSCLC 患者的治疗。④联合吉西他滨和铂类化疗，用于不可手术切除的局部晚期或转移性鳞状 NSCLC 的一线治疗。⑤联合贝伐珠单抗，用于既往未接受过系统治疗的不可切除或转移性肝细胞癌的一线治疗。⑥联合紫杉醇和顺铂或氟尿嘧啶和顺铂用于不可切除的局部晚期、复发或转移性食管鳞癌的一线治疗。⑦联合含氟尿嘧啶类和铂类药物化疗用于不可切除的局部晚期、复发或转移性胃及胃食管交界处腺癌的一线治疗。⑧联合含氟尿嘧啶类和铂类药物化疗用于不可切除的局部晚期、复发或转移性胃及胃食管交界处腺癌的一线治疗。

【用法用量】 本品采用静脉滴注方式给药，静脉滴注时间应在 30～60min，不得采用静脉注射或单次快速静脉注射给药。①经典霍奇金淋巴瘤、非小细胞肺癌、肝细胞癌：推荐剂量为 200mg/ 次，每 3 周一次，直至疾病进展或出现不可耐受的毒性。②食管鳞癌、胃及胃食管交界处腺癌：对于体重＜60kg 的患者，静脉滴注的推荐剂量为 3mg/kg，每 3 周给药 1 次，直至出现疾病进展或产生不可耐受的毒性。对于体重≥60kg 的患者，静脉滴注的推荐剂量为 200mg，每 3 周给药 1 次，直至出现疾病进展或产生不可耐受的毒性。

【不良反应】 接受本品治疗的患者可能发生免疫相关性不良反应，包括严重和致死病例。免疫相关性不良反应可发生在本品治疗期间及停药以后，可能累及多个组织器官。

【禁忌】 对本品任何成分或辅料过敏者应禁用。

【注意事项】

（1）建议治疗前进行包括甲状腺功能、心肌酶等的基线检测，在治疗中定期随访用于早期发现免疫相关性不良反应，同时需注意免疫相关性不良反应也可能出现于治疗结束后。对于疑似免疫相关性不良反应，应进行充分的评估以排除其他病因。如出现免疫相关性不良反应，根据个体患者的安全性和耐受性，可能需要暂停给药或永久停用。不建议增加或减少剂量。大多数免疫相关性不良反应是可逆的，并且可通过中断本品治疗、皮质类固醇治疗和（或）支持治疗来处理。整体而言，对于大部分 2 级、3 级，以及某些特定的 4 级免疫相关性不良反应（如 4 级血淀粉酶或脂肪酶升高等）需暂停给药。对于大部分 4 级及某些特定的 3 级免疫相关性不良反应（如 3 级肺炎、肝炎、肾上腺功能不全、心肌炎和脑炎等）需永久停药。对于 3 级和 4 级及某些特定的 2 级免疫相关性不良反应，根据临床指征，给予 1 ～ 2mg/（kg·d）泼尼松等效剂量及其他治疗，直至改善到 ≤ 1 级。皮质类固醇需至少一个月的时间逐渐减量直至停药，快速减量可能引起不良反应恶化或复发。如果不良反应在皮质类固醇治疗后继续恶化或无改善，则应增加非皮质类固醇类别的免疫抑制剂治疗。

（2）有可能观察到非典型反应。如果患者临床症状稳定或持续减轻，即使有疾病进展的影像学初步证据，基于总体临床获益的判断，可考虑继续应用本品治疗，直至证实疾病进展。

（3）信迪利单抗联合化疗给药时，应首先给予信迪利单抗。信迪利单抗联合贝伐珠单抗给药时，应首先给予信迪利单抗，间隔至少 5min，建议当天给予贝伐珠单抗。信迪利单抗联合贝伐珠单抗及化疗给药时，应首先给予信迪利单抗，间隔至少 5min，继之以静脉注射贝伐珠单抗，之后给予培美曲塞和顺铂。

（4）轻中度肝功能损伤患者，轻中度肾功能损伤患者无须进行剂量调整。目前尚无针对重度肝功能损伤或重度肾功能损伤患者的独立研究数据。重度肝功能损伤或重度肾功能损伤患者应在医生指导下慎用本品，如需使用，无须进行剂量调整。

（5）尚未确定本品在 18 岁以下儿童和青少年患者的安全性和有效性。在老年患者（≥ 65 岁）中应用数据有限，建议在医生的指导下慎用，如需使用，无须进行剂量调整。

（6）应避免在开始本品治疗前使用全身性糖皮质激素及其他免疫抑制剂，但是如果为了治疗免疫相关性不良反应，可在开始本品治疗后使用全身性糖皮质激素及其他免疫抑制剂。

【特殊人群用药】 不建议在妊娠期间使用本品治疗。建议哺乳期妇女在接受本品治疗期间及末次给药后至少 5 个月内停止哺乳。

【相互作用】 本品是一种人源化单克隆抗体，不经细胞色素 P450 酶或其他药物代谢酶代谢，因此，合并使用的药物对这些酶的抑制或诱导作用预期不会影响本品的药代动力学。

第五节　病例实践与分析

一、病　例　1

（一）病例资料

患者，男，62 岁。身高 166cm，体重 165kg，体表面积 1.76m²，ECOG 体能状况 1 分。患者因"上腹部不适 3 个月，胃癌术后 2 个月"就诊，既往无特殊病史，无家族遗传史，否认食物药物过敏史及不良生活习惯史。外院胃镜检查示胃体下部后壁至胃角可见巨大黏膜缺损，活检病理：（胃体、胃角）低分化腺癌，进一步完善胸腹盆 CT 检查，遂行腹腔镜下根治性远端胃 D2 切除术，术后病理（胃）溃疡型低分化腺癌 pT4aN1M0，Laurén 分型混合型。免疫组化：HER2（0），Ki-67（+）约 60%，患者胃癌诊断明确，本次入院拟行第 1 周期 SOX 方案辅助化疗。

（二）治疗原则

对于非胃食管交界处进展期胃癌，目前治疗标准是 D2 手术切除联合术后辅助化疗，对于分期较晚（临床分期Ⅲ期或以上）者，可选择围手术期化疗模式。

（三）药物治疗方案分析

该患者术前未接受化疗或放化疗，D2 切除术后应给予术后辅助化疗。推荐方案为 XELOX、XP、SOX、FOLFOX 或 S-1 单药。从当前循证医学证据来看，该患者首选术后辅助化疗方案应为 XELOX 方案。

（四）药学监护

1. 有效性 患者在 D2 根治术后 1 月给予 SOX 方案辅助化疗，每 2 ~ 3 个疗程结束后进行病史采集、体格检查、肿瘤标志物检查和腹部盆腔增强 CT，以评价辅助化疗的效果。

2. 安全性 化疗前应对患者的体能状况进行评估，对 ECOG 体能状况评分大于 2 分的患者，化疗获益有限。同时，应结合拟使用的治疗方案评估患者的基本情况，如血常规、肝肾功能等，以排除化疗药物禁忌证。治疗过程中及治疗结束后进行问诊、体格检查和血液学检查以评估化疗安全性。该例患者使用 SOX 方案，其中替吉奥常见不良反应包括口腔黏膜炎、口腔溃疡、皮肤毒性、心脏毒性、骨髓毒性等。奥沙利铂的常见的不良反应为消化道毒性、骨髓抑制，肝、肾功能减退，神经毒性，过敏反应等，其中神经毒性具有剂量累积性且为奥沙利铂的剂量限制性毒性。SOX 方案属于中度致吐风险化疗方案，需给予预防性止吐药物，对化疗过程中和结束后的爆发性和延迟性呕吐给予及时处理。患者出院后应每周监测血常规 1 ~ 2 次，每个化疗周期至少复查 1 次肝肾功能。

二、病　例　2

（一）病例资料

患者，男，39 岁。身高 156cm，体重 41kg，体表面积 1.4m²，ECOG 体能状况 1 分。患者因"确诊胃腺 5 个月"就诊，既往无特殊病史，无家族遗传史，否认食物药物过敏史及不良生活习惯史。外院全身麻醉下行"腹腔镜探查＋大网膜活检"，术后病理（网膜结节）镜下形态结合免疫表型及临床符合转移低分化腺癌，免疫组化：CK（+）、HER2（+++）、cam5.2（+）、CDX-2（+）、Syn（弱+）、CgA（−）、CD56（−）、Desmin（−）、CD99（−）、VEGF（−）、EGFR（−）、Ki-67（+）85%。考虑胃癌晚期，无法行手术根治，已行 3 周期一线 FOLFOX＋曲妥珠单抗方案化疗。其间复查 CT，疗效评价疾病稳定（SD），本次入院拟行第 4 周期化疗。

（二）治疗原则

对于无手术根治机会或复发转移的胃癌患者，目前公认应采取以全身抗肿瘤药物治疗为主的综合治疗。氟尿嘧啶类、铂类和紫杉类药物是晚期胃癌的主要化疗药物。通常一线化方案以氟尿嘧啶类药物为基础，联合铂类和（或）紫杉类药物组成两药或三药化疗方案。在我国，更多推荐氟尿嘧啶类和铂类药物的两药联合。对 HER2 表达呈阳性（免疫组化染色呈+++，或免疫组化染色呈++ 且 FISH 检测呈阳性）的晚期胃癌患者，可考虑在化疗的基础上，联合使用分子靶向治疗药物曲妥珠单抗。

（三）药物治疗方案分析

该患者晚期转移性胃癌诊断明确，免疫组化提示 HER2 过表达，一线抗肿瘤药物治疗采用氟尿嘧啶类和铂类药物的两药联合 FOLFOX 方案 + 曲妥珠单抗方案化疗符合指南推荐，结合目前循证医学证据联合曲妥珠单抗可带来患者生存获益。

（四）药学监护

1. 有效性　患每 2～3 个疗程结束后进行病史采集、体格检查、肿瘤标志物检查和腹部盆腔增强 CT，以评价辅助化疗的效果。

2. 安全性　化疗前应对患者的体能状况进行评估，对 ECOG 体能状况评分大于 2 分的患者，化疗获益有限。同时，应结合拟使用的治疗方案评估患者的基本情况，如血常规、肝肾功能等，以排除化疗药物禁忌证。治疗过程中及治疗结束后进行问诊、体格检查和血液学检查以评估化疗安全性。该例患者使用 FOLFOX 方案 + 曲妥珠单抗方案，其中氟尿嘧啶常见不良反应包括口腔黏膜炎、口腔溃疡，手足综合征等。奥沙利铂常见的不良反应为消化道毒性，骨髓抑制，肝、肾功能减退，神经毒性，过敏反应等，其中神经毒性具有剂量累积性且为奥沙利铂的剂量限制性毒性。曲妥珠单抗会导致亚临床和临床心力衰竭，表现为左心室功能不全、有症状的心力衰竭、有症状的左心室射血分数（LVEF）降低。在给予曲妥珠单抗治疗前，以及治疗过程中需对左心室功能进行评估，LVEF 值相对基线下降 10 个百分点，或下降至 50% 以下，则应暂停使用曲妥珠单抗，并在约 3 周内重复评估 LVEF。FOLFOX 方案属于中度致吐风险化疗方案，需给予预防性止吐药物，对化疗过程中和结束后的爆发性和延迟性呕吐给予及时处理。患者出院后应每周监测血常规 1～2 次，每个化疗周期至少复查 1 次肝肾功能。

第十章　前列腺癌的药物治疗学

第一节　前列腺癌的概述

一、前列腺癌的概念

前列腺癌（prostate cancer）是指发生在前列腺组织中的恶性肿瘤，是前列腺腺泡细胞异常无序生长的结果，为男性泌尿生殖系统最常见的恶性肿瘤之一。

二、前列腺癌的流行病学

根据 2024 年 WHO 国际癌症研究机构公布的全球各地区 2022 年癌症统计数据显示，全球范围内，前列腺癌的发病率和死亡率分别占全身恶性肿瘤的 7.3% 和 4.1%，位于第 4 位和第 8 位；2024 年，国家癌症中心发布的最新一期全国癌症统计数据，公布前列腺癌的新发病例数为 13.42 万，发病率为 9.68/10 万，在男性恶性肿瘤发病率排名中位列第 6 位，死亡例数为 4.75 万，死亡率为 3.26/10 万人，在男性恶性肿瘤死亡率排名中位列第 8 位。在世界范围，前列腺癌的发病率不明，发展中国家的发病率是发达国家的 3 倍，并且有明显的地理和种族差异，北欧、澳大利亚 / 新西兰、加勒比海地区和北美发病率最高。我国前列腺癌的发病率远低于欧美国家，但是近年来也呈现逐年上升的趋势。值得注意的是，我国前列腺癌的发病率还具有地理差异，即城市发病率显著高于农村。

三、前列腺癌的病因

前列腺癌的病因及发病机制十分复杂，确切的病因尚不明确，病因学研究显示其与遗传因素、年龄因素、外源性因素（如环境、饮食习惯）等密切相关。

（一）遗传因素

前列腺癌的发病率在不同种族间存在明显的差异。黑色人种是前列腺癌的高危因素，发病率最高，白色人种次之，亚洲人发病率最低，提示遗传因素是前列腺癌发病的重要因素。有研究表明，15.6% 的前列腺癌患者发现胚系基因致病性突变，Gleason 评分 8 分及以上的前列腺癌与 DNA 修复基因突变密切相关。

（二）年龄

年龄是前列腺癌的主要危险因素，其发病率随年龄的增长而增长，年龄越大发病率越高，40 岁以下发病率较低，40 ~ 59 岁发病率开始上升，60 岁后发病率快速上升，高发年龄为 65 ~ 80 岁。

（三）外源性因素

流行病学研究显示，亚裔人群移居美国之后前列腺癌的发病率有明显升高，提示地理环境及饮食习惯等外源性因素与前列腺癌的发生有关。但是，目前为止，尚无明确的药物干预或饮食方法来预防前列腺癌。

四、前列腺癌的诊断

（一）前列腺癌的症状

前列腺癌的症状以排尿障碍为主，晚期以局部浸润或远处转移症状为主。早期前列腺癌通常没有症状，但当前列腺癌阻塞尿道或侵犯膀胱颈时，可引起下尿路症状，一般呈渐进性或短时期迅速加重，表现为尿频、排尿费力，严重者可能出现急性尿潴留、血尿、尿失禁；若肿瘤明显压迫直肠，可引起排便困难或肠梗阻；当肿瘤侵犯输精管会引起患者腰痛及患侧睾丸疼痛，部分患者可出现射精痛，当肿瘤侵犯精囊时可出现血精，当肿瘤侵犯支配阴茎海绵体的盆丛神经分支时会引起会阴部疼痛及勃起功能障碍等症状；当肿瘤发生骨转移时会引起骨骼疼痛、病理性骨折、贫血、脊髓压迫等症状，甚至导致下肢瘫痪。

（二）检测筛查与早期诊断

前列腺癌患者的生存时间与其临床诊断时恶性肿瘤分期密切相关，我国前列腺癌初诊病例以临床中晚期居多，导致我国前列腺癌患者总体预后较差。前列腺癌病发隐匿、进展较慢，对高风险人群进行前列腺癌筛查并予以规范化治疗是改善我国前列腺癌患者预后的重要手段。目前普遍采用的监测筛查与早期诊断前列腺癌的方法介绍如下。

1. 直肠指检（digital rectal examination，DRE）　通常在患者首次就诊时进行，对前列腺癌的早期诊断和分期具有重要参考价值。前列腺癌多发于前列腺外周带，可触及前列腺坚硬结节，边界不清，无压痛，活动度差。若未触及前列腺结节也不能排除前列腺癌，需结合前列腺特异性抗原及影像学检查等综合考虑。当多参数磁共振成像（mpMRI）不可及或患者无法进行 MRI 检查时，经直肠超声可为首选影像学检查方法。

2. 前列腺癌的生物学标志物

（1）前列腺特异性抗原（PSA）：是一种组织特异性蛋白，只存在于前列腺上皮细胞。通常情况下，PSA 释放入前列腺导管腔内，少量扩散入血清，当前列腺发生癌变时，正常组织被破坏，大量 PSA 进入血液循环，血清中 PSA 升高，可以充分利用 PSA 的这种特性用于前列腺癌的诊断。血清中 PSA 有两种形式，复合 PSA（complexed PSA，cPSA）和非结合形式的游离 PSA（free PAS，fPSA），fPSA 与 cPSA 的总和称为血清总 PSA（total PSA，tPSA），即 fPSA（ng/ml）+cPSA（ng/ml）=tPSA（ng/ml），游离 PSA 与总 PSA 的比值，即 fPSA/tPSA=[fPSA（ng/ml）/tPSA（ng/ml）]×100%，是诊断前列腺肿瘤的重要指标。PSA 具有前列腺组织特异性，但并非前列腺癌的特异性标志物，因此 PSA 并不是诊断前列腺癌的理想标志物，也不是筛选和诊断早期前列腺癌的理想手段。PSA 检测的临界值在前列腺癌诊断时存在争议，目前公认 PSA 的正常和异常临界值为 4ng/ml。当血清 tPSA > 4ng/ml 为异常，初次 PSA 异常者需要复查。fPSA/tPSA 是作为首次活检结果阴性患者再次活检的依据，我国推荐 fPSA/tPSA > 0.16 作为正常参考值，若患者 tPSA 水平在 4 ~ 10 ng/ml，而 fPSA/tPSA < 0.16 时，建议进行前列腺穿刺活检。

（2）前列腺特异性抗原的相关指标

1）前列腺特异性抗原密度（PSA density，PSAD），即血清 tPSA 值与前列腺体积的比值，前列腺体积一般指通过经直肠超声测量的体积。PSAD 用于指导前列腺活检，提高活检的阳性率。PSAD 正常值为＜ 0.15ng/（ml·cm³），PSAD 值越大，具有临床意义的前列腺癌的可能性越大，当患者 PSA 在正常值高限或轻度增高时，提示活检或随访。

2）前列腺特异性抗原密度速率（PSA velocity，PSAV）是指血清 PSA 水平的年均升高幅度，反映了一段时间内血清 PSA 的动态变化，前列腺癌的 PSAV 显著高于前列腺增生和正常人，其正常值为＜ 0.75ng/（ml·年），当 PSAV ＞ 0.75ng/（ml·年）时，可怀疑为前列腺癌。

3）PSA 倍增时间（PSA doubling time，PSADT）是指 PSA 水平升高 1 倍的时间，但是，目前没有计算 PSADT 的标准方法。PSADT 有助于提高预测肿瘤生物表型的能力，并且对于判断预后具有一定的作用。

4）年龄相关 PSA，即 PSA 与年龄存在显著相关性。总体来说，PSA 每年大约升高 2.6%，为改善 PSA 作为前列腺癌标志物的敏感性或特异性，引进了年龄特异性 PSA 参考范围（age specific PSA reference range，ASPRR），简称年龄相关 PSA。年龄相关 PSA 在低年龄组可以提高敏感性，在高年龄组可提高特异性。但是年龄相关 PSA 在不同年龄组的应用还存在争议，为提高阳性率，建议在低年龄组中应用；为减少不必要的活检，建议在高年龄组中应用。

5）前列腺健康指数（prostate health index，PHI）：由于 PSA 的肿瘤特异性不高，综合 tPSA、fPSA 和 PSA 同源异构体 2（p2PSA）获得了前列腺健康指数。通过 tPSA、fPSA 和 p2PSA 可计算 PHI，公式如下：

$$PHI=p2PSA/fPSA\times \sqrt{tPSA}$$

PHI 诊断前列腺癌的效力优于 tPSA，可以减少不必要的前列腺穿刺活检。对于筛查中 PSA 异常的男性可结合使用 PHI 进行精准诊断，减少 MRI 扫描和穿刺。

（3）其他常见分子生物学标记物：人类腺激肽释放酶、前列腺特异性膜抗原（PSMA）等，联合测定 tPSA、fPSA/tPSA 等，并综合考虑患者的年龄、DRE 和既往穿刺等结果，提高前列腺癌诊断的敏感性，或者作为靶向蛋白用于前列腺癌的治疗。

3. 经直肠超声检查　是一种可靠的测量前列腺体积的方法，再计算 PSAD，PSAD 越大，具有临床意义的前列腺癌的可能性越大。

4. 基因检测　证据显示，在前列腺癌的早期诊断及晚期肿瘤综合治疗阶段，基因检测具有非常重要的作用。综合国内外最新指南、共识的基础上，为进一步规范和指导前列腺癌基因检测的对象、内容、技术、数据处理和解读，国内专家达成了一定共识。不同病情和治疗阶段的前列腺癌患者的基因突变特征各异，基于前列腺癌临床实践及药物研发现状，推荐以提供遗传咨询和治疗决策为目的的第二代测序技术进行基因突变检测。2024 版《CSCO 前列腺癌诊疗指南》新增推荐局限性的前列腺癌患者考虑接受基因检测，尤其是携带不良病理因素的患者。

（三）前列腺癌的诊断方法

1. 超声检查　超声显像和经直肠高分辨率超声技术的发展使分辨前列腺内部微细病变的能力得到提高。现目前有多种超声检查途径和方式可用于检查前列腺，包括经腹部耻骨上以及经会阴探查。

2. CT 检查　CT 是常见前列腺检查方法。前列腺周围有低密度的脂肪组织围绕，CT 可以清楚显示，一定程度辅助诊断，但是一般不作为首选的影像学检查方法。CT 检查可以观察前列腺的位置、大小、形态和密度，以及精囊角。

3. 磁共振检查　前列腺 MRI 检查是前列腺癌诊断和明确临床分期最主要的方法之一，可显示前列腺包膜的完整性、是否侵犯前列腺周围组织和器官，还可显示盆腔淋巴结侵犯情况及骨转移病灶。多参数磁共振成像（multiparameter megnetic resonance imaging，mpMRI）可应用于前列腺癌诊断和治疗的不同阶段，是首选影像学检查方法。磁共振波谱可弥补常规 MRI 的不足，对前列腺癌的早期诊断具有一定的参考价值。

4. 骨扫描检查　静脉注射放射性显像剂之后，显像剂会通过化学吸附的方式沉积在骨骼中，从而使骨骼显像。当骨骼部位发生病理性改变时，相应部位将呈现出影像异常改变，从而对各种骨骼疾病提供诊断和定位。骨扫描是目前评价前列腺癌骨转移最常用的方法。骨扫描的敏感度和特异度分别为 79% 和 82%。骨扫描诊断的阳性率受 PSA、临床分期及 Gleason 评分的影响，当有骨痛病症时，无论 PSA、Gleason 评分及临床分期何种情况，都要进行骨扫描检查。

5. 前列腺穿刺活检　是用来确诊前列腺癌最根本的检查方法，也就是医学上所谓的"金标准"，由于诊断技术的提高，穿刺针又很细，现在前列腺穿刺活检已经成为一种非常安全的检查。

五、前列腺癌的分型分期

前列腺癌好发于前列腺外周带，约占 70%，15% ～ 25% 起源于移行带，其余 5% ～ 10% 起源于中央带；85% 前列腺癌呈多灶性生长特点。2016 年 WHO 的《泌尿系统及男性生殖器官肿瘤病理学和遗传学》中，前列腺癌病理类型包括腺癌（腺泡腺癌）、导管内癌、导管腺癌、尿路上皮癌、鳞状细胞癌、基底细胞癌以及神经内分泌肿瘤等。其中前列腺腺癌占主要部分，因此通常所说的前列腺癌是指前列腺腺癌。

（一）前列腺癌的病理分级和病理分组

前列腺腺癌分级是前列腺病理学的重要组成部分，对前列腺腺癌有很多种分级系统，如 Gleason 分级、Mostofi 分级和 MD Anderson 医院分级等。其中推荐使用前列腺癌 Gleason 评分系统，该评分系统把前列腺癌组织分为主要分级区和次要分级区，每区按 5 级评分，主要分级区和次要分级区的 Gleason 分级值相加得到总评分即为其分化程度。

对 Gleason 评分系统的详细介绍如下：① Gleason 评分 2 ～ 5 分不适用于活检标本诊断及慎用于其他方式切除标本。②筛状腺体和肾小球样结构的腺体以及一些分化较差的腺体和融合的腺体为 Gleason 4 级，黏液腺癌根据其生长方式进行分级，不能均归为 Gleason 4 级。③出现粉刺样坏死为 Gleason 5 级。④导管腺癌中的筛状和乳头状者为 Gleason 4 级，前列腺上皮内瘤变样导管腺癌为 Gleason 3 级，伴有坏死者为 Gleason 5 级。⑤高级别腺癌中，若低级别成分＜ 5% 可以被忽视。相反，在穿刺活检标本中，若有高级别成分存在，无论其比例多少，均应计入评分。在根治标本中，如按之前标准在 Gleason 评分为 7 分（4 ＋ 3）的组织中发现＞ 5% 的 Gleason 5 级成分，最终 Gleason 评分为 9 分（4 ＋ 5）。⑥无论在穿刺活检还是根治标本中，Gleason 评分为 7 分的诊断均建议列出 Gleason 4 级成分所占比例。

前列腺癌的分级分组是基于 2014 年国际泌尿病理协会（International Society of Urological

Pathology，ISUP）共识会议上提出的前列腺癌分级分组系统，该系统根据 Gleason 总评分和疾病危险度的不同将前列腺癌分为 5 个不同的组别（ISUP 1 ～ 5 级），见表 10-1。

表 10-1　ISUP 前列腺癌分级

ISUP 分级	Gleason 总评分	疾病危险度
1 级	≤ 6	仅由单个分离的、形态完好的腺体组成
2 级	3+4=7	主要由形态完好的腺体组成，伴有较少形态发育不良的腺体 / 融合腺体 / 筛状腺体组成
3 级	4+3=7	主要由发育不良的腺体 / 融合腺体 / 筛状腺体组成，伴少量形态完好的腺体
4 级	4+4=8、3+5=8、5+3=8	仅由发育不良的腺体 / 融合腺体 / 筛状腺体组成；或者以形态完好的腺体为主伴少量缺乏腺体分化的成分组成；或者以缺少腺体分化的成分为主伴少量形态完好的腺体组成
5 级	9 ～ 10	缺乏腺体形成结构（或伴坏死），伴或不伴形态发育不良的腺体 / 融合腺体 / 筛状腺体

（二）前列腺癌的分期

前列腺癌的病理分期是仅次于 Gleason 分级的重要预后指标，也是临床用于制定术后治疗方案的重要依据。前列腺癌分期采用的是美国癌症联合委员会制订的 TNM 分期系统（2017 年第 8 版）。主要通过 DRE、PSA、穿刺活检阳性针数和部位、核素全身骨显像、前列腺 MRI 或前列腺 CT 以及淋巴结清扫来明确临床和病理分期。

T 分期：表示原发肿瘤的局部情况，主要通过 DRE、前列腺 MRI、前列腺穿刺阳性活检数目和部位确定。

N 分期：表示区域淋巴结情况，CT、MRI 及超声检查可明确，临床分期低于 T2、PSA < 20ng/ml 和 Gleason 评分 < 6 的患者淋巴结转移的概率小于 10%。通过开放途径或腹腔镜进行盆腔淋巴结清扫能从病理上准确了解淋巴结转移情况。

M 分期：主要表示有无远处转移。包括盆腔以外的淋巴结转移，骨转移或者其他器官转移。核素全身骨显像是诊断骨转移的主要检查方法。患者前列腺癌确诊后，尤其对 Gleason 评分 > 7 或 PSA > 20ng/ml 的患者，应行骨显像检查，骨显像发现骨可疑病灶时可选择 X 线检查、MRI 和（或）CT 等检查明确诊断。

（三）局部或局部晚期前列腺癌患者风险分组

（1）采用欧洲泌尿外科学会的局部或局部晚期前列腺癌风险分级系统，该系统主要基于 D'Amico 分类系统。这类风险分级，主要是基于接受了根治性前列腺切除或者外放射治疗后的患者出现生化复发的危险度，具体如表 10-2。

表 10-2　欧洲泌尿外科学会前列腺癌风险分级

评价指标	低危	中危	高危	高危局部晚期
PSA（ng/ml）	< 10	10 ～ 20	> 20	任何 PSA
Gleason 评分	< 7 分（ISUP 1 级）	或 7 分（ISUP 2/3 级）	或 > 7 分（ISUP 4/5 级）	任何 Gleason 评分
临床分期	cT1 ～ T2a	或 cT2b	或 cT2c	cT3 ～ T4 或临床诊断淋巴结转移

（2）美国国家综合癌症网络前列腺癌指南中也有类似的危险度分级标准，通过更加细致的患者分层，进行不同的治疗方案选择，具体如表 10-3。

表 10-3 美国国家综合癌症网络前列腺癌危险度分级

评价指标	极低危	低危	中危	高危	极高危
PSA（ng/ml）	＜10，或前列腺活检阳性针数少于 3 个，每针癌灶≤50%，PSA ＜0.15ng/（ml·g）	＜10	或 10～20	或＞20	任何 PSA
Gleason 评分及分级	≤6 分 /Gleason 1 级	≤6 分 /Gleason 1 级	或 3+4=7 分 /Gleason 2 级，或 4+3=7 分 /Gleason 3 级	或 8 分 /Gleason 4 级或 9～10 分 /Gleason 5 级	或 Gleason 5 级，或穿刺活检有 4 针以上 Gleason 评分 8～10 分 /Gleason 4 或 5 级
临床分期	T1c	T1～T2a	T2b～T2c	T3a	T3b～T4

第二节 前列腺癌的治疗原则

前列腺癌是一种生长速度非常缓慢的恶性肿瘤，部分前列腺癌由于体积太小，可长期隐匿潜伏不被临床发现，有些体积较小分化差的肿瘤又可迅速生长，并较早出现浸润和转移，而部分患者确诊时即已合并骨转移等。这就造成了前列腺癌临床生长发展的自然病程预测困难，给治疗带来了难度。因此，应该综合考虑多种因素进行前列腺癌的治疗。

一、前列腺癌的治疗方法

前列腺癌的治疗方法很多，包括非药物治疗和药物治疗，其中非药物治疗又包括等待观察和主动检测、根治性前列腺切除术、放射治疗、内分泌治疗等。具体的治疗方案需要根据患者的年龄、身体状况及各项影像学检查所预测的前列腺癌临床分期、穿刺活检标本所获得的前列腺癌组织学分级、Gleason 评分、有无盆腔淋巴结转移灶和远处转移灶等因素共同决定。

（一）观察等待和主动检测

观察等待包括前列腺病程检测，以期在症状出现、检查结果改变或 PSA 提示即将出现症状时能及时提供姑息治疗。适用于预期寿命小于 10 年的各期患者。

主动检测包括对疾病进程的主动动态监测，以期在发现肿瘤进展时及时采取以根治为目的的干预措施，目的是在不影响总生存时间的前提下，推迟可能的治愈性治疗从而减少治疗可能引起的副作用。一般适用于预期寿命 10 年以上的低危前列腺癌患者。

（二）根治性前列腺切除术

根治性前列腺切除术（简称根治术）已经被大多数临床医生所接受，是治疗局限性前列腺癌最有效的方法。前列腺根治术可为患者行保留性神经的前列腺根治术，彻底清除肿瘤的同时保留控尿功能，尽可能保留勃起功能，大大提高患者的生存质量。

（三）放射治疗

前列腺癌患者的放射治疗（简称放疗）是前列腺癌治疗的主要方法之一，具有疗效好、适应证广、并发症及不良反应少等特点，适用于各期前列腺癌患者。根据放射治疗的治疗目的不同，前列腺癌患者的放射治疗分为三类：作为局限性和局部进展期前列腺患者的根治性治疗手段之一的根治性放射治疗；术后辅助和术后挽救性放射治疗；以减轻症状、改善生活质量为主的转移性癌的姑息性放射治疗。

（四）前列腺癌冷冻治疗

前列腺癌冷冻治疗是运用低温进行消融的微创肿瘤外科技术。目前，前列腺癌冷冻术包括尿道冷冻术、内镜直视下冷冻术和经会阴冷冻术，比较常用的是内镜冷冻术和经会阴冷冻术。前列腺癌冷冻治疗是通过局部冷冻来破坏肿瘤组织，因此冷冻治疗对局限于器官范围内的癌肿效果好，潜在的适宜患者包括局限性前列腺癌，以及低危前列腺癌或者中危前列腺癌患者但身体状况不适合放射治疗或者手术治疗。

（五）前列腺癌高强度聚焦超声治疗

前列腺癌高强度聚焦超声治疗（high intensity focused ultrasound therapy，HIFU 治疗）是利用超声波，通过机械作用和热作用损伤肿瘤组织，达到治疗作用。HIFU 治疗适用人群是局限性、不适合行根治性手术、年龄较大、预期寿命小于 10 年的前列腺癌患者。HIFU 治疗作为一种非介入性治疗，创伤小，在挽救性治疗及辅助治疗方面起着一定的作用，目前已经用于前列腺癌的初始治疗及放射治疗后复发。

（六）内分泌治疗

前列腺癌发展与机体内分泌水平密切相关，前列腺癌细胞广泛表达雄激素受体且依赖于雄激素而生长，确认了内分泌治疗在前列腺癌治疗中的生物学基础。内分泌治疗是前列腺癌治疗的重要手段之一，包括雄激素剥夺治疗（androgen deprivation therapy，ADT）、联合治疗、间歇内分泌治疗、根治性治疗前新辅助内分泌治疗和辅助内分泌治疗等。

ADT 是晚期转移性前列腺癌患者的主要全身性基础治疗，也是各种新型联合治疗方案的基础。ADT 包括多种实施方案，单纯去势（手术去势或药物去势）是最广为接受的核心治疗方式。

联合治疗为去势治疗联合抗雄激素药物，同时去除或阻断睾丸来源和肾上腺来源的雄激素，相比单一去势治疗，可在一定程度上延长生存期，降低 PSA 的复发率。药物包括氟他胺、尼鲁米特等。

间歇内分泌治疗指内分泌治疗一段时间，患者症状和 PSA 水平稳定后，暂停治疗；当 PSA 水平再次升高后，予以新一轮的内分泌治疗。

新辅助内分泌治疗（neoadjuvant hormonal therapy，NHT）指在根治性前列腺切除术或根治性放射治疗前，对前列腺癌患者给予辅助性的内分泌治疗，目的在于缩小肿瘤体积、降低临床分期，降低前列腺切缘肿瘤阳性率，进而提高生存率。

辅助内分泌治疗（adjuvant hormonal therapy，AHT）指在前列腺癌根治性切除术后或根治性放射治疗后，辅助以内分泌治疗，应在手术或放射治疗后即刻开始，目的在于治疗前列腺切缘的残余病灶、残余淋巴结以及微小转移病灶，提高长期存活率。

二、前列腺癌治疗的选择

（一）低中危局限性前列腺癌的治疗

局限性前列腺癌是指临床分期在 T1 ～ T2N0M0 的肿瘤。极低危、低危和部分中危患者根据病情选择根治性前列腺切除术（radical prostatectomy，RP）、根治性外放射治疗（EBRT）、近距离放射治疗或密切观察等待等单一方案治疗，高龄患者首选根治性 EBRT。

中危患者（T2b 或 Gleason 评分 7 分或 PSA 10～20ng/ml）的治疗：放射治疗和手术均为首选方法。高龄患者建议首选根治性 EBRT，可选择联合短程新辅助 / 同期 / 辅助内分泌治疗（4～6 个月）。低剂量近距离放射治疗可结合 EBRT（45Gy），以及加用或不加用 ADT。

（二）高危局限性前列腺癌的治疗

高危患者有更高的疾病进展风险和死亡率，因此更应积极主动地治疗。高危局限性前列腺癌的治疗可选择的方案包括：前列腺癌根治术、等待观察及高剂量近距离放射治疗等，但是复发率高。高危患者（≥ T2c 或 Gleason 评分≥ 8 分或 PSA ＞ 20ng/ml）可选择 EBRT，需联合长程新辅助 / 同期 / 辅助内分泌治疗（2～3 年）；部分患者可选择手术治疗；EBRT 联合近距离放射治疗和 ADT（1～3 年，1 类推荐）联合方案。

（三）放射治疗后生化复发的前列腺癌的治疗

根治性前列腺切除术后生化复发（radical prostatectomy biochemical recurrence，RPBCR）可选择挽救性治疗，包括挽救性放射治疗、挽救性前列腺切除术、挽救性内分泌治疗、观察等待、冷冻疗法、近距离放射治疗和高强度聚焦超声治疗等。

（四）局部进展期前列腺癌的治疗

局部进展性前列腺癌患者（T3～T4N0M0）的治疗：根治性 EBRT 联合长程新辅助 / 同期 / 辅助内分泌治疗（2～3 年）。需根据患者病情，选择手术、放射治疗以及内分泌治疗等方法进行局部进展期前列腺癌患者的治疗。

（五）转移性前列腺癌的治疗

转移性前列腺癌主要是远处器官转移，是严重影响患者预后的重要疾病阶段。转移性前列腺癌患者的转移病灶数目及肿瘤负荷与治疗预后有关，ADT 是晚期转移性前列腺癌患者的主要全身性基础治疗，也是各种新型联合治疗方案的基础，可以有效地减轻晚期前列腺癌患者的症状。

对转移性激素敏感性前列腺癌患者主要采用 ADT 联合新型激素治疗方案。低危患者 ADT+ 多西他赛联合新型激素，或者采用 ADT 联合 EBRT 用于低转移负荷 M1 原发灶。对于无症状转移性激素敏感型前列腺癌患者可单独使用 ADT。对于转移灶可能导致脊髓压迫和病理性骨折等紧急并发症的患者，可在患者和家属充分沟通的情况下，考虑行转移灶部位手术或者放射治疗。对非转移性激素敏感性前列腺癌患者，根据 PSADT 和分级选择 ADT，当生存预期≤ 5 年时，可考虑为主动检测。

对非转移性去势抵抗性前列腺癌（nmCRPC）患者的治疗原则是推迟进入转移性去势抵抗性前列腺癌（mCRPC）的时间，最终延长患者的总生存时间。通常在 ADT 的基础上联合新型激素药物，或者其他二线激素治疗。转移性去势抵抗性前列腺癌的治疗原则是以 ADT 为基础的各种新型联合治疗方案。近年来，ADT 与新型内分泌治疗药物或化疗药物的联合使用，改善了转移性前列腺癌的总体治疗效果。

第三节　前列腺癌的药物治疗方案

一、前列腺癌的内分泌治疗

（一）药物去势

ADT 是晚期转移性前列腺癌患者的主要全身性基础治疗，也是各种新型联合治疗方案的基础，常用药物包括：雌激素，通过抑制脑垂体前叶释放促黄体生成素，减少睾丸间质细胞合成雄激素，代表药物有己烯雌酚（diethylstilbestrol）等，由于副作用严重，通常不作为一线药物；促性腺激素释放激素（LHRH）类似物（LHRH 激动剂），为 LHRH 的合成类似物，进入人体后与垂体 LHRH 受体结合，给药初期促使 LH 和 FSH 生成，使睾酮水平一过性升高，但两周以内 LHRH 受体下调，LH 大量减少，睾酮分泌减少到去势水平，代表药物有戈舍瑞林、亮丙瑞林、曲普瑞林等；LHRH 拮抗剂，立即降低 LH、FSH、睾酮等激素水平，与 LHRH 激动剂不同，LHRH 拮抗剂不会引起睾酮激增，代表药物有地加瑞克和瑞卢戈利等。

（二）抗雄激素治疗药物

阻断雄激素受体和抑制雄激素合成。包括甾体类抗雄激素，代表药物包括醋酸环丙孕酮（cyproterone acetate）和醋酸甲地孕酮（megestrol acetate）等；非甾体类抗雄激素，代表药物包括第一代药物比卡鲁胺（bicalutamide）、氟他胺（flutamide）、尼鲁米特（nilutamide），第二代药物恩扎卢胺（enzalutamide）、阿帕他胺（apalutamide）、达罗他胺（darolutamide）。

（三）雄激素生物合成抑制剂

雄激素生物合成抑制剂如醋酸阿比特龙（abiraterone acetate）。

二、药物治疗方案

（一）局限性前列腺癌的药物治疗

中、高危局限性前列腺癌患者在进行根治性治疗手段后分别联合 ADT（4～6 个月）及 ADT（1～3 年）治疗。极高危局限性前列腺患者可使用 LHRH 类似物或地加瑞克联合阿比特龙（2 年）的 ADT 方案。

在一项大样本随机试验中发现，大剂量（150mg）比卡鲁胺可以延迟复发，但是对于生存时间没有影响。

（二）局部晚期前列腺癌的药物治疗

对发生远处转移（M1）的患者，给予 ADT，或者首选方案①阿比特龙；②恩扎卢胺；③多西他赛；④推荐的其他方案，如细颗粒阿比特龙。

（三）激素敏感性前列腺癌治疗方案

转移性激素敏感性前列腺癌（mHSPC）的核心治疗为内分泌治疗。

（1）对低危者优先推荐单纯 ADT 或 ADT+ 抗雄激素药物比卡鲁胺。

（2）对于低瘤负荷患者推荐单纯 ADT 或者 ADT 联合抗雄激素类药物比卡鲁胺治疗。

（3）对于高危或高瘤负荷 mHSPC 患者，推荐 ADT 联合治疗方案为① ADT+ 阿比特龙，可降低高危 mHSPC 死亡风险，并延长影像学无进展生存空间；ADT+ 恩扎卢胺，改善患者总生存期；或 ADT+ 阿帕他胺。② ADT+ 多西他赛 + 阿比特龙或 ADT+ 多西他赛 + 达洛卢胺。③对于转移个数＜ 5，仅限于骨转移而没有内脏转移的状况较好的年轻患者，可使用 ADT+ 阿比特龙或化疗的基础上行局部治疗。④对于内脏转移的前列腺患者，首选 ADT+ 阿比特龙或ADT+ 恩扎卢胺。

（四）去势抵抗性前列腺癌的药物治疗方案

1. 非转移性去势抵抗性前列腺癌的治疗方案

（1）对于非转移性去势抵抗性前列腺癌患者推荐持续 ADT+ 阿帕他胺 / 达洛卢胺 / 恩扎卢胺治疗。

（2）可根据患者情况选用第一代抗雄激素（尼鲁米特、氟他胺、比卡鲁胺），类固醇（氢化可的松、泼尼松或者地塞米松），抗雄撤退治疗，或者酮康唑加氢化可的松治疗。

2. 无症状或轻微症状转移性去势抵抗性前列腺癌（M1-CRPC）的治疗方案

（1）优选方案是在 ADT 的基础上联合使用阿帕他胺、达洛卢胺、恩扎卢胺，或者其他的二线激素治疗。

（2）若发生骨转移，使用 ADT+ 地诺单抗 / 唑来膦酸对骨进行抗吸收治疗；或姑息治疗缓解骨疼痛。

3. 小细胞前列腺癌 / 神经内分泌前列腺癌的一线和后续治疗化疗方案　一线治疗药物以及后续治疗为：顺铂 / 依托泊苷，卡铂 / 依托泊苷，多西他赛 / 卡铂，卡巴他赛 / 卡铂。

4. 转移性去势抵抗性前列腺癌治疗方案

（1）一线治疗方案：既往无多西他赛 / 既往无新型激素治疗患者治疗方案：推荐顺序使用阿比特龙，多西他赛和恩扎卢胺。特定情况下：骨转移症状使用镭 -223，以及使用Sipuleucel-T（用于无症状或轻微症状患者）、其他推荐二线激素治疗。

（2）二线治疗方案

1）既往新型激素疗法 / 既往无多西他赛患者治疗方案：优先使用多西他赛，特定情况下的治疗方案如下。卡巴他赛 / 卡珀用于 mCRPC，奥拉帕利适用于胚系或体系同源重组修复基因突变（HRRm）的 mCRPC，镭 -223 适用于伴症状性骨转移无已知内源转移的 CRPC，卢卡帕利适用于 *BRCA1* 或 *BRCA2*（BRCA）突变的 mCRPC 患者，Sipuleucel-T 做为自体疫苗适用于 mCRPC 患者。其他推荐方案有：阿比特龙，阿比特龙 + 地塞米松，恩扎卢胺，以及其他二线激素疗法。

2）既往多西他赛 / 既往无新型激素治疗患者治疗方案：首选治疗阿比特龙，卡巴他赛，恩扎卢胺。特定情况下的治疗方案：卡巴他赛 / 卡铂，米托蒽醌用于不耐受其他疗法的有症状患者的缓解，镭 -223 用于有症状的骨转移 CRPC，Sipuleucel-T 用于 mCRPC，以及其他二线激素疗法。

3）既往多西他赛且新型激素治疗患者治疗方案：Lu-177-PSMA-617 用于 PSMA 阳性的mCRPC 治疗。如有内脏转移，首选卡巴他赛，多西他赛可再次给药。特定情况下的治疗方案：卡巴他赛 / 卡铂，米托蒽醌用于不耐受其他疗法的有症状患者的缓解，奥拉帕利用于 HRRm状态的 mCRPC，帕博利珠单抗用于 MSI-H 或 dMMR，或 TMB ≥ 10mut/Mb 的 mCRPC，镭 -223用于有症状的骨转移 CRPC，卢卡帕利用于 *BRCA* 基因突变的 mCRPC。其他推荐方案：阿比特龙、恩扎卢胺，以及其他二线方案。

（3）若存在内脏转移的治疗方案：首选方案为阿比特龙，卡巴他赛或者再次尝试多西他赛，或恩扎卢胺，特定情况下的治疗方案：卡巴他赛 / 卡铂，米托蒽醌用于不耐受其他疗法的有症状患者的缓解，奥拉帕利用于 HRRm 状态的 mCRPC，帕博利珠单抗用于 MSI-H 或 dMMR，或 TMB ≥ 10mut/Mb 的 mCRPC，镭 -223 用于有症状的骨转移（1 类），卢卡帕利用于 *BRCA* 突变的 mCRPC，以及可将阿比特龙更换为细颗粒阿比特龙，或者其他辅助激素疗法。

三、临床研究进展

前列腺癌是一种雄激素依赖性的恶性肿瘤，极大地威胁着男性的健康，我国的前列腺癌新发病例中在确诊时仅 30% 为临床局限性患者，余者均为局部晚期或远处转移的患者，这些患者无法接受根治性治疗，预后较差。因此从前列腺癌治疗新型药物的种类及靶点等的开发是研究前列腺癌治疗的方向。

针对局限高危前列腺癌的新辅助治疗及外科治疗，研究者在常规内分泌治疗基础上加用了最新药物阿比特龙、恩扎卢胺，以及阿比特龙＋恩扎卢胺，并且进行随访，发现对于有选择的患者使用短疗程（6 个月新辅助治疗＋手术）综合治疗可实现较好的无复发概率，提示新辅助强力内分泌治疗联合手术的模式可能使得 1/5 的前列腺癌达到"治愈"。

针对转移性激素敏感性前列腺癌的药物治疗研究中，研究显示，阿帕他胺联合 ADT 可有效延长 mHSPC 患者的总生存率，阿帕他胺 +ADT 组和安慰剂 +ADT 组患者中位治疗持续时间分别为 39.3 个月和 20.2 个月，阿帕他胺可显著改善 mCRPC 患者的总生存率，死亡风险降低 35%。针对 mCRPC 的Ⅲ期的研究中，标准治疗（standard of care，SOC）基础上联合阿比特龙＋泼尼松和（或）局部放射治疗，结果显示，在总体人群中，SOC 联合阿比特龙可显著延长患者 OS（5.7 年 vs 4.7 年；*HR*=0.83，95%CI 0.69 ~ 0.99，*P*=0.034）；在 ADT+ 多西他赛人群中，联合阿比特龙同样可显著改善患者 OS[NR（not reached，未达到）vs 4.4 年；HR=0.75，95%CI 0.59 ~ 0.96，*P*=0.021]。SOC+ 阿比特龙 + 放射治疗组患者进展风险降低 46%，进展时间延长接近 2.3 年，但中性粒细胞缺乏、高血压等不良反应需要引起重视。

在 nmCRPC 的药物治疗研究中，在接受 ADT+ 新型第二代雄激素受体拮抗剂阿帕他胺方案治疗后，nmCRPC 患者的无转移生存时间（40.5 个月 vs 16.2 个月）显著延长。达罗他胺与恩扎卢胺都是新型二代抗雄激素药物，ADT 联合此两种药物可以延长无转移生存期（40.4 个月 vs 18.4 个月和 36.6 个月 vs 14.7 个月）。SPARTAN 研究的进一步分析结果探索了与阿帕他胺长期疗效相关的分子标志物。进一步将所有受试者分为长期应答组与早期进展组，其中 T 细胞活化、T 细胞刺激等与长期应答组相关，而早期进展组则与高转移风险、激素不应答及神经内分泌特征相关。此研究结果显示免疫活性高表达的患者疗效较好，相反，肿瘤血管生成和增殖相关分子高表达的患者疗效较差。

ACIS 研究阿比特龙与新型雄激素受体拮抗剂阿帕他胺的联合应用在治疗 mCRPC 中的效果，对 mCRPC 患者给予阿帕他胺＋阿比特龙＋泼尼松与阿比特龙＋泼尼松治疗，结果显示阿帕他胺＋阿比特龙＋泼尼松组患者中位无影像学进展生存时间（radiologic progression-free survival，rPFS）延长了 7.4 个月（24.0 个月 vs 16.6 个月，*HR*=0.70；95%CI 0.60 ~ 0.83），OS 有延长趋势，但是没有统计学意义。对结果进一步分析显示，年龄≥ 75 岁、有内脏转移、病理腺腔型、雄激素受体表达活性高 4 个因素的患者，在阿帕他胺＋阿比特龙＋泼尼松治疗时生存获益更大。

　　在新靶点的探索研究中，铂类方案化疗在 mCRPC 总人群中无明显优势。但最近研究发现：当携带有 DNA 损伤修复基因（DNA damage repair，DDR）突变时，患者对铂类化疗更敏感。在紫杉醇治疗失败且未接受过 PARP 抑制剂治疗的患者中，携带 DDR 突变的患者中有 50%（8/16）获得 PSA50 应答，中位治疗时间为 3.0 个月；未携带 DDR 突变的患者中，仅有 5 例（共40 例）达到 PSA50 应答，中位治疗时间为 1.6 个月；虽然中位总生存时间无明显差异，但此研究显示 DDR 基因状态可作为预测疗效的潜在生物标志物。

　　在放射性核素对 mCRPC 治疗中，Lu-177-PSMA-617 是一种放射性配体，是继镭 -223 后新的核素治疗方法。VISION 研究评估 Lu-177-PSMA-617 联合 SOC 对比 SOC 的疗效和安全性，Lu-177-PSMA-617 可显著延长患者生存。在安全性方面，Lu-177-PSMA-617+SOC 组患者的严重不良事件率略高一些（52.7% vs 38.0%），但患者总体耐受性良好。TheraP 研究纳入了经多西他赛治疗后进展的 mCRPC 患者，患者分别接受了 Lu-177-PSMA-617 和卡巴他赛治疗，研究结果显示 Lu-177-PSMA-617 治疗组的 PSA 下降 ≥ 50% 的比例、ORR 和 PFS 均优于卡巴他赛。并且从整体健康、基本功能等多项患者报告结局（PRO）的指标来看，Lu-177-PSMA-617 的安全性和耐受性优于卡巴他赛，3 ～ 4 级的不良事件发生率显著低于卡巴他赛（33% vs 53%）。

　　在 PARP 抑制剂治疗 mCRPC 中，PROfound 评估了 PARP 抑制剂奥拉帕利治疗 mCRPC 患者的效果，这些患者之前接受过恩扎卢胺或阿比特龙治疗，并出现疾病进展，而且他们携带有 BRCA1/2 突变、ATM 突变（HRR 基因突变亚群），或者 HRR 信号通路中 12 个基因中任何一个的突变。研究结果显示，奥拉帕利使患者疾病进展或死亡风险降低了 66%，中位无影像学进展生存时间为 7.4 个月，而恩扎卢胺或阿比特龙为 3.6 个月。总生存时间延长到了19.0 个月，而恩扎卢胺或阿比特龙为 14.6 个月。

　　奥拉帕利联合阿比特龙对比单药阿比特龙在 mCRPC 患者中疗效的 PROPEL Ⅲ期临床试验（NCT01972217）研究证实奥拉帕利联合阿比特龙是有史以来首个在 mCRPC 一线全人群影像学无进展生存突破 2 年的治疗方案，意义深远，奥拉帕利联合阿比特龙可以作为 mCRPC 人群的治疗选择。评估帕博利珠单抗联合奥拉帕利在未接受多西他赛治疗的 mCRPC 患者中安全性的试验仍在进行中（NCT02861573）。此外，其他几种 PARP 抑制剂，如卢卡帕利、尼拉帕利和他拉唑帕利等在治疗 mCRPC 患者中的安全性及疗效也正在研究中。

第四节　前列腺癌的主要治疗药物

一、细胞毒药物

　　多西他赛见第九章第四节。

卡巴他赛（cabazitaxel）

【药理作用】　似多西他赛。

【适应证】　与泼尼松联用，用于接受过多西他赛治疗方案的 mCRPC 患者的治疗，是首个被证实可用于多西他赛失败后的 CRPC 患者，可以延长患者生存时间的化疗药物。卡巴他赛也因此作为 CRPC 的二线治疗药物，为 CRPC 的治疗提供了一种新的选择方案，颇具划时代的里程碑式意义，国内暂未上市。

二、靶向治疗药物

1. CYP17 抑制剂

阿比特龙（abiraterone）

【简写】 ZYTIGA。

【药理作用】 一种雄性激素生物合成抑制剂，在体内抑制 17α- 羟化酶 /C17，20- 裂解酶（CYP17）的活性，从而使睾丸、肾上腺和前列腺癌肿瘤细胞产生的雄激素减少。

【药代动力学】 口服。在有转移 CRPC 患者中，阿比特龙血药浓度的半衰期（$t_{1/2}$）为（12±5）h。与人血浆蛋白、白蛋白和 α1- 酸性糖蛋白结合率大于 99%。口服醋酸阿比特龙后，水解为活性代谢物阿比特龙。口服之后近 88% 在粪中回收，5% 在尿中。粪中存在主要化合物是未变化的醋酸阿比特龙和阿比特龙（分别接近给药剂量的 55% 和 22%）。

【适应证】 与泼尼松联用适用既往接受含多西他赛化疗转移性去势抵抗性前列腺癌患者。

【用法用量】 醋酸阿比特龙，口服给予 1000mg 每天 1 次与泼尼松联用 5mg 口服给予每天 2 次。监视 ALT、AST 和胆红素。治疗期间发生肝毒性的患者，避免使用阿比特龙直至恢复，可在降低剂量再次治疗。严重肝毒性患者应终止阿比特龙。

【不良反应】 最常见的不良反应是关节肿胀或不适（5%）、低钾血症、水肿、肌肉不适、热潮红、腹泻、泌尿系感染、咳嗽、高血压、心律失常、尿频、夜尿、消化不良和上呼吸道感染。

【禁忌】 妊娠或可能妊娠妇女禁用。

【注意事项】 阿比特龙应空胃给药，服用前至少 2h 和服用之后至少 1h 不应消耗食物，与水吞服整片。盐皮质激素过量：有心血管疾病史患者谨慎使用，治疗前控制高血压和纠正低钾血症，至少每月 1 次监测患者血压，血清钾和液体潴留症状。肾上腺皮质功能不全：监视患者肾上腺皮质功能不全的症状和征象，在应激发生前、发生期间和发生后可能要增加皮质激素剂量。肝毒性：肝酶增加导致药物中断、终止或调整剂量，检查肝功能，建议调整、中断或终止给药。食物影响：必须空腹服用。

【特殊人群用药】 孕妇禁用。哺乳期妇女慎用。因含苯甲醇，禁止用于儿童肌内注射。

【相互作用】 阿比特龙是肝药物代谢酶 CYP2D6 的抑制剂，应避免与治疗指数窄的 CYP2D6 底物共同给药。如不能使用另外治疗方案，应谨慎对待及考虑降低给予的 CYP2D6 底物药物剂量。基于体外资料，阿比特龙是 CYP3A4 的底物，阿比特龙治疗期间避免或谨慎使用 CYP3A4 的强抑制剂和诱导剂。

2. 非甾体类抗性激素药

比卡鲁胺（bicalutamide）

【药理作用】 非甾体类雄激素受体抑制剂，与雄性激素受体结合，完全抑制雄激素的作用，最终导致前列腺肿瘤的萎缩。

【药代动力学】 口服吸收良好。（S）- 异构体相对（R）- 异构体消除较为迅速，（R）- 异构体的血浆清除率半衰期（$t_{1/2}$）为 1 周，与血浆蛋白高度结合（96%），并被广泛代谢（经氧化及葡萄糖醛酸化），其代谢产物以几乎相同的比例经肾及胆消除。中重度肝损害的患者可能发生药物蓄积。

【适应证】 与 LHRH 类似物或外科睾丸切除术联合应用于晚期前列腺癌的治疗。

【用法用量】 联合用药用于治疗晚期前列腺癌：成人男性包括老年人，一次 50mg，每日

1 次，LHRH 类似物前三天开始使用，或外科睾丸切除术治疗同时开始。单纯用于前列腺癌：成人男性包括老年人，一次 150mg，一日一次，应持续服用至少两年或到疾病进展为止。

【不良反应】　面色潮红、瘙痒、乳房触痛和男性乳房女性化、腹泻、恶心、呕吐、乏力。暂时性肝功能改变（转氨酶升高、黄疸）。与 LHRH 类似物联用，进行临床研究期间还观察到下列副作用（可能与药物相关且发生率大于 1%），这些副作用与药物的使用没有因果关系，有些是老年人日常固有的，包括①心血管系统：心力衰竭。②消化系统：厌食、口干、消化不良、便秘、腹痛、胃肠胀气。③中枢神经系统：头晕、失眠、嗜睡、性欲减低。④呼吸系统：呼吸困难。⑤泌尿生殖系统：勃起功能障碍、夜尿增多。⑥血液系统：贫血。⑦皮肤：脱发、皮疹、出汗、多毛。⑧代谢及营养：糖尿病、高血糖、周围性水肿、体重增加或减轻。⑨其他：胸痛、头痛、骨盆痛、寒战。

【禁忌】　过敏者，妇女和儿童。

【注意事项】　本品的氨毒性通常发生在治疗最初 3 ～ 4 个月，在开始使用时应当检测血清转氨酶水平，在治疗最初 4 个月及之后均应定期检测，如有提示肝功能不全的临床症状或体征，应立即检测血清转氨酶水平，特别是 ALT。出现黄疸或 ALT 升高超过正常值上限的两倍者，应立即停止使用，并随访检测肝功能。接受 LHRH 激动剂的患者可出现糖耐量降低，因此对接受与 LHRH 激动剂联合治疗的患者检测血糖。对于出现客观疾病进展伴有 PSA 升高的患者，应考虑停止用药。罕见情况下，服用 150mg 的患者可发生光敏反应，应告知患者用药期间，在避免直接暴露于强光或紫外线情况下，考虑涂抹防晒霜，如光敏持续时间较长或严重，应对症治疗。偶尔可能出现嗜睡，对此类患者应予以注意。

【特殊人群用药】　中、重度肝损伤患者可能发生药物蓄积，因此应慎用。

【相互作用】　LHRH 类似物之间无任何药效学或药代动力学方面的相互作用。与常见的处方药合用未出现相互作用。在每天剂量高达 150 mg 时未发现酶诱导作用。体外研究表明，可以与双香豆素类抗凝剂，如华法林竞争其血浆蛋白结合点，因此建议在已经接受双香豆素类抗凝剂治疗的患者，如果开始服用本药，应密切监测凝血酶原时间。

恩扎卢胺（enzalutamide）

【化学名称】　4-[3-[4- 氰基 -3-（三氟甲基）苯基]-5，5- 二甲基 -4- 氧代 -2- 硫酮咪唑 -1-基]-2- 氟 -N- 甲基苯甲酰胺。

【药理作用】　恩扎卢胺为雄激素受体抑制剂，作用于雄激素受体信号通路，竞争性抑制雄激素与受体的结合，进而抑制雄激素受体的核转运以及该受体与 DNA 的相互作用。恩扎卢胺在体外可抑制前列腺癌细胞增殖并诱导其死亡，且在小鼠前列腺癌移植瘤模型中可降低肿瘤体积。恩扎卢胺主要代谢产物 N- 去甲基恩杂卢胺，其在体外表现出与恩杂卢胺相似的抑制活性。

【药代动力学】　恩扎卢胺水溶性较差。单次口服，平均终末半衰期（$t_{1/2}$）为 5.8 天（2.8 ～ 10.2 天）。恩扎卢胺分布广，与血浆蛋白结合率高（97% ～ 98%），活性代谢产物与血浆蛋白结合率为 95%，恩扎卢胺被广泛代谢，主要代谢产物为有活性的 N- 去甲基恩扎卢胺和无活性的羧酸衍生物，主要通过肝代谢消除，尿液中为 71%，粪便中 14%。

【适应证】　适用于 nmCRPC 成年患者，ADT 失败后无症状或有轻微症状且未接受化疗的 CRPC 成年患者。

【用法用量】　160mg，口服给药，每天 1 次。

【不良反应】 在临床试验中，接受恩扎卢胺治疗的患者最常见（发生率≥10%）的不良反应为：乏力/疲劳、食欲下降、潮红、关节痛、头晕/眩晕、高血压、头痛和体重减轻等。

【禁忌】 过敏者禁用，妊娠期或计划妊娠的妇女禁用。

【注意事项】 在使用之后的13～1776天内可出现惊厥发作，因此在临床试验中通常排除了有惊厥发作诱因的患者，一旦出现惊厥发作的患者将永久中止本品治疗。本品治疗患者中曾报道过可逆性后部白质脑病综合征（PRES），建议患者在出现PRES时停用本品。出现任何超敏反应症状的患者暂停使用本品，并立即就医，出现严重超敏反应时，应永久停用。应检测缺血性心脏病的体征和症状，优化心血管风险因素的管理，如高血压、糖尿病或血脂异常，出现3～4级缺血性心脏病时应停用。接受本品治疗的患者曾发生跌倒和骨折，应评价患者的骨折和跌倒风险，检测并管理有骨折风险的患者，考虑使用骨靶向药物。可能对驾驶和使用机器能力有影响。

【特殊人群用药】 恩扎卢胺适用于成年男性，尚未有儿童人群使用经验。老年患者用药与年轻患者用药的安全性及有效性总体无差异。有肾受损患者：轻度至中度肾受损患者无须调整初始剂量。尚未评估严重肾受损（CCR＜30ml/min）和肾病终末期患者。有肝受损患者：轻度或中度肝受损患者无须调整初始剂量。尚未评估严重肝受损（Child-Pugh类别C）患者。

【相互作用】 CYP2C8在恩扎卢胺消除及活性代谢物形成中起重要作用。恩扎卢胺应尽量避免与强效CYP2C8抑制剂合用，如果患者必须合用强效CYP2C8抑制剂，应将恩扎卢胺剂量降至80mg每日1次，停止合用CYP2C8抑制剂后，应将恩扎卢胺剂量恢复至合用前的剂量水平。

氟他胺（flutamide）

【其他名称】 氟硝丁酰胺，氟他米特，缓退瘤，福至尔，氟利坦。

【药理作用】 为非甾体类抗雄激素药物。其代谢产物小羟基氟他胺是主要活性形式，能在靶组织内与雄激素受体结合，阻断二氢睾酮（雄激素的活性形式）与雄激素受体结合，抑制靶组织摄取睾丸素，从而起到抗雄激素作用。

【药代动力学】 口服吸收迅速而完全。大部分在首次通过肝脏时转变为α-羟基氟他胺。单次口服250mg后1h，血浓度达峰值，10～20μg/L，服药后2h，α-羟基氟他胺的血浓度达峰，约1.3mg/L。本品和其主要活性代谢物都广泛与其浆蛋白结合，血浆$t_{1/2}$约5～6h；通常250mg，3次/天的给药方案，血浆中α-羟基氟他胺浓度在3.4～8.5μmol/L范围内变动。给药后24h内，从尿排泄28%。

【适应证】 用于前列腺癌及前列腺增生。

【用法用量】 每次250mg，口服，每日3次，饭后服。

【不良反应】 主要不良反应为男子乳房女性化（34%～100%），溢乳和胃肠道不适。失眠、疲劳、肝功能异常、性功能减退、瘙痒、带状疱疹等。

【禁忌】 对本品过敏者禁用。

【注意事项】 服药期间定期检查肝功能。

【特殊人群用药】 本品仅适用于男性患者，对孕妇及哺乳期妇女使用尚无研究，然而须想到孕妇服用本品危害胎儿的可能性和药物在乳汁中存在的可能性。

【相互作用】 在一些患者接受双香豆素乙酯与本品合并用药时，可见凝血酶原时间延长。因此必须监测凝血酶原时间，以此决定首剂和维持抗凝剂的用量。曾有报道当本品与茶碱合用时会出现茶碱血浆浓度的增加。CYP1A2 是茶碱主要代谢酶，同样也是氟他胺转化成其活性物质 α- 羟基氟他胺的主要代谢酶。

3. LHRH 类似物

戈舍瑞林（goserelin, zoladex）

【药理作用】　一种 LHRH 类似物，长期使用可抑制垂体的促黄体生成素的分泌，引起男性血清睾酮和女性血清雌二醇的下降，停药后可恢复。

【药代动力学】　醋酸戈舍瑞林，皮下注射几乎完全吸收，蛋白结合能力较差，在肾功能正常的情况下，血清清除半衰期（$t_{1/2}$）2 ～ 4h，肾功能不全患者的半衰期将会延长。肝功能不全的患者中，药代动力学无明显的变化。

【适应证】　适用于激素治疗的前列腺癌，是 ADT 最常用的一类药物。绝经前期及围绝经期的乳腺癌、子宫内膜异位症。

【用法用量】　缓释植入剂，3.6mg，每 4 周一次或者 10.8mg，每 12 周，皮下注射。子宫内膜异位症治疗时间不超过 6 个月。

【不良反应】　用药后可能出现皮疹、偶见注射部位轻度淤血，骨密度下降。男性患者可有潮红、性欲下降、乳房肿胀及触痛、骨骼疼痛暂时性加重、尿道梗阻、脊髓压缩等反应。女性患者有潮红、多汗、性欲下降、头痛、抑郁、阴道干燥、出血、乳房大小变化。治疗初期乳腺癌患者可出现症状加剧，子宫内膜异位症者用药后可出现不可逆的闭经。

【禁忌】　妊娠及哺乳妇女禁用。过敏者禁用。

【注意事项】　可能引起骨密度下降，男性患者使用还可出现糖耐量降低，应注意检测骨密度和血糖。出现过敏反应或不良反应不可耐受者，应及时停药。子宫内膜异位症者用药后可出现不可逆的闭经时，应及时到医院就诊。

【特殊人群用药】　有尿道阻塞和脊髓压迫倾向的患者及有代谢性骨病的患者慎用。

【相互作用】　暂未开展或未见与其他药物之间的药物相互作用研究报道。

奥拉帕尼（olaparib）

【别名】　奥拉帕利。

【药理作用】　首个对前列腺癌的基因突变进行精准治疗的靶向药物，PARP 抑制剂，通过与 PARP 分子上的 NAD+ 结合位点结合来发挥其对 PARP1、PARP2 和 PARP3 活性的抑制作用，抑制 PARP 活性并将 PARP-DNA 复合物捕获在 DNA 损伤部位，最终导致 DNA 病变与细胞活力不相容，引起细胞停滞和死亡。奥拉帕尼同时对 BRCA1/2 缺陷细胞也有致命作用。

【适应证】　用于治疗具有特定突变和既往化疗史患者的复发性或晚期卵巢癌、转移性乳腺癌及前列腺癌。

三、免疫抑制药物

帕博利珠单抗见第 4 章第 4 节。

地诺单抗（denosumab）

【别名】　地舒单抗，狄诺塞麦，狄迪诺塞麦。

【药理作用】　与核因子 -κB 受体活化因子配体（RANKL）结合。RANKL 是一种对破骨细胞的形成、功能和存活发挥关键作用的跨膜或可溶性蛋白。破骨细胞在体内负责骨吸收。

地舒单抗能够阻断 RANKL 激活破骨细胞及其前体表面的受体 RANK，阻断 RANKL/RANK 相互作用抑制破骨细胞形成、功能和存活，从而减少骨吸收，增加骨皮质和骨小梁的骨量和强度。

【药代动力学】 地舒单抗尚无中国人群药代动力学数据，以下信息来源于国外人群研究数据。皮下给药后的生物利用度为 62%，平均消除半衰期 28 天。

【适应证】 用于实体肿瘤骨转移，包括了去势抵抗性前列腺癌（CRPC）伴骨转移；骨巨细胞瘤。

【用法用量】 仅可皮下途径给药。推荐剂量为 120mg 每 4 周 1 次，于上臂、大腿上部或腹部皮下给药。

【不良反应】 治疗前列腺癌患者时，出现恶心、腹泻、疲劳、乏力、低钙血症、低磷血症、头痛、呼吸困难、咳嗽、严重矿物质/电解质异常、颌骨坏死、非典型股骨转子下骨折和股骨干骨折。

【禁忌】 低钙血症和出现超敏反应的患者。

【注意事项】

1. 接受治疗期间不应接受其他活性成分同为地舒单抗的药品治疗。

2. 在开始治疗前必须纠正原先存在的低钙血症，整个治疗期间应监测血钙水平。

3. 如果发生速发型过敏反应或其他具有临床意义的严重超敏反应，应给予对症治疗并永久停止使用。

4. 治疗前及治疗期间定期进行口腔检查，并给予适当的预防性牙科护理。在治疗期间疑似发生或发生颌骨坏死的患者应接受牙医或口腔外科医生的诊断治疗。

5. 治疗期间，应告知患者报告新发生的或不寻常的大腿、髋部或腹股沟区疼痛。

【特殊人群用药】 在相对年长的人群和年龄相对年轻的人群中未观察到安全性或疗效存在总体差异。

【相互作用】 尚未开展正式的药物相互作用研究。

四、其他药物

镭 -223（^{223}Ra）

【药理作用】 镭 -223 是一种基于镭元素的药物，在结合到靶区之后，镭 -223 这种高能 α 粒子就可以释放大量能量，导致 DNA 双链断裂，有效杀伤靶区内的癌细胞。镭 -223 还能抑制靶区微环境当中异常活跃的成骨细胞和破骨细胞，从而保护正常的骨骼结构，减少病理性骨增生。

【药代动力学】 静脉注射后，从血液中快速清除，主要分布在骨骼或分泌进入肠道。半衰期（$t_{1/2}$）为 11.4 天。可衰变但不可代谢，主要经粪便排泄。

【适应证】 伴症状性骨转移且无已知内脏转移的去势抵抗性前列腺癌。

【用法用量】 常用氯化镭 [^{223}Ra] 注射液。缓慢静脉注射 1min 以上，每千克体重 55kBq（1.49μCi），每 4 周注射 1 次，全疗程共计注射 6 次。

【不良反应】 十分常见的不良反应（≥ 10%）为腹泻、恶心、呕吐、血小板减少症，常见中性粒细胞减少症、全血细胞减少症、白细胞减少症，以及注射部位各种反应，包括了红斑、疼痛和肿胀，偶见淋巴细胞减少症。

【禁忌】 禁止与醋酸阿比特龙和泼尼松／泼尼松龙联合使用。妊娠或哺乳或可能妊娠或哺乳的女性禁止使用。

【注意事项】 在基线以及每次给药之前，对患者进行血液学评估，如接受了标准治疗，但本品末次给药后 6 周内血液学评估各项指标未恢复，应在进行谨慎地获益／风险评估之后才能进一步治疗，存在骨髓储备损害迹象或发生骨晚期弥漫性浸润的前列腺癌患者应谨慎使用。骨折患者必须在开始或恢复治疗前进行骨折的整形外科固定。急性炎症性肠道疾病患者，仅在进行谨慎的获益／风险评估后方可进行给药治疗。在未经治疗但即将或已经脊髓压迫的患者出现临床指征时，必须在开始或恢复本品治疗前完成标准疗法的治疗。本品可增加腹泻、恶心和呕吐的发生率，这些可能导致脱水，出现严重症状时要及时就医。

【特殊人群用药】 镭 -223 不经过肝脏代谢或胆汁排泄，故肝功能不全患者对药物代谢动力学产生影响较小，轻度肝功能不全的患者无须调整剂量。轻度／中度肾功能不全患者无须调整剂量。

【相互作用】 化疗与本品联合使用可对骨髓抑制产生叠加效应。

唑 来 膦 酸

【其他名称】 zoledronic acid，化学名为 1- 羟基 -2-（咪唑 -1- 基）- 亚乙基 -1，1- 二磷酸。

【药理作用】 唑来膦酸属于含氮双膦酸化合物，主要药理作用是抑制骨吸收。其作用机制尚不完全清楚，可能与多方面作用有关。体外试验中，可抑制破骨细胞活性，诱导破骨细胞凋亡。通过与骨的结合，可阻断破骨细胞对矿化骨和软骨的吸收。还可抑制因肿瘤产生的多种刺激因子诱发的破骨细胞活性增加和骨钙的释放。

【药代动力学】 注射液输注后，半衰期至少为 146h，血浆中的药物浓度快速升高，达到峰值后快速下降，血浆蛋白结合率低，在最初的 24h 内，部分药物经尿液排出，大部分与骨组织结合，通过肾脏以原型排出体内。

【适应证】 与标准抗肿瘤药物治疗合用时，治疗实体肿瘤骨转移患者和多发性骨髓瘤患者的骨骼损害。用于治疗恶性肿瘤引起的高钙血症。

【用法用量】 静脉滴注，推荐剂量成人每次 4mg，用 100ml 0.9% 氯化钠注射液或 5% 葡萄糖注射液稀释后静脉滴注，滴注时间应不少于 15min。

【不良反应】 急性期反应，包括流感样症状、骨痛、发热、疲乏、寒战、关节痛和肌痛、关节炎和继发的关节肿胀，给药 3 天后可缓解。很常见的不良反应为低磷血症，常见贫血、头痛、感觉错乱、失眠、结膜炎、恶心呕吐、食欲减退、便秘、呼吸困难、咳嗽、多汗症、骨痛、肌痛、关节痛、全身性疼痛、关节僵直、高血压、肾功能损害、血肌酐和血尿素氮升高、低钙血症等不良反应。

【禁忌】 过敏者、严重肾功能不全者、低钙血症者、妊娠和哺乳期妇女禁用。

【注意事项】

1. 给药前对患者进行肾功能和血清肌酐水平的评估。

2. 给药前检查水化状态，并且根据临床症状进行给药。

3. 进行口腔检查，重视口腔卫生，牙龈炎、骨髓炎等应及时处理。拔牙前、后近期之内暂缓应用。

【特殊人群用药】

1. 对于高钙血症患者（白蛋白校正的血清钙 ≥ 3mmol/L 或 12mg/dl），应单次应用。再次治疗必须比前一次至少间隔 7 ~ 10 天，并且治疗前检测血肌酐水平。

2. 低钙血症患者，应先补充足量的钙剂和维生素 D；血钙值正常者，补充适量钙剂和维生素 D。

3. 对骨转移和多发性骨髓瘤患者，应每隔 3 ~ 4 周给药，患者每天需要口服 500mg 钙和 400IU 的维生素 D。

【相互作用】 本品与氨基糖苷类药物合用时应慎重，因氨基糖苷类药物具有降低血钙的协同作用，可能延长低血钙持续时间；与利尿剂合用时可能会增大低血钙的危险，与沙利度胺合用时会增加多发性骨髓瘤患者肾功能异常的危险性。

第五节　病例实践与分析

一、病　例　1

（一）病例资料

患者，男，82 岁。因体检时发现 PSA 9ng/ml 升高，1 个月后入院。长期便秘，使用乳果糖口服液。查体：生命体征平稳，直肠指检前列腺Ⅲ度肿大，右侧可触及，触痛不明显。实验室检查总 PSA 9.5 ng/ml，fPSA/tPSA 0.09。行经直肠超声（TRUS）引导下的前列腺穿刺活检术，病理提示为前列腺腺癌（Gleason 评分：4+4=8）。前列腺 MRI 结果显示前列腺体积增大，形态饱满，前列腺内信号不均，包膜形态不规整，左侧包膜消失。放射性核素 CT 扫描（ECT）和盆腔 CT 检查，结果均为阴性。患者自体检之后，意识清晰，精神食欲有所下降。服用比卡鲁胺及醋酸戈舍瑞林缓释植入剂内分泌治疗，PSA 迅速降低，一般情况稳定，出院。并要求定期复查病情。

（二）治疗原则

该男性患者临床诊断为前列腺癌（cT3N0M0，Ⅲ期），针对高龄晚期（T3）的患者，考虑手术不耐受，首选的治疗手段为内分泌治疗，使用 ADT 联合抗雄激素药物，但是由于雄激素依赖性的发生，当复查 PSA 升高时需要调整治疗方案，可更换抗雄激素药物，或者加用阿比特龙等新型激素药物，或者实施化疗。

（三）药物治疗方案分析

晚期（T3）前列腺癌患者以内分泌治疗为主，使用治疗方案 CAB（联合雄激素阻断治疗）：LHRH 类似物 + 第一代抗雄激素药物，能有效延长生存期并推迟病情恶化。当患者 PSA 升高时，可更换戈舍瑞林为亮丙瑞林或曲普瑞林，抗雄激素药物可更换为氟他胺等，或使用阿比特龙。

（四）药学监护

1. 有效性　监护患者 PSA，要求定期复查病情，及时评估病情并及时调整治疗方案。

2. 安全性　本案例患者年纪较大，在入院之前已出现精神食欲的降低，加之比卡鲁胺和戈舍瑞林可能会引起食欲降低、抑郁等，因此在治疗过程中，需密切关注患者的精神状态，对患者的情绪进行疏导。患者长期便秘，比卡鲁胺和戈舍瑞林可能引起消化系统的不良反应，在治疗过程中应密切关注患者的排便情况，当有症状时及时调整治疗方案。

二、病　例　2

（一）病例资料

患者，男，52岁，因"肛周及两侧大腿持续性疼痛3天"就诊。4年前，患者因"尿急，尿不尽1周"就诊。直肠指检：前列腺Ⅲ度肿大，右侧可触及，中央沟消失，实验室检查总PSA 7ng/ml，F/T 0.11。MRI提示左侧外周带内侧及外侧和右侧外周带外侧信号降低。骨扫描、腹部CT和胸部CT等相关检查未见异常。经前列腺穿刺活检确诊为前列腺癌（Gleason评分=4+4），初诊为前列腺癌，行双侧睾丸切除术，并给予比卡鲁胺治疗。内分泌治疗36个月后，PSA升高，腹腔镜下行前列腺根治术及淋巴结清扫，未见淋巴结转移，术后3月个进展为mCRPC，更换抗雄激素氟他胺治疗，病情进展予以阿比特龙＋泼尼松治疗9个月。今次入院实验室检查总PSA 43ng/ml，F/T 0.09。ECT提示两侧股骨上段，两侧耻骨多发性放射性浓聚，考虑转移瘤，给予多西他赛与双膦酸盐化疗。疼痛得到缓解，tPSA稳定在较低水平。

（二）治疗原则

患者初诊为前列腺癌（cT2N0M0，Ⅱ期），首选的治疗方案为ADT+抗雄激素药物治疗。在规范化ADT之后，针对PSA复发，行前列腺根治术及淋巴结清扫。随后病情发展为转移性去势抵抗性前列腺癌，其治疗方案在维持ADT的前提下，首先更换抗雄激素药物治疗，或联用新型激素药物。最后病情进展为多发骨转移，需针对骨转移进行治疗。

（三）药物治疗方案分析

推荐的治疗方案为ADT联合第一代抗雄激素药物比卡鲁胺。当疾病发展为去势抵抗性前列腺癌需要更换抗雄激素药物为氟他胺等，或联合使用新型激素药物，对于既往无多西他赛、有新型激素药物治疗的患者，一线治疗方案优先推荐多西他赛（每3周一个疗程），当伴有骨转移症状时使用双膦酸盐。其他推荐方案有：多西他塞无效可使用卡巴多塞或恩扎卢胺、阿比特龙，阿比特龙＋地塞米松，恩扎卢胺，以及其他二线激素疗法。

（四）药学监护

1. 有效性　阿比特龙应空腹给药，服用前至少2h和服用之后至少1h不应进食，应与水吞服整片。因此在给予阿比特龙时，应监督患者服药，以免药物吸收不好，影响疗效。阿比特龙是肝药物代谢酶CYP2D6的抑制剂，应避免与治疗指数窄的CYP2D6底物共同给药。

2. 安全性　治疗过程中，监护化疗药引起的血液学毒性，尤其是多西他赛不能用于中性粒细胞数目低于1500/mm³的患者。多西他赛治疗期间，如果患者发生发热性中性粒细胞减少，中性粒细胞数目持续一周以上低于500/mm³，重度或蓄积性皮肤反应或重度外周神经症状，多西他赛的剂量应酌情递减，当中性粒细胞与血小板数目恢复，方可进行下一个疗程的治疗。对于各种药物引起的不良反应，应积极对症治疗或者使用恰当的治疗手段。

第十一章　肾癌的药物治疗学

第一节　肾癌的概述

一、肾癌的概念

肾细胞癌（renal cell carcinoma，RCC）简称肾癌，是起源于肾小管上皮的恶性肿瘤，占肾脏恶性肿瘤的 80%～90%。最常见的为透明细胞癌，其次为乳头状肾癌、嫌色细胞癌及集合管癌等少见病理类型的肾癌。

二、肾癌的流行病学

肾癌的发病率约占成人恶性肿瘤的 2%～3%。在世界范围内各国或各地区的发病率各不相同，总体上发达国家的发病率高于发展中国家，城市地区的发病率高于农村地区；男性的发病率高于女性，约为女性的 2 倍；可见于各年龄段，主要发生于 50～80 岁，诊断时的中位年龄为约 64 岁，40 岁以下患者较为少见，儿童罕见。

三、肾癌的病因

肾癌的病因尚不明确，其发病与遗传、吸烟、肥胖等有关。危险因素包括：①遗传：多以常染色体显性方式遗传，占肾癌总数的 2%～4%；②吸烟：为中等强度危险因素，既往有吸烟史相对危险度为 1.3，正在吸烟的相对危险度为 1.6；③肥胖：体重指数增加危险性增大；④肾病：与普通人相比有终末期肾病患者的肾癌发病率更高；⑤其他：饮酒、职业暴露于三氯乙烯、高雌激素的女性等都有可能增加患肾癌的风险。

四、肾癌的诊断

（一）临床表现

肾癌的临床表现复杂、多变，可由肿瘤本身直接导致，也可由肾癌细胞所分泌的激素或转移灶产生。早期肾癌往往缺乏临床表现，当出现"血尿、腰痛和腹部包块"肾癌经典三联征时，多已为中晚期。

1. 副肿瘤综合征　临床表现不是由原发肿瘤或转移灶所在部位直接引起，而是由于肿瘤分泌的产物间接引起的异常免疫反应或其他不明原因引起的机体内分泌、神经、消化、造血、骨关节、肾脏及皮肤等系统发生病变，并出现相应的临床表现，被称为副肿瘤综合征。肾癌患者的副肿瘤综合征发生率约为 30%，表现为高血压、红细胞沉降率增快、红细胞增多症、肝功能异常、高钙血症、高血糖、神经肌肉病变、淀粉样变性、溢乳症、凝血机制异常等。

2. 转移性灶引起的症状　部分肾癌患者是以转移灶的临床表现为首发症状就诊的，如骨痛、骨折、咳嗽、咯血等。体格检查可发现颈部淋巴结肿大、继发性精索静脉曲张及双下肢水肿等，后者提示肿瘤侵犯肾静脉和下腔静脉可能。在晚期转移性肾癌患者中可表现有消瘦、乏力、纳差等恶病质症状。

（二）检查

1. 病理检查　经皮肾穿刺活检包括空芯针活检和细针吸取（fine-needle aspiration，FNA），能为影像学不能诊断的肾肿瘤提供病理组织学依据。

2. 实验室检查　主要包括尿常规、血常规、红细胞沉降率、血糖、血钙、肾功能（血尿素氮、血肌酐和肾小球滤过率）、肝功能、乳酸脱氢酶、碱性磷酸酶等项目。如需进行有创检查或手术应检测凝血功能。对邻近或累及肾盂的肾肿瘤患者需做尿细胞学检查。对孤立肾的肾肿瘤、双肾肿瘤、肾功能指标异常和存在使肾功能受损疾病（如糖尿病、慢性肾盂肾炎、多囊肾、对侧肾结石等）的患者需行核素肾图检查。目前，尚无公认用于肾癌早期辅助诊断的血清肿瘤标志物。

3. 影像学检查

（1）X 线检查：肾癌患者应常规行胸部正侧位 X 线检查，对胸部 X 线片有可疑结节或临床分期≥Ⅲ期的患者，需做胸部 CT。

（2）超声检查：腹部超声检查是发现肾肿瘤最简便和常用的方法。肾超声造影检查有助于鉴别肾肿瘤良 / 恶性，适用于慢性肾衰竭或碘过敏而不适宜进行增强 CT 扫描的肾肿瘤患者以及复杂性肾囊肿患者的鉴别诊断。

（3）CT 检查：腹部 CT 检查是肾癌术前诊断及术后随访的最常用检查方法。完整 CT 检查应包括平扫和多期增强扫描。CT 扫描可对大多数肾肿瘤进行定性诊断，具有较高的诊断敏感性和特异性。

（4）MRI 检查：MRI 对肾癌诊断的敏感性和特异性等于或略高于 CT。可用于对 CT 对比剂过敏、孕妇或其他不适宜进行 CT 检查的患者。

（5）PET-CT：对肾癌的淋巴结转移和远处转移要优于传统影像检查方法，尤其在判断肾癌骨转移或骨骼肌转移方面更具优势，而且能够通过葡萄糖代谢变化早期监测疗效、预测患者的预后情况。

（6）核素骨显像：是肾癌骨转移的首选筛查方法，但敏感度仅为 50% 左右。患者有骨痛等骨相关症状或血清碱性磷酸酶升高或临床分期≥Ⅲ期的肾癌患者，应行骨扫描检查明确是否有骨转移。

（7）肾动态显像：核素肾动态显像能准确评价肾癌患者术前双肾和分肾功能，有助于指导手术方案的决策。

五、肾癌的分期

AJCC 制定的第 8 版 TNM 分期系统，将局限于肾脏的肿瘤根据大小分为 T1 或 T2 期；T3 期指肿瘤侵犯肾静脉或肾周组织，但没有超过 Gerota 筋膜；T4 期指肿瘤侵犯到 Gerota 筋膜之外，包括直接侵犯同侧肾上腺。淋巴结转移和远处转移只简单划分为"有"和"无"。局限性肾癌包括Ⅰ、Ⅱ和Ⅲ期；晚期肾癌包括浸润超出肾筋膜或者延伸进入同侧肾上腺的肿瘤（T4），以及转移性肿瘤（M1），均属于Ⅳ期肾癌。

第二节　肾癌的治疗原则

通过影像学检查的结果确定肿瘤的临床分期，利用辅助检查评估患者对治疗的耐受能力，根据临床分期并结合患者的耐受力，选择恰当的治疗方式。对手术的患者依据病理学检查的结果确定病理分期，根据病理分期选择术后治疗及随诊方案。

一、肾癌的手术治疗

对于局限性和局部进展性肾癌患者，外科手术仍然是首选的可能使患者获得治愈的治疗方式。对于选择性的晚期肾癌患者，如果患者能够耐受手术治疗，在全身系统治疗的基础上施行减瘤性肾切除术以及孤立性转移灶切除术也可能延长患者的生存期。

二、肾癌的介入治疗

（一）栓塞治疗

栓塞治疗包括肾动脉栓塞术、肺转移灶栓塞、肝转移灶栓塞。肾动脉栓塞术可用于肾肿瘤的姑息性治疗，以缓解临床症状。支气管动脉栓塞术可用于治疗肺转移灶，防治肺转移灶相关并发症。选择性肝动脉栓塞术可用于治疗肝转移灶，防止肝功能恶化。

（二）消融治疗

消融治疗是借助医学影像技术的引导对肿瘤靶向定位，局部采用物理或化学的方法直接杀灭肿瘤组织的一类治疗手段。肾肿瘤及寡转移灶的消融手段主要包括射频消融和冷冻消融。消融治疗最常用超声引导，具有方便、实时、高效的特点。

三、主动监测

主动监测（active surveillance，AS）是指通过定期进行腹部影像学检查，监测肾肿瘤的大小变化，在随诊期间一旦出现肿瘤进展则接受延迟的干预治疗。

四、肾癌的药物治疗

现已有十余种药物被批准用于治疗转移性肾癌。按作用机制主要分为：①抗血管内皮生长因子或血管内皮生长因子受体（vascular endothelial growth factor/vascular endothelial growth factor receptor，VEGF/VEGFR）途径：舒尼替尼、培唑帕尼、索拉非尼、阿昔替尼、仑伐替尼、贝伐珠单抗等；②抑制哺乳动物 mTOR 途径：依维莫司；③免疫检查点抑制剂：纳武利尤单抗、帕博利珠单抗及伊匹木单抗；④其他：细胞因子 [白介素 -2 和 α 干扰素（interferon-α，IFN-α）] 及化疗（吉西他滨和多柔比星）。

五、中医中药治疗

中医药有助于促进肾癌术后机体功能恢复，减少免疫治疗及靶向药物治疗的毒副作用，缓解患者症状，改善患者生活质量，可能延长生存时间，可以作为肾癌治疗的手段之一，可单独应用或与其他抗肿瘤药物联合应用。

六、放射治疗

肾癌是一种对常规放射治疗不敏感的肿瘤，以往针对高危肾癌术后放射治疗的临床研究显示辅助放射治疗没有生存获益，因此不建议根治术后做辅助性放射治疗。放射治疗主要用于肾癌的姑息治疗，如对局部瘤床复发，区域或远处淋巴结转移，骨骼、脑或肺转移患者做姑息放射治疗，达到缓解疼痛、改善生活质量的目的。

第三节 肾癌的药物治疗方案

一、转移性或不可切除性透明细胞型肾癌的一线治疗

（一）靶向治疗

1. 舒尼替尼 50mg，每日 1 次，口服，连续 4 周给药，休息 2 周，每 6 周为一个疗程；或 50mg，每日 1 次，口服连续 2 周给药，休息 1 周，每 6 周为一个疗程。

2. 培唑帕尼 800mg，每日 1 次，口服。

3. 索拉非尼 400mg，每日 2 次，口服。

4. 阿昔替尼 5mg，每日 2 次，口服，2 周后如能耐受，可进行剂量增量，7mg，每日 2 次，最大剂量可为 10mg，每日 2 次。

5. 安罗替尼 12mg，每日 1 次，口服，连续服药 2 周，停药 1 周，即 3 周为一个疗程。

（二）免疫与靶向联合治疗

1. 纳武利尤单抗联合伊匹木单抗 纳武利尤单抗 3mg/kg+ 伊匹木单抗 1mg/kg，每 3 周 1 次，共 4 次，其后纳武利尤单抗 3mg/kg，每 2 周 1 次。

2. 帕博利珠单抗联合仑伐替尼 帕博利珠单抗 200mg，每 3 周 1 次 + 仑伐替尼 20mg，每日 1 次（CSCO 肾癌专家委员会建议仑伐替尼可以根据耐受情况决定起始剂量，推荐 12mg 起始，并酌情进行仑伐替尼的剂量调整）。

3. 帕博利珠单抗联合阿昔替尼 帕博利珠单抗 200mg，每 3 周 1 次 + 阿昔替尼 5mg，每日 2 次。

二、转移性或不可切除性透明细胞型肾癌的二线治疗

（一）靶向治疗

1. 阿昔替尼 用法用量同前。

2. 仑伐替尼联合依维莫司 仑伐替尼 18mg，每日 1 次，口服 + 依维莫司 5mg，每日 1 次。

3. 伏罗尼布联合依维莫司 伏罗尼布 200mg，每日 1 次，口服 + 依维莫司 5mg，每日 1 次。

4. 依维莫司 10mg，每日 1 次，口服。

（二）免疫治疗

1. 纳武利尤单抗 3mg/kg 每 2 周 1 次，静脉滴注。

2. 帕博利珠单抗联合仑伐替尼 用法用量同前。

第四节 肾癌的主要治疗药物

舒尼替尼

【**化学名称**】（Z）-N-[2-（二乙胺基）乙基 -5-[（5- 氟 -2- 氧代 -1，2- 二氢 -3 H- 吲哚 -3- 亚基）甲基]-2，4- 二甲基 -3- 氨甲酰 -1 H- 吡咯苹果酸盐。

【药理作用】 舒尼替尼能抑制多个受体酪氨酸激酶（RTK），其中某些受体酪氨酸激酶参与肿瘤生长、病理性血管形成和肿瘤转移的过程。舒尼替尼对血小板源生长因子受体（PDGFRα 和 PDGFRβ）、血管内皮细胞生长因子受体（VEGFR1、VEGFR2 和 VEGFR3）、干细胞因子受体（KIT）、FMS 样酪氨酸激酶 3（FLT3）、1 型集落刺激因子受体（CSF-1R）和胶质细胞衍生的神经营养因子受体（RET）等活性均具有抑制作用，其主要代谢产物与舒尼替尼活性相似。

【药代动力学】 一般在口服给药后 6～12h 达最大血浆浓度。进食对其生物利用度无影响。舒尼替尼及其主要代谢物的血浆蛋白结合率分别为 95% 和 90%。舒尼替尼和主要活性代谢物的终末半衰期分别为 40～60h 和 80～110h。每日重复给药后，舒尼替尼蓄积 3～4 倍，而其主要代谢物蓄积 7～10 倍，在 10～14 天内达稳态浓度。剂量的 61% 通过粪便排泄，肾脏排泄的药物和代谢物约占剂量的 16%。体重、肌酐清除率、人种、性别或 ECOG 体能状况评分对舒尼替尼或其活性代谢物的药代动力学没有临床相关性影响。

【适应证】 不能手术的晚期肾癌（RCC）；甲磺酸伊马替尼治疗失败或不能耐受的胃肠间质瘤（GIST）；不可切除的、转移性高分化进展期胰腺神经内分泌瘤（pNET）成年患者。

【用法用量】 本品治疗胃肠间质瘤和晚期肾癌的推荐剂量是 50mg，每日一次，口服，服药 4 周，停药 2 周。对于胰腺神经内分泌瘤，本品推荐剂量为 37.5mg，口服，每日一次，连续服药，无停药期。与食物同服或不同服均可。

【不良反应】 常见疲劳、乏力、腹泻、腹痛、便秘、味觉改变、厌食、恶心、呕吐、黏膜炎 / 口腔炎、消化不良、高血压。还可见皮疹、手足综合征、皮肤变色、出血。潜在严重不良反应：左心室功能障碍、QT 间期延长、出血、高血压和肾上腺功能异常。

【禁忌】 对本品或药物的非活性成分严重过敏者禁用。

【注意事项】 若出现充血性心力衰竭的临床表现，建议停药。无充血性心力衰竭临床证据但射血分数＜50% 以及射血分数低于基线 20% 的患者也应停药和（或）减量。本品可延长 QT 间期，且呈剂量依赖性。应慎用于已知有 QT 间期延长病史的患者、服用抗心律失常药物的患者或有相应基础心脏疾病、心动过缓和电解质紊乱的患者。使用期间如果发生严重高血压，应暂停使用，直至高血压得到控制。育龄妇女接受本品治疗时应避孕。哺乳妇女接受本品治疗时，应权衡决定是否停止哺乳或停止治疗。未发现年轻患者与老年患者在安全性或有效性方面。

【特殊人群用药】 没有观察到舒尼替尼或其主要活性代谢物的药代动力学因以下因素而出现具有临床意义的差异：年龄（18～84 岁）、体重（34～168kg）、种族（白人、黑人、亚洲人）、性别、ECOG 评分、轻度（Child-Pugh A 级）或中度（Child-Pugh B 级）肝损伤。

【相互作用】 食物：食用葡萄柚可能升高舒尼替尼在血液中的含量，在使用舒尼替尼期间，请避免食用葡萄柚及其制品。药物：强效 CYP3A4 抑制剂（如阿扎那韦、克拉霉素、茚地那韦）可使舒尼替尼及其活性代谢物的血药浓度升高，故应避免合用。CYP3A4 诱导剂（如卡马西平、地塞米松、苯巴比妥）可降低舒尼替尼及其活性代谢物的血药浓度，故应避免合用。

培唑帕尼

【化学名称】 5-[[4-[（2，3- 二甲基 -2 H- 吲唑 -6- 基）甲氨基] 嘧啶 -2- 基] 氨基]-2- 甲基苯磺酰胺单盐酸盐。

【药理作用】 培唑帕尼是 VEGFR1、VEGFR2 和 VEGFR3，血小板衍生生长因子（受体）α 和 β，成纤维细胞生长因子受体（FGFR）1 和 FGFR3，细胞因子受体、白介素 -2 受体诱导的 T 细胞激酶、白细胞特异性蛋白酪氨酸激酶，以及跨膜糖蛋白受体酪氨酸激酶的多靶点酪氨酸激酶抑制剂。

【药代动力学】 口服 800mg 单剂量培唑帕尼后，中位达峰 [血药浓度峰值 C_{max} 约为（19±13）μg/ml] 时间为 3.5h（范围为 1.0 ~ 11.9h），$AUC_{0-\infty}$ 约为（650±500）μg·h/ml。与人体内血浆蛋白的结合率大于 99%，在 10 ~ 100g/ml 的剂量范围内无浓度依赖性。代谢主要是由 CYP3A4 介导的，小部分由 CYP1A2 和 CYP2C8 介导。平均消除半衰期为 30.9h。主要经粪便消除，经肾脏排泄的比例不到给药剂量的 4%。

【适应证】 晚期肾癌患者的一线治疗和曾接受细胞因子治疗的晚期肾癌患者的治疗。

【用法用量】 推荐剂量为 800mg，每日一次。如果漏服剂量，且距下次剂量的服用时间不足 12h，则不应补服。不应与食物同时服用，餐前至少 1h 或餐后至少 2h 服用本品。薄膜衣片应整片用水吞服，勿掰开或嚼碎。剂量调整应根据个体耐受情况，按 200mg 的幅度逐步递增或递减，以控制不良反应。剂量不应超过 800mg。

【不良反应】 最常见不良反应为高血压、腹泻、手足综合征、毛发颜色改变、ALT 升高、AST 升高、疲劳、食欲减退、蛋白尿、白细胞减少症、中性粒细胞减少症、中性粒细胞计数减少、血小板减少症和血小板计数减少。

【禁忌】 对活性成分或任何辅料过敏者禁用。

【注意事项】 在培唑帕尼治疗开始前和进行过程中，应对所有患者的肝功能进行检测，以明确是否有肝损害。轻度或中度肝损害患者应慎用培唑帕尼，并且应密切监测耐受性。不建议重度肝功能损害患者使用培唑帕尼。在培唑帕尼治疗开始之前，应控制好血压。治疗开始后不久（培唑帕尼治疗开始后不超过 1 周），即应对患者的高血压进行监测，并在此后进行频繁监测，以确保血压能够得到控制。

定期监测：PRES/RPLS、间质性肺病 / 肺炎、心功能不全 / 心力衰竭、QT 间期延长和尖端扭转型室性心动过速、动脉血栓事件、静脉血栓栓塞事件、血栓性微血管病、出血事件、胃肠穿孔和瘘、伤口愈合、甲状腺功能减退、蛋白尿、气胸、感染等特定安全性事件。

【特殊人群用药】 妊娠期间不应使用培唑帕尼。育龄期妇女在接受培唑帕尼治疗期间采用充分的避孕措施以避免怀孕。培唑帕尼治疗期间应停止哺乳。培唑帕尼不得用于 2 岁以下儿童，在 2 ~ 18 岁的儿童中的安全性和有效性尚不明确。尚未发现老年患者与较年轻患者之间的缓解情况存在差异，但不能排除某些较为年长者具有更高的敏感性。肌酐清除率 > 30ml/min 的患者，无须调整剂量。对于肌酐清除率低于 30ml/min 的患者，建议慎用。轻度肝损害受试者无须调整剂量，中度肝损害受试者的培唑帕尼剂量应减少至 200mg 每日一次，重度肝损伤不建议使用培唑帕尼。

【相互作用】 食物：西柚汁含有 CYP3A4 抑制剂，可能会升高培唑帕尼的血药浓度。药物：①培唑帕尼与 CYP3A4 强抑制剂（如伊曲康唑、克拉霉素、阿扎那韦等）同时给药可能会升高培唑帕尼的血药浓度。② CYP3A4 的诱导剂（如利福平）可降低血浆培唑帕尼的浓度。③培唑帕尼与能升高胃内 pH 的药物（如艾司奥美拉唑钠）合并用药会使培唑帕尼的生物利用度降低约 40%。④培唑帕尼和辛伐他汀合并用药会增加 ALT 升高的发生率。

阿昔替尼

【化学名称】 *N*-甲基 2-[3-((E)-2-吡啶-2-基-乙烯基)-1H-吲哚-6-基磺酰]苯甲酰胺。

【药理作用】 在治疗剂量下可以抑制与病理性血管生成、肿瘤生长和癌症进展相关的酪氨酸激酶受体，包括血管内皮生长因子受体（VEGFR1、VEGFR2 和 VEGFR3）。

【药代动力学】 单次口服 5mg，中位 t_{max} 范围为 2.5～4.1h，平均绝对生物利用度为 58%，预计在给药后 2～3 天内达到稳态，稳态时，阿昔替尼在 1～20mg 剂量范围内表现出线性药代动力学，与人血浆蛋白高度结合（＞99%），血浆半衰期范围为 2.5～6.1h，主要经肝脏 CYP3A4/5 代谢，约 41% 从粪便中排泄，23% 从尿液中排泄。

【适应证】 用于既往接受过一种酪氨酸激酶抑制剂或细胞因子治疗失败的进展期肾癌的成人患者。

【用法用量】 推荐的起始口服剂量为 5mg，每日两次。可与食物同服或在空腹条件下给药，每日两次给药的时间间隔约为 12h。

【不良反应】 阿昔替尼治疗最常见（≥20%）的不良反应为腹泻、高血压、疲乏、食欲减退、恶心、发声困难、掌跖红肿疼痛（手足）综合征、体重减轻、呕吐、乏力和便秘。

【禁忌】 对阿昔替尼或任何辅料过敏。

【注意事项】 应在开始阿昔替尼治疗之前和治疗期间定期监测下列特定安全性事件：高血压和高血压危象、动脉血栓栓塞事件、静脉血栓栓塞事件、血红蛋白或血细胞比容升高、出血、动脉瘤和动脉夹层、心力衰竭、胃肠穿孔和瘘管形成、甲状腺功能不全、伤口愈合不良的风险、可逆性后部白质脑综合征、蛋白尿、肝酶升高、肝损害、胚胎-胎儿毒性等。

【特殊人群用药】 孕妇服药可能对胎儿造成伤害。建议哺乳期女性在接受治疗和末次给药后 2 周内停止哺乳。应建议有生育力的患者在接受阿昔替尼治疗期间和末次给药后 1 周内采取有效的避孕措施。尚未 18 岁以下患者中研究阿昔替尼。老年患者无须调整剂量。轻度肝损害无须调整起始剂量（Child-Pugh 分级：A 级），中度肝损害患者服用阿昔替尼时，起始剂量应减半（Child-Pugh 分级：B 级），重度肝损害（Child-Pugh 分级：C 级）患者不应使用。轻度至重度肾损害患者无须调整阿昔替尼起始剂量。终末期肾病患者（CCR＜15ml/min）应慎用本品。

【相互作用】 食物：葡萄柚可能升高阿昔替尼血浆浓度。药物：①与强效 CYP3A4/5 抑制剂（如酮康唑）合用可能升高阿昔替尼血浆浓度。②与强效 CYP3A4/5 诱导剂（如利福平）合用可能降低阿昔替尼血浆浓度。③少量阿昔替尼（＜10%）经 CYP1A2 和 CYP2C19 代谢这些同工酶的强效抑制剂可能会增加阿昔替尼血浆浓度。④与 CYP1A2 底物合用可能导致 CYP1A2 底物（如茶碱）血浆浓度升高。

第五节　病例实践与分析

一、病　　例

（一）病例资料

患者，男，49 岁。身高 170cm，体重 73kg，ECOG 体能状况 1 分，CCR 62ml/min。因体检发现左肾占位，穿刺病理考虑为乳头状肾细胞癌。免疫组化结果：CK7（-），CK20（-），

P63（-），P53（+），Pax-8（+），CD117（-），CD10（-），Ki-67（+，指数约30%），CATE（+），CDX-2（-），CK8/18（+），SATB2（-），PD-L1表达CPS=20（PD-L1 22C3）。腹部、脑部MRI，全身PET-CT等影像检查提示全身多发骨转移、肝转移、脑转移。患者无其他并发症和特殊既往史。

诊断为左肾细胞癌伴全身多发骨转移、肝转移、脑转移（Ⅳ期）。患者因经济原因，放弃帕博利珠单抗免疫治疗，遂予以口服舒尼替尼（50mg，第1～14天，q21d）抗肿瘤治疗，同时予以唑来膦酸（4mg，静脉滴注，qm）。

（二）治疗原则

患者系左乳头状肾细胞癌伴全身多发骨转移、肝转移、脑转移。病情较晚，无法治愈。治疗目的为姑息治疗，以延长生存，改善生活质量为主，治疗以全身性治疗为主。

乳头状肾细胞癌为非透明细胞型肾细胞癌，较透明细胞型少见。转移性乳头状肾细胞癌初始全身治疗选择以免疫检查点抑制剂或血管内皮生长因子受体抑制剂为初始治疗方案，选择治疗方法时，需兼顾患者合并症、患者意愿。免疫治疗方案，根据透明细胞型肾细胞癌的证据外推，若患者体能状况差、有自身免疫性疾病或更愿意接受口服治疗，则通常不选择免疫治疗。

（三）药物治疗方案分析

患者不愿意接受免疫治疗，舒尼替尼为CSCO指南和NCCN指南推荐转移性非透明细胞型肾细胞癌的一线选择，舒尼替尼3周方案，每周期服用2周停一周，每次剂量50mg，口服，qd，疗程直至患者进展或不耐受。抗肿瘤方案选择和剂量均合理。

患者合并骨转移，唑来膦酸为破骨细胞抑制剂，可有效减少骨转移所引发骨痛、骨折等骨相关事件，唑来膦酸4mg，静脉滴注，qm，方案合理。

（四）药学监护

1. 有效性 每6～12周定期复查病灶部位CT或MRI等影像学检查，比较病灶大小、数量的变化以评价全身治疗的疗效。

2. 安全性 舒尼替尼易引起高血压，发生率为20%～40%，其中3级以上高血压约8%～16%，治疗期间需每周监测血压；血液毒性易发生，为患者减量或停药的主要原因，血液毒性表现为中性粒细胞减少、血小板减少和贫血，应定期监测血常规，注意感染症状，尤其警惕头晕、视物模糊、气促等症状。手足皮肤反应常见，好发于开始用药后3～8周，临床表现为干皮、皮疹、瘙痒、水疱、蜕皮、皮肤角质局部增厚，或脂溢性皮炎伴皮肤松垂。血管内皮生长因子受体抑制剂均可引起蛋白尿，注意定期监测尿常规。

唑来膦酸可导致低钙血症，注意同时补充钙剂和维生素D；可能引起急性肾损伤，输入前适当水化，给药时间大于15min。

3. 用药教育与指导 除上述安全性监护外，注意给患者交代舒尼替尼服药方法，3周一疗程，用2周停1周；避免手脚过度摩擦、热水烫手脚，避免增加手足皮肤反应发生风险。

第十二章　恶性淋巴瘤的药物治疗学

第一节　恶性淋巴瘤的概述

恶性淋巴瘤（malignant lymphoma，ML）是一大类淋巴造血系统恶性肿瘤的总称，分为霍奇金淋巴瘤（Hodgkin lymphoma，HL）和非霍奇金淋巴瘤（non-Hodgkin lymphoma，NHL）两大类。

一、恶性淋巴瘤的概念

恶性淋巴瘤是一类原发于淋巴结和（或）结外淋巴组织的恶性肿瘤，病理可见分化、成熟程度不一的肿瘤性淋巴细胞大量增生，侵犯全身各个部位或组织。临床以无痛性、进行性淋巴结肿大为特征，常伴有发热、盗汗、消瘦、肝脾大，晚期有贫血、恶病质等表现。

二、恶性淋巴瘤的流行病学

近年来，恶性淋巴瘤的发病率逐渐增高，其在发达国家的发病率高于发展中国家，据2016 年美国的肿瘤发病率统计，淋巴瘤占第 6 位，2015 年我国癌症报告显示淋巴瘤发病率排在肿瘤总发病率的第 12 位，男性肿瘤发病率的第 9 位，女性肿瘤发病率的第 14 位。发病率男性比女性高，男女之比为（2～3）∶1。

三、恶性淋巴瘤的病因

ML 起源于淋巴细胞及其前体细胞，病毒和细菌感染、免疫缺陷、环境致癌物、电离辐射和遗传倾向等均可能是 ML 的病因，但其确切的病因及发病机制并未完全阐明。

1. 感染　幽门螺杆菌感染与胃黏膜相关淋巴瘤的发病密切相关。几种肿瘤病毒与 NHL 的发生有关，包括 EBV 与地方性 Burkitt 淋巴瘤、EBV 与慢性炎症相关性弥漫大 B 细胞淋巴瘤（DLBCL）等。

2. 免疫缺损　先天性免疫缺陷或较长时间应用免疫抑制剂者 ML 的发生率升高。

3. 化学和物理因素　放射线、化学药物、苯、除草剂、石棉和砷等均可导致 ML 发病增加。

4. 其他　长期服用某些药物，如苯妥英钠、甲基苯丙胺等可诱发 ML。

四、恶性淋巴瘤的诊断

ML 的诊断主要依靠临床表现、影像学及病理学检查。病理组织学诊断和分型是制订治疗原则和判断预后的重要依据，是必不可少的步骤。

结合组织形态学、免疫组织化学和分子生物学等技术，绝大多数患者可以明确诊断和分型。可根据病情选择 X 线、超声、CT、MRI、胃肠造影等影像学检查手段，对了解肿瘤侵犯的部位和程度、临床分期、制订治疗计划、判断预后、动态观察治疗效果、随访和及时发现复发病变，都有重要的临床意义。

五、恶性淋巴瘤的分型分期

（一）恶性淋巴瘤的分型

HL 的恶性细胞为 Reed-Sternberg cell（R-S 细胞）及其变异细胞。世界卫生组织造血和淋巴组织肿瘤分类（WHO 分类）将 HL 分为两类五型，分别是淋巴细胞为主型、结节硬化型、混合细胞型、淋巴细胞消减型和富于淋巴细胞型。

（二）恶性淋巴瘤的分期

目前国内外公认的淋巴瘤临床分期标准为 Ann Arbor 分期，在 1971 年举行的 Ann Arbor 会议中提出，主要根据临床表现、体格检查、B 超、CT 扫描、下肢淋巴管造影，下肢静脉造影等进行分期，具体分期标准如表 12-1 所示。

表 12-1　恶性淋巴瘤分期

分期	定义
Ⅰ期	单个淋巴结区受累（Ⅰ）或单个结外器官或组织受累（ⅠE）
Ⅱ期	膈同侧两个或更多淋巴结受累（Ⅱ）；或结外器官或组织和一个或更多淋巴结区受累（ⅡE）
Ⅲ期	膈两侧淋巴结受累（Ⅲ），同时有结外器官或组织的局限性受累（ⅢE）或脾受累（ⅢS）或两者均有（ⅢE）
Ⅳ期	一个以上结外器官或组织（有或无淋巴结肿大）弥漫性或播散性受累

根据患者有无临床症状又可分为 A 和 B。A 为无症状；B 有如下症状：①不明原因半年内体重下降 10%；②发热 38℃以上；③盗汗。

第二节　恶性淋巴瘤的治疗原则

一、霍奇金淋巴瘤的治疗原则

（一）Ⅰ～Ⅱ期霍奇金淋巴瘤的治疗原则

Ⅰ～Ⅱ期经典霍奇金淋巴瘤患者，预后良好组：2～4 个周期 ABVD 方案化疗联合放射治疗是标准治疗。2 个周期 ABVD 方案化疗后序贯 20Gy 受累野放射治疗后进行中期 PET-CT 评价，如果 PET-CT 阴性者，继续 ABVD 方案化疗 2 个周期后行放射治疗 30Gy，如果 PET-CT 阳性者，改为增强剂量的 BEACOPP 方案化疗 2 个周期及放射治疗 30Gy。

（二）Ⅲ～Ⅳ期霍奇金淋巴瘤的治疗原则

Ⅲ～Ⅳ期经典霍奇金淋巴瘤的治疗原则通常为化疗，局部放射治疗仅限于化疗后残存病灶超过 2.5cm 以上者。小于 60 岁的年轻患者可给予 ABVD 方案化疗 6 个周期，或增强剂量的 BEACOPP 方案 4～6 个周期，可联合或不联合局部放射治疗。对于老年及应用博来霉素，肺毒性风险明显增加的患者，可采用 AVD 方案进行化疗。

二、非霍奇金淋巴瘤的治疗原则

（一）Ⅰ～Ⅱ期非霍奇金淋巴瘤的治疗原则

非霍奇金淋巴瘤依据疾病显现时的特征，如果未给予治疗时患者的预期寿命，可以分为惰性非霍奇金淋巴瘤和侵袭性非霍奇金淋巴瘤。

惰性非霍奇金淋巴瘤较常见是滤泡淋巴瘤。早期年轻患者应考虑放射治疗 ± 化疗，不适于观察。病灶较广泛的 Ⅱ 期，则利妥昔单抗或奥妥珠单抗 ± 化疗 + 受累部位放射治疗是常用的治疗模式。

弥漫性大 B 细胞淋巴瘤、NK/T 细胞淋巴瘤、外周 T 细胞淋巴瘤 - 非特指型和血管免疫母细胞 T 细胞淋巴瘤是常见的侵袭性非霍奇金淋巴瘤。初治 Ⅰ ～ Ⅱ 期患者中联合化疗加受累野放射治疗是标准的治疗方法，在弥漫大 B 细胞淋巴瘤中大多推荐一线的 CHOP 或 R-CHOP 方案。

（二）Ⅲ～Ⅳ期非霍奇金淋巴瘤的治疗原则

惰性非霍奇金淋巴瘤属不可治愈性疾病，由于病变进展缓慢，无治疗指征者（无症状和低肿瘤负荷）可观察等待；有治疗指征者可选择治疗，如化疗（CVP 或 CHOP）/免疫治疗（利妥昔单抗单药或联合治疗）/ 参加临床试验 / 局部放射治疗（缓解局部症状）。解除局部症状可采用姑息放疗，推荐剂量 4 ～ 24Gy。

侵袭性非霍奇金淋巴瘤Ⅲ、Ⅳ 期无危险因素者仍首选标准 CHOP 或 R-CHOP 方案联合 24 ～ 36Gy 的受累野放射治疗；老年患者一般状况好也可以应用。

第三节　恶性淋巴瘤的药物治疗方案

一、一线方案

（一）霍奇金淋巴瘤

1. ABVD 方案（每 28 天重复）

多柔比星（ADM）25mg/m^2，静脉滴注，第 1、15 天。

博来霉素（BLM）10mg/m^2，静脉滴注，第 1、15 天。

长春花碱（VLB）6mg/m^2，静脉滴注，第 1、15 天。

达卡巴嗪（DTIC）375mg/m^2，静脉滴注，第 1、15 天。

2. 增强 BEACOPP 方案（每 21 天重复）

博来霉素（BLM）10mg/m^2，静脉滴注，第 8 天。

依托泊苷（VP-16）200mg/m^2，静脉滴注，第 1 ～ 3 天。

多柔比星（ADM）35mg/m^2，静脉滴注，第 1 天。

环磷酰胺（CTX）1250mg/m^2，静脉滴注，第 1 天。

长春新碱（VCR）1.4mg/m^2（最大 2mg），静脉滴注，第 8 天。

丙卡巴肼（PCB）100mg/m^2，口服，第 1 ～ 7 天。

泼尼松（PDN）40mg/m^2，口服，第 1 ～ 14 天。

（二）非霍奇金淋巴瘤

1. R-CHOP 方案（每 21 天重复）

利妥昔单抗 375mg/m^2，静脉滴注，第 0 天。

环磷酰胺 750mg/m^2，静脉滴注，第 1 天。

多柔比星 40 ～ 50mg/m^2，静脉滴注，第 1 天。

长春新碱 1.4mg/m²，静脉滴注，第 1 天（最大剂量 2mg）。

泼尼松 100mg/（m²·d），口服，第 1 ～ 5 天。

2. R-CHOEP 方案（每 21 天重复）

利妥昔单抗 375mg/m²，静脉滴注，第 0 天。

环磷酰胺 750mg/m²，静脉滴注，第 1 天。

长春新碱 1.4mg/m²，静脉滴注，第 1 天。

多柔比星 40 ～ 50mg/m²，静脉滴注，第 1 天。

依托泊苷 100mg/m²，静脉滴注，第 1 ～ 3 天。

泼尼松 100mg/（m²·d），静脉滴注，第 1 ～ 5 天。

3. DA-EPOCH-R 方案（每 21 天重复）

利妥昔单抗 375mg/m²，静脉滴注，第 0 天。

依托泊苷 50mg/（m²·d），静脉滴注，第 1 ～ 4 天，96h 连续滴注。

长春新碱 0.4mg/（m²·d），静脉滴注，第 1 ～ 4 天，96h 连续滴注。

多柔比星 10mg/（m²·d），静脉滴注，第 1 ～ 4 天，96h 连续滴注。

环磷酰胺 750mg/m²，静脉滴注，第 5 天。

泼尼松 60mg/（m²·d），静脉滴注，第 1 ～ 5 天。

二、二 线 方 案

（一）霍奇金淋巴瘤

1. DHAP 方案（每 21 天重复）

地塞米松 40mg/d，静脉滴注，第 1 ～ 4 天。

顺铂 100mg/m² 24h 连续滴注，第 1 天。

阿糖胞苷 2g/m²，静脉滴注，q12h，第 2 天。

2. ESHAP 方案（每 21 天重复）

依托泊苷 60mg/m²，静脉滴注，第 1 ～ 4 天。

甲泼尼龙 500mg，静脉滴注，第 1 ～ 4 天。

顺铂 25mg/m² 96h 连续滴注，第 1 ～ 4 天。

阿糖胞苷 2g/m²，静脉滴注，第 5 天。

3. GDP 方案（每 21 天重复）

吉西他滨 1000mg/m²，静脉滴注，第 1、8 天。

顺铂 75mg/m²，静脉滴注，第 1 天。

地塞米松 40mg，静脉滴注，第 1 ～ 4 天。

（二）非霍奇金淋巴瘤

1. R-DHAP 方案（每 21 天重复）

利妥昔单抗 375mg/m²，静脉滴注，第 0 天。

地塞米松 40mg/d，静脉滴注，第 1 ～ 4 天。

顺铂 100mg/m²，静脉滴注，24h 连续滴注，第 1 天。

阿糖胞苷 2g/m²，静脉滴注，q12h，第 2 天。

2. R-ICE 方案（每 21 天重复）

利妥昔单抗 375mg/m²，静脉滴注，第 0 天。

异环磷酰胺 5g/m²，静脉滴注，第 2 天（100% 剂量美司钠解救）。

卡铂（按照 AUC=5 计算，单次剂量≤ 800mg），静脉滴注，第 2 天。

依托泊苷 100mg/m²，静脉滴注，第 1 ～ 3 天。

3. R-GDP 方案（每 21 天重复）

利妥昔单抗 375mg/m²，静脉滴注，第 0 天。

吉西他滨 1000mg/m²，静脉滴注，第 1、8 天。

顺铂 75mg/m²，静脉滴注，第 1 天。

地塞米松 40mg，静脉滴注，第 1 ～ 4 天。

4. R-ESHAP 方案（每 21 天重复）

利妥昔单抗 375mg/m²，静脉滴注，第 0 天。

依托泊苷 60mg/m²，静脉滴注，第 1 ～ 4 天。

甲泼尼龙 500mg，静脉滴注，第 1 ～ 4 天。

顺铂 25mg/m²，静脉滴注，96h 连续滴注。

阿糖胞苷 2g/m²，静脉滴注，第 5 天。

5. R-GemOx 方案（每 14 天重复）

利妥昔单抗 375mg/m²，静脉滴注，第 0 天。

吉西他滨 1000mg/m²，静脉滴注，第 1 天。

奥沙利铂 100mg/m²，静脉滴注，第 1 天。

6. R-MINE 方案（每 21 天重复）

利妥昔单抗 375mg/m²，静脉滴注，第 0 天。

异环磷酰胺 1.33g/m²，静脉滴注，第 1 ～ 3 天（100% 剂量美司钠解救）。

米托蒽醌 8mg/m²，静脉滴注，第 1 天。

依托泊苷 65mg/m²，静脉滴注，第 1 ～ 3 天。

三、临床研究进展

（一）霍奇金淋巴瘤

1. CD30 单抗 NCCN 指南推荐对于复发难治患者选择 CD30 单克隆抗体（单抗）。维布妥昔单抗（BV，SGN-35）为 CD30 单抗偶联微管抑制剂，治疗剂量 1.8mg/kg，21 天一周期。ECHELON-1 试验研究了维布妥昔单抗联合多柔比星、长春碱和达卡巴嗪（AVD）对比多柔比星、博来霉素、长春碱和达卡巴嗪（ABVD）疗法在 1334 名初治Ⅲ或Ⅳ期经典霍奇金淋巴瘤患者中的应用。研究数据表明，与 ABVD 疗法相比，初治Ⅲ期或Ⅳ期经典霍奇金淋巴瘤成人患者在采用维布妥昔单抗联合 AVD 疗法后，总生存期获得了具有统计学意义的显著改善；中位随访时间约为 6 年（73 个月），接受 A+AVD 疗法的患者死亡风险降低了 41%（HR=0.59）；6 年估计总生存率为 93.9%（95%CI 91.6 ～ 95.5）；维布妥昔单抗的安全性与之前的研究一致，没有观察到新的安全性信号。

2. PD-1/PD-L1 单抗 阻断 PD-1 信号通路，激活和调节 T 淋巴细胞免疫功能，达到治疗肿瘤作用。帕博利珠单抗是首个已被美国 FDA 批准上市用于接受过一线疗法的复发 / 难治性的经典霍奇金淋巴瘤的治疗。基于Ⅲ期 KEYNOTE-204 临床试验的结果，评估了帕博利珠单抗单药治疗与标准疗法 CD30 单抗偶联微管抑制剂维布妥昔单抗（BV）治疗复发性或难治性经典霍奇金淋巴瘤患者的疗效和安全性。该研究入组了 304 例中位年龄为 35 岁（范围为 18 ～ 84 岁）的成人患者，按 1 ∶ 1 随机分配接受帕博利珠单抗（$n = 151$）或 BV（$n = 153$）治疗。结果显示：与目前标准疗法相比，帕博利珠单抗将疾病进展或死亡风险显著降低了 35%。与接受 BV 治疗的患者相比，治疗组患者的中位无进展生存期为 13.2 个月与 8.3 个月，具有统计学意义和临床意义的显著改善。此外，帕博利珠单抗治疗组的 ORR 为 65.6%，BV 组为 54.2%；中位缓解持续时间分别是 20.7 个月和 13.8 个月。在初次治疗后仍未获得缓解或移植后复发的经典霍奇金淋巴瘤患者，面临着较差的预后，而帕博利珠单抗有望改变目前的标准疗法，为这些患者带来新的治疗选择。

（二）非霍奇金淋巴瘤

1. 伊布替尼 + 来那度胺 + 利妥昔单抗联合方案（iR2 方案）　来那度胺是一种免疫调节剂，伊布替尼为 BTK 抑制剂，两药联合可通过不同的机制抑制 NF-κB 下游活化，从而发挥抗肿瘤作用。一项在不适合干细胞移植的复发难治弥漫大 B 细胞淋巴瘤患者的Ⅱ期临床研究中评价了伊布替尼 + 来那度胺 + 利妥昔单抗联合方案（iR2 方案）的疗效和安全性。研究以 28 天为一周期，患者口服伊布替尼 560mg 每日一次，第 1 ～ 21 天口服来那度胺 20mg 或 25mg 每日一次，在第 1 ～ 6 周期的第 1 天静脉注射利妥昔单抗 375mg/m^2。所有剂量队列评估缓解人群（$n=85$）的最佳 ORR 为 49%，其中来那度胺 20mg 和 25mg 队列分别为 53% 和 44%。在基线和 ≥ 1 次基线后评估的患者（$n=82$）中，68% 的患者实现肿瘤体积缩小。此外观察到持久的反应，整个队列的中位 DOR 为 38.3 个月，在 24 例完全缓解者中，19 例在分析时持续缓解，其中 15 例的缓解持续时间 > 2 年，包括 6 例的缓解持续时间 > 3 年。

2. 泊洛妥珠单抗（polatuzumab vedotin，Pola）　是一种经典的靶向 CD79b、连接 MMAE 的抗体偶联药物。2019 年 Pola 在美国获批上市，并获得突破性认定、优先审评及孤儿药资格。2023 年 Pola 在中国获批上市。一项随机、双盲、全球Ⅲ期的 POLARIX 研究，探索了 Pola 联合利妥昔单抗、环磷酰胺、多柔比星和泼尼松（Pola-R-CHP）对比 R-CHOP 方案治疗初治的 DLBCL 的疗效和安全性。研究共纳入 879 例患者，与 R-CHOP 相比，Pola-R-CHP 组将癌症进展、复发或死亡风险降低了 27%。Pola-R-CHP 组和 R-CHOP 组的 2 年无进展生存率分别为 76.7% 和 70.2%。对参与该试验的亚洲队列的分析表明，Pola-R-CHP 组的两年无进展生存期高于 R-CHOP 组。

3. 坦昔妥单抗（Tafa）　是一种靶向 CD19 新型人源化 Fc 结构域优化免疫增强单抗。2020 年美国 FDA 批准其联合来那度胺治疗非特指型复发性或难治性 DLBCL 成人患者。

一项单臂的Ⅱ期 L-MIND 临床试验，纳入既往接受过一至三线治疗，不适合移植的复发难治 DLBCL 患者，共入组 81 例患者，给予 Tafa 12mg/kg 联合来那度胺 25mg/d，第 1 ～ 21 天治疗。该研究的随访时间 ≥ 35 个月，ORR 为 57.5%，完全缓解率为 40%，中位 DOR 为 43.9 个月，总体不良反应可控，安全性良好。

4. 阿基仑赛（axi-cel）　是一种靶向 CD19 的 CAR-T 细胞。ZUMA-7 是一项随机Ⅲ期临床研究，研究共入组 359 例患者，axi-cel 组的 ORR 和完全缓解率（83% 和 65%）均显著高于标准治疗组（50% 和 32%）；中位随访 24.9 个月，axi-cel 组和标准治疗组的中位无事件生存期分别为 8.3 个月和 2 个月，第 24 个月时分别为 41% 和 16%。

第四节　恶性淋巴瘤的主要治疗药物

一、细胞毒药物

博 来 霉 素

【简写】 BLM。

【药理作用】

1. 抗肿瘤作用　体外对 HeLaS$_3$ 细胞、腹水型肝癌细胞、吉田肉瘤细胞等 DNA 及蛋白合成、发育障碍具有明显的作用；体内用可使大淋巴肉瘤（自发肿瘤）消失。

2. 作用机制　引起 DNA 单链和双链断裂，阻碍 DNA 合成。

【药代动力学】　药物在各组织中生物活性测定研究表明，具有生物活性的博来霉素 A2 主要分布在皮肤、肺、肾、膀胱，而肝、脾内则以无生物活性形式存在。成人静脉注射 15mg（效价）后，血浓度即达 3μg/ml，1 小时后 < 0.5μg/ml。肌内注射后血中最大浓度是此剂量静脉注射的 1/3，之后缓慢减少。静脉注射 24h 内，38.3% 从尿中排泄，肌内注射为 19.2% 从尿中排泄。

【适应证】　皮肤癌、头颈部癌（上颌窦癌、咽部癌、喉癌、舌癌、唇癌等）、肺癌（特别是原发和转移性鳞癌）、食管癌、恶性淋巴瘤、子宫颈癌、神经胶质瘤、甲状腺癌。

【用法用量】　本药副作用个体差异显著，即使投用较少剂量，也可出现副作用。应从小剂量开始使用。

（1）肌内或皮下注射：通常成人取 5ml 注射用水、生理盐水或葡萄糖溶液溶解博来霉素 15 ～ 30mg（效价），肌内或皮下注射。

（2）动脉注射：博来霉素 5 ～ 15mg（效价）溶于适量生理盐水或葡萄糖等溶液中，直接弹丸式动脉内注射或连续灌注。

（3）静脉注射：博来霉素 15 ～ 30mg（效价）溶于 5 ～ 20ml 注射用水、葡萄糖溶液或生理盐水中，缓慢静脉注入。

（4）注射频率：通常 2 次 / 周，根据病情可每天一次或 1 次 / 周使用。

（5）总剂量：以肿瘤消失为治疗目标，总剂量为 300mg（效价）或以下。

【不良反应】　主要副作用是肺纤维化或间质性肺炎，皮肤硬化和色素沉着，发热寒战，脱发（29.5%），厌食和体重减轻，全身乏力，恶心呕吐，口腔炎，指甲改变。

【禁忌】

（1）严重肺部疾病，严重弥漫性肺纤维化。

（2）有对本品或类似药物（培洛霉素，peplomycin）过敏史。

（3）严重肾功能障碍。

（4）严重心脏疾病。

（5）胸部及其周围接受放射治疗。

【注意事项】

（1）肺功能不全，肝肾功能不全，60 岁以上老年人等应慎用。

（2）本药总剂量应在 300mg（效价）以下。若有使用同类药物时，副作用有可能相加，应将该药与博来霉素剂量总和计算总用药量。

（3）如果可能肺泡动脉血氧分压差，动脉血氧分压尽可能每周检测一次。

（4）静脉注射应尽可能缓慢，局部出现硬结时，应及时更换注射部位。

（5）可能有增加感染和出血倾向。

（6）同时接受头颈部放射治疗，可诱发黏膜炎症，加重口内炎、口角炎、喉头炎症，引起声音嘶哑。

（7）儿童及生育年龄患者，应注意该药对性腺的影响。

（8）避免药物接触眼睛。

【特殊人群用药】

孕妇及哺乳期妇女用药：①孕妇及可能妊娠患者，尽可能避免使用本药。②对哺乳期中安全性尚不明确。

儿童用药：对儿童用药的安全性和有效性尚不明确，应慎用。

老年用药：60 岁以上老年患者引起间质性肺炎、肺纤维化的风险增加，慎重使用。建议总剂量在 150mg（效价）以下。

【相互作用】

（1）抗肿瘤药物：合并使用时应注意有诱发间质性肺炎、肺纤维化可能。

（2）放射线照射：有诱发间质性肺炎、肺纤维化可能。

（3）头颈部放疗：诱发黏膜炎症，可加重口内炎、口角炎、喉头黏膜炎。

长 春 新 碱

【简写】　VCR。

【药理作用】　抗肿瘤作用靶点是微管，主要抑制微管蛋白的聚合而影响纺锤体微管的形成。

【药代动力学】　静注长春新碱后迅速分布于各组织，神经细胞内浓度较高，很少透过血-脑屏障，脑脊液浓度是血浆浓度的 1/30～1/20。蛋白结合率 75%。在肝内代谢，在胆汁中浓度最高，主要随胆汁排出，粪便排泄 70%。

【适应证】

（1）急性白血病，尤其是儿童急性白血病，对急性淋巴细胞白血病疗效显著。

（2）恶性淋巴瘤。

（3）生殖细胞肿瘤。

（4）小细胞肺癌、尤因肉瘤、肾母细胞瘤、神经母细胞瘤。

（5）乳腺癌、慢性淋巴细胞白血病、消化道癌、黑色素瘤及多发性骨髓瘤等。

【用法用量】　成人剂量 1～2mg（或 1.4mg/m²）最大不大于 2mg，年龄大于 65 岁者，最大每次 1mg。儿童 75μg/kg 或 2.0mg/m²，每周一次静脉注射或冲入。联合化疗是连用 2 周为一周期。

【不良反应】

（1）剂量限制性毒性是神经系统毒性，主要引起外周神经症状，如手指麻木等，与累积量有关，足趾麻木、腱反射迟钝或消失，外周神经炎。

（2）骨髓抑制和消化道反应较轻。

（3）有局部组织刺激作用，药液不能外漏，否则可引起局部坏死。

（4）可见脱发，偶见血压的改变。

【禁忌】 尚不明确。

【注意事项】

（1）仅用于静脉注射，漏于皮下可导致组织坏死、蜂窝织炎。

（2）防止药液溅入眼内，一旦发生应立即用大量生理盐水冲洗。

（3）冲入静脉时避免日光直接照射。

（4）肝功能异常时减量使用。

【特殊人群用药】 孕妇及哺乳期妇女用药尚不明确。

【相互作用】

（1）吡咯系列抗真菌剂（伊曲康唑），增加肌肉神经系统的副作用。如发现有副作用，应进行减量、暂停或停药等适当处理。伊曲康唑有阻碍肝 CYP3A 的作用，长春新碱通过肝 CYP3A 代谢，合用可使长春新碱代谢受抑制。

（2）与苯妥英钠合用，降低苯妥英钠吸收，或使代谢亢进。

（3）与含铂的抗肿瘤药物合用，可能增强第Ⅷ对脑神经障碍。

（4）与 L- 天冬酰胺酶合用，可能增强神经系统及血液系统的障碍。为将毒性控制到最小，可将硫酸长春新碱在 L- 天冬酰胺酶给药前 12 ～ 24h 以前使用。

达卡巴嗪

【简写】 DTIC。

【药理作用】 本品是一种嘌呤类生物合成的前体，主要作用于 G 期。抑制嘌呤、RNA 和蛋白质的合成，也影响 DNA 的合成。

【药代动力学】 本品由于口服吸收不完全，个体差异很大。达卡巴嗪只由静脉内给药。它先在肝中通过 N- 去甲基作用成为单甲基形式，然后代谢成为氨基咪唑基酰胺（aminoimidazole carboxamide，AIC）和重氮甲烷。具有双相的血浆衰降：半衰期（$t_{1/2}$）分别为 19min 及 5h。由肾小管分泌而排泄，尿中主要的代谢产物是 AIC。

【适应证】 用于治疗恶性黑色素瘤、恶性淋巴瘤。

【用法用量】 静脉滴注，取 2.5 ～ 6mg/kg 或 200 ～ 400mg/m²，用 0.9% 氯化钠注射液 10 ～ 15ml 溶解后，用 5% 葡萄糖注射液 250 ～ 500ml 稀释后滴注。30min 以上滴完，一日 1 次。静脉注射，一次 200mg/m²，一日 1 次，连用 5 日，每隔 3 ～ 4 周重复给药。动脉灌注，位于四肢的恶性黑色素瘤。

【不良反应】

（1）消化道反应：如食欲不振、恶心呕吐、腹泻等。

（2）骨髓抑制：一般在用药后 2 ～ 3 周内出现血细胞计数等下降，第 4 ～ 5 周可恢复至正常。

（3）少数人可出现"流感"样症状，如全身不适、发热、肌肉疼痛，可发生于给药后 7 日，持续 1 ～ 3 周。

（4）局部反应：注射部位可有血管刺激反应。

（5）偶见肝肾功能损害。

【禁忌】

1. 水痘或带状疱疹患者禁用。

2. 严重过敏史者禁用。

3. 妊娠期妇女禁用。

【注意事项】

1. 肝肾功能损害、感染者慎用本品。

2. 因本品对光和热极不稳定、遇光或热易变红，需临时配制，立即注射。并尽量避光。

3. 可引起血清尿素氮、碱性磷酸酶、转氨酶暂时升高。

4. 用药期间禁止活性病毒疫苗接种。

5. 静脉滴注速度不宜太快。

6. 防止药物外漏，避免对局部组织刺激。

【特殊人群用药】 孕妇及哺乳期妇女用药：①有致畸、致突变作用，可能有致癌作用，妊娠期妇女禁用本品。②哺乳期妇女用药期间应停止哺乳。

【相互作用】 本品与其他对骨髓有抑制的药物或放射治疗联合应用时，应减少本品的剂量。

环 磷 酰 胺

【简写】 CTX。

【药理作用】 与 DNA 发生交叉联结，抑制 DNA 的合成，也可干扰 RNA 的功能，属细胞周期非特异性药物。

【药代动力学】 静脉注射后血浆半衰期 4～6h，48h 内经肾脏排出 50%～70%，其中 68% 为代谢产物，32% 为原型。

【适应证】 对恶性淋巴瘤、急性或慢性淋巴细胞白血病有较好的疗效，对睾丸肿瘤、卵巢癌、神经母细胞瘤、横纹肌肉瘤及骨肉瘤均有一定的疗效。

【用法用量】 成人常用量：单药静脉注射按体表面积每次 500～1000mg/m²，加生理盐水 20～30ml，静脉注射，每周 1 次连用 2 次，休息 1～2 周重复。联合用药 500～600mg/m²。

【不良反应】

骨髓抑制：白细胞减少较血小板减少为常见，最低值在用药后 1～2 周，多在 2～3 周后恢复。

胃肠道反应：包括食欲减退、恶心及呕吐，一般停药 3 天即可消失。

泌尿系反应：当大剂量环磷酰胺静脉滴注，而缺乏有效预防措施时，可致出血性膀胱炎，环磷酰胺常规剂量应用时，其发生率较低。

【禁忌】 对骨髓抑制、感染、肝肾功能损害者禁用或慎用。对本品过敏者禁用。妊娠及哺乳期妇女禁用。

【注意事项】 本品的代谢产物对尿路有刺激性，应用时应鼓励患者多饮水，大剂量应用时应水化、利尿，同时给予尿路保护剂美司钠。当肝肾功能损害、骨髓转移或既往曾接受多程化放疗时，环磷酰胺的剂量应减少至治疗量的 1/2～1/3。环磷酰胺水溶液仅能稳定 2～3h，最好现配现用。

【特殊人群用药】 孕妇及哺乳期妇女用药：有致突变、致畸胎作用，可造成胎儿死亡或先天畸形，妊娠妇女禁用。本品可在乳汁中排出，在开始用药时必须中止哺乳。

【相互作用】 与抗痛风药如别嘌醇、秋水仙碱、丙磺舒等同用时，应调整抗痛风药物的剂量。此外也加强了琥珀胆碱的神经肌肉阻滞作用，可使呼吸暂停延长。

阿 糖 胞 苷

【简写】 Ara-C。

【药理作用】 阿糖胞苷是一种抗代谢类的细胞生长抑制剂。其抗肿瘤作用源自选择性抑制 DNA 合成，尤其作用于 S 期。

【药代动力学】 阿糖胞苷口服给药后没有显示可测量的血浆水平。静脉给药后，通过肝脏和其他组织内嘧啶核苷脱氨酶的作用，阿糖胞苷迅速并且几乎完全代谢为非活性的尿嘧啶代谢物 Ara-U。连续静脉滴注常规剂量（$100 \sim 200mg/m^2$），可以达到 $0.04 \sim 0.6\mu mol/L$ 的血浆浓度。阿糖胞苷的血浆蛋白结合率为 $2\% \sim 20\%$。阿糖胞苷可以通过血 - 脑屏障。阿糖胞苷从血浆中的消除与其代谢相似。常规剂量或大剂量给药后，仅 $4\% \sim 10\%$ 的阿糖胞苷以原型从肾脏排泄，而 $71\% \sim 96\%$ 阿糖胞苷在 24h 内以 Ara-U 的形式出现在尿中。

【适应证】 用于治疗白血病和淋巴瘤。

【用法用量】

（1）急性白血病诱导缓解治疗：诱导缓解治疗的常规剂量是每天 $100 \sim 200mg/m^2$。多数病例采用连续静脉滴注或快速输液 $5 \sim 10$ 天。

（2）维持治疗：维持治疗的剂量通常是每天 $70 \sim 200mg/m^2$ 采用快速静脉注射或皮下注射 5 天，每间隔 4 周进行一次。

（3）非霍奇金淋巴瘤：成人的治疗多采用联合化疗方案（多种肿瘤抑制剂联用），如 PROMACE-CYTABOM 方案。剂量是 $300mg/m^2$，在每个治疗周期的第 8 天给药。

（4）高剂量治疗：高剂量治疗通常需用 $1 \sim 3g/m^2$，进行 $1 \sim 3h$ 静脉滴注，每 12h 一次持续 $4 \sim 6$ 天。

（5）鞘内治疗（注射至脊髓液）：鞘内治疗的剂量是每次 $5 \sim 30mg/m^2$，每 $2 \sim 7$ 天进行一次。由于有积蓄神经毒性的危险，一般鞘内治疗的间隔不应低于 $3 \sim 5$ 天。

给药方式和持续时间：100mg/500mg/1000mg 一般用于联合化疗（与其他肿瘤抑制剂联用）。本品可用作静脉、肌内和皮下注射，或者用作鞘内注射或输液。

肌内和皮下注射一般仅在维持治疗时使用。

【不良反应】 阿糖胞苷的最主要的不良反应是骨髓抑制。

胃肠道：胃肠道反应如恶心和呕吐经常发生。

皮肤和皮肤附件：不规则斑点，结节状皮疹，大面积的红皮病或红斑，这在常规剂量用药时可以见到。

神经系统：中枢神经系统的失调主要在高剂量治疗时出现，多数表现为大脑和小脑的功能失调（眼球颤动，语言混乱，共济失调，陈述不清），头痛，胡思乱想，嗜睡，意志消沉，急性腹痛，昏迷，食欲缺乏。鞘内注射剂量高于 $30mg/m^2$ 时，常常引起中枢神经系统的功能损害。鞘内注射绝对禁止使用苯甲醇和其他溶液。

感觉器官：使用高剂量治疗时依剂量的大小，有 $20\% \sim 30\%$ 的患者发生结膜炎、角膜炎、畏光、眼痛、大量流泪和视觉障碍，严重患者结膜出血、角膜溃疡也有发生。经常洗涤眼睛或使用含皮质激素滴眼剂，可阻止或缓解这类症状。

肝脏和胰：使用高剂量阿糖胞苷治疗时，有 $25\% \sim 50\%$ 的患者出现肝损伤伴酶增高，胆汁滞留和血中胆红素增加。

心脏与循环系统：可引起心肌损伤。也曾发现个别病例引起急性心包炎和暂时性心律失调。

阿糖胞苷综合征：发热，肌肉痛，骨痛，有时胸痛，结节状风疹斑，结膜炎和身体不适，这些副作用在使用本品 6 ～ 12h 后出现。

【禁忌】　对本品有效成分过敏者；不是因肿瘤而引起的白细胞和（或）血小板缺乏者；本品治疗 60 岁以上患者时应仔细权衡利弊才能确定；妊娠期不能使用本品，如果哺乳期必须治疗，应停止喂乳。

【注意事项】　常规血细胞计数、肝肾功能的监测以及血清尿酸水平的检查都是必需的。建议对非霍奇金淋巴瘤的患者进行高尿酸血症的预防。

有肝功能障碍的患者，使用本品高剂量治疗时，应权衡利弊后小心进行。

对 60 岁以上的患者，使用高剂量治疗时应权衡利弊后小心进行。

有严重胃肠反应的患者需要抑制恶心，并建议采用支持疗法。

高剂量治疗时要由有经验的医生经常监控患者的中枢神经系统和肺功能。为避免眼睛并发症，高剂量治疗时要定期清洗眼睛。

由于其对脊髓的极端抑制作用，因此患者在接受诱导和巩固治疗时，应在无菌隔离条件下进行。

避孕措施：阿糖胞苷有诱变作用。因此建议男性患者接受本品治疗期间和治疗 6 个月内不要生育。

【特殊人群用药】　孕妇及哺乳期妇女用药：阿糖胞苷能伤害基因型并形成畸胎，因此妊娠期不能使用。

【相互作用】　应当预料到与其他疗法联用对骨髓的损害，特别是与其他肿瘤抑制剂和放射治疗联用时对骨髓的抑制。个别患者显示阿糖胞苷能损坏氟胞嘧啶的抗真菌作用。

二、大分子靶向药物

利妥昔单抗

【别名】　美罗华。

【简写】　R。

【药理作用】　利妥昔单抗是一种人鼠嵌合性单克隆抗体，能特异性地与跨膜抗原 CD20 结合。CD20 抗原位于前 B 和成熟 B 淋巴细胞表面，利妥昔单抗与 B 细胞上的 CD20 抗原结合后，启动免疫反应介导 B 细胞溶解。B 细胞溶解的机制可能包括：补体依赖的细胞毒作用（CDC）、ADCC。

【药代动力学】　298 例接受单剂或多剂利妥昔单抗、单药或与 CHOP 联合治疗的非霍奇金淋巴瘤患者的群体药代动力学分析结果显示，非特异性清除率、可能受 B 细胞或肿瘤负荷影响的特异性清除率以及中央室分布容积的典型人群估计值分别为 0.14L/d、0.59L/d 和 2.7L。利妥昔单抗的中位终末消除半衰期估计值为 22 天（范围：6.1 ～ 52 天）。161 例接受 $375mg/m^2$ 静脉滴注 4 周的患者数据显示，患者基线 CD19 阳性细胞计数和可测量肿瘤病灶大小会一定程度影响利妥昔单抗的 CL_2 变化。CD19 阳性细胞计数高或肿瘤病灶多的患者特异性清除率较高。

【适应证】

（1）非霍奇金淋巴瘤：先前未经治疗的 CD20 阳性Ⅲ～Ⅳ期滤泡性非霍奇金淋巴瘤患者，应与化疗联合使用。

初治滤泡性淋巴瘤患者经利妥昔单抗联合化疗后达完全或部分缓解后的单药维持治疗。

复发或化疗耐药的滤泡性淋巴瘤。CD20 阳性弥漫大 B 细胞性非霍奇金淋巴瘤（DLBCL）应与标准 CHOP 化疗（环磷酰胺、多柔比星、长春新碱、泼尼松）8 个周期联合治疗。

（2）慢性淋巴细胞白血病：与氟达拉滨和环磷酰胺联合治疗先前未经治疗或复发性 / 难治性慢性淋巴细胞白血病患者。

【用法用量】 每次滴注利妥昔单抗前应预先使用解热镇痛药（如对乙酰氨基酚）和抗组胺药（如苯海拉明）。

还应该预先使用糖皮质激素，尤其如果所使用的治疗方案不包括皮质激素，以降低输液反应的发生频率及严重程度。

使用无菌针头和注射器准备利妥昔单抗，在无菌条件下抽取所需剂量的利妥昔单抗，置于无菌无致热原的含生理盐水或 5% 葡萄糖溶液的输液袋中，稀释到利妥昔单抗的浓度为 1mg/ml。轻柔地颠倒注射袋使溶液混合并避免产生泡沫。由于本品不含抗微生物的防腐剂或抑菌制剂必须检查无菌技术。静脉使用前应观察注射液有无微粒或变色。

利妥昔单抗稀释后通过独立的不与其他药物混用的输液管静脉滴注，适用于不卧床患者的治疗。利妥昔单抗的治疗应在具有完备复苏设备的病区内进行，并在有经验的肿瘤医生或血液科医生的直接监督下进行。对出现呼吸系统症状或低血压的患者至少监护 24h。

每名患者均应被严密监护，监测是否发生细胞因子释放综合征（见"注意事项"）。对出现严重反应的患者，特别是有严重呼吸困难，支气管痉挛和低氧血症的患者应立即停止滴注。还应该评估患者是否出现肿瘤溶解综合征，如可以进行适当的实验室检查。预先存在肺功能不全或肿瘤肺浸润的患者必须进行胸部 X 线检查。所有的症状消失和实验室检查恢复正常后才能继续滴注，此时滴注速度不能超过原滴注速度的一半。如再次发生相同的严重不良反应，应考虑停药。

利妥昔单抗绝不能未稀释就静脉滴注，制备好的注射液也不能用于静脉注射。

初次滴注：推荐起始滴注速度为 50mg/h；如果无输液反应，可每 30min 增加 50mg/h，直至最大速度 400mg/h。

后续滴注：起始滴注速度可为 100mg/h，每 30min 增加 100mg/h，直至最大速度 400mg/h。

滤泡性非霍奇金淋巴瘤初始治疗：作为成年患者的单一治疗药，推荐剂量为 375mg/m^2，静脉给药，每周一次，22 天的疗程内共给药 4 次。

本品联合化疗用于初治滤泡性淋巴瘤患者的推荐剂量为：每疗程 375mg/m^2，使用 8 个疗程。

每次先静脉输注化疗方案中的糖皮质激素，然后在每疗程的第 1 天给药。

滤泡性非霍奇金淋巴瘤维持治疗：初治患者经利妥昔单抗联合化疗达完全或部分缓解后，可接受利妥昔单抗静脉滴注单药维持治疗，推荐剂量为 375mg/m^2，每 8 周治疗一次，共输入 12 次。

【不良反应】 在临床试验中有超过 50% 的患者报道了输液反应的体征和症状，并主要在首次输注时发生。低血压、发热畏寒、寒战、荨麻疹、支气管痉挛、舌或喉部肿胀感（血管性水肿）、恶心、疲乏、头痛、瘙痒、呼吸困难、呕吐、颜面潮红和病变部位疼痛等与利妥昔单抗滴注有关，属输液相关综合征。还观察到肿瘤溶解综合征的某些特征。

感染：利妥昔单抗导致了 70%～80% 的患者 B 细胞耗竭，仅少数患者伴有血浆免疫球蛋白的降低。不考虑是否存在因果关系，356 例患者中 30.3% 发生细菌性感染、病毒性感染、真菌性感染以及病因不明的感染。3.9% 的患者发生重度感染事件（3/4 级），包括脓毒症。

血液学事件：4.2% 的患者中观察到重度（3 和 4 级）中性粒细胞减少症，1.1% 的患者中观察到重度的贫血，1.7% 的患者中观察到重度的血小板减少症。

心血管事件：治疗期间，18.8% 患者出现了心血管事件。低血压和高血压为最常见事件。在利妥昔单抗输注过程中，报告了 3 或 4 级心律失常（包括室性和室上性心动过速）和心绞痛。

【禁忌】　已知对本药的任何辅料和鼠蛋白过敏的患者禁用利妥昔单抗。

【注意事项】

输液反应：利妥昔单抗可以引起输液反应，可能与细胞因子和（或）其他化学介质的释放有关。在临床上，可能无法区别严重的输液反应与过敏反应或细胞因子释放综合征。

肺部事件：肺部事件包括组织缺氧、肺浸润和急性呼吸衰竭。其中有些事件可能继发于严重的支气管痉挛和呼吸困难。

肿瘤溶解综合征：利妥昔单抗可以介导良性和恶性 CD20 阳性细胞发生快速溶解。有报道在外周血恶性淋巴细胞数目高的患者中观察到与肿瘤溶解综合征相一致的体征和症状（如高尿酸血症、高钾血症、低钙血症、高磷酸酯酶血症、急性肾衰竭、LDH 水平升高）。

心血管：因为在利妥昔单抗输注过程中可能会发生低血压，所以在进行滴注之前 12h 以及输注过程中，应该考虑停用抗高血压药物。

血细胞计数检测：在采用利妥昔单抗作为单一治疗的过程中，应该考虑到定期检查全血细胞计数，包括血小板计数在内的必要性。将利妥昔单抗与 CHOP 或 CVP 化疗相结合时，应该根据医疗实践的常规，定期进行全血细胞计数检查。

感染：不得用于治疗同时有严重活动性感染者。

乙型肝炎病毒（HBV）再激活，在某些情况下会导致急性重型肝炎、肝衰竭和死亡，尽管大部分研究对象同时还暴露于细胞毒化疗。应在开始利妥昔单抗治疗前对所有患者根据当地指南进行 HBV 的筛查，至少应包括乙肝表面抗原（HBsAg）和乙肝核心抗体（HBcAb）指标，也可通过其他适当的标记物加以补充检测。不应对处于活动性乙肝的患者使用利妥昔单抗进行治疗。对于乙肝病毒血清学检测阳性的患者，在开始接受治疗前应咨询肝病专科医生的意见，同时应对其开展监测并遵循当地医疗标准进行处理，以预防乙肝病毒再激活的发生。

进行性多灶性白质脑病：在临床应用中，利妥昔单抗用于非霍奇金淋巴瘤患者和慢性淋巴细胞性白血病患者的治疗时发生进行性多灶性白质脑病（PML）。出现 PML 的患者，应考虑停用利妥昔单抗，合并使用的化疗或者免疫抑制治疗也应停用或者减量。

严重的皮肤反应：如副肿瘤性天疱疮、史蒂文斯 - 约翰逊综合征、苔藓样皮炎、大疱性皮炎和中毒性表皮坏死松解症。这些反应的发生时间不定，包括了在利妥昔单抗暴露第一天发生的报告。某些可能产生致命后果。若出现疑似与利妥昔单抗有关的此类事件发生，治疗应永久停止。

免疫接种：还没有对采用利妥昔单抗治疗以后，免疫接种活病毒疫苗的安全性进行过研究。不建议使用活病毒疫苗进行接种。

【特殊人群用药】　育龄妇女在使用利妥昔单抗的过程中及治疗后的 12 个月，必须采取有效的避孕措施。已知母体的 IgG 可进入乳汁，据报道利妥昔单抗以低浓度分泌进入乳汁。鉴于此发现对婴儿临床意义尚不明确，因此利妥昔单抗不得用于哺乳的母亲。

【相互作用】　目前，有关利妥昔单抗与其他药物可能发生的相互作用的资料十分有限。

慢性淋巴细胞性白血病患者合用利妥昔单抗和氟达拉滨或环磷酰胺时，利妥昔单抗未显示对氟达拉滨或环磷酰胺的药代动力学产生影响；并且，氟达拉滨和环磷酰胺也不会对利妥昔单抗的药代动力学产生明显的影响。

具有人抗鼠抗体（HAMA）或人抗嵌合抗体（HACA）效价的患者在使用其他诊断或治疗性单克隆抗体治疗时可能发生过敏或超敏反应。

三、免疫检查点药物

替雷利珠单抗见第八章第四节。

信迪利单抗见第九章第四节。

卡瑞利珠单抗见第八章第四节。

四、其他药物

泼 尼 松

【别名】 强的松。

【简写】 PDN。

【药理作用】 糖皮质激素减轻和防止组织对炎症的反应，从而减轻炎症的表现。本品可防止或抑制细胞介导的免疫反应、迟发性的过敏反应，并减轻原发免疫反应的扩展。糖皮质激素能对抗细菌内毒素对机体的刺激反应，减轻细胞损伤，发挥保护机体的作用。

【药代动力学】 本品不溶于水。制成稀乙醇溶液（50%）后，可稀释后用于静脉滴注，半衰期（$t_{1/2}$）为 2～3h。在血中本品大部分与血浆蛋白结合（但结合率低于氢化可的松），游离的和结合型代谢物自尿中排出，部分以原型排出，小部分可经乳汁排出。

【适应证】 肾上腺皮质激素类药。具有影响糖代谢、抗炎、抗过敏、抗毒等作用。用于肾上腺皮质功能减退症、活动性风湿病、类风湿关节炎、系统性红斑狼疮等结缔组织病、严重的支气管哮喘、皮炎、过敏性疾病、急性白血病及感染性休克等。

【用法用量】 静脉滴注。一次 10～20mg，加入 5% 葡萄糖注射液 500ml 中滴注。

静脉注射。用于危重患者，一次 10～20mg，必要时可重复。

【不良反应】

1. 长期使用可引起以下副作用：医源性库欣综合征面容和体态、体重增加、下肢水肿、皮肤紫纹、易出血倾向、创口愈合不良、痤疮、月经紊乱、脑或股骨头缺血性坏死、骨质疏松及骨折（包括脊椎压缩性骨折、长骨病理性骨折）、肌无力、肌萎缩、低血钾综合征、胃肠道刺激（恶心、呕吐）、胰腺炎、消化性溃疡或穿孔、儿童生长受到抑制、青光眼、白内障、良性颅内压升高综合征、糖耐量减低和糖尿病加重。

2. 患者可出现精神症状：欣快感、激动、谵妄、不安定向力障碍，也可表现为抑制。精神症状尤易发生于患慢性消耗性疾病的人及以往有过精神不正常者。

3. 并发感染：为肾上腺皮质激素的主要不良反应。以真菌、结核菌、葡萄球菌、变形杆菌、铜绿假胞杆菌和各种疱疹病毒为主。

4. 皮质激素停药综合征：有时患者在停药后出现头晕昏厥倾向、腹痛或背痛、低热、食欲减退、恶心、呕吐、肌肉或关节疼痛、头痛、乏力、软弱，经仔细检查如能排除肾上腺皮质功能减退和原来疾病的复燃，则可考虑为糖皮质激素的依赖综合征。

5.上市后不良反应监测数据显示本品可见以下不良反应 / 事件

（1）血管损害：潮红、皮肤灼热等。

（2）皮肤及其附件损害：皮疹、瘙痒、皮肤发红、多汗等。

（3）全身性损害：发热、寒战、疼痛、乏力、过敏反应、过敏样反应、过敏性休克等。

（4）消化系统损害：恶心、呕吐、腹痛等。

（5）心血管系统损害：心悸、心慌、心律失常、血压升高等。

（6）呼吸系统损害：胸闷、气促、憋气、呼吸困难等。

（7）神经精神系统损害：头晕、头痛、失眠、烦躁等。

（8）用药部位损害：注射部位静脉炎、注射部位疼痛等。

（9）其他：双硫仑样反应、药品 - 乙醇相互作用等。

【禁忌】

1.对本品及其他甾体激素过敏者禁用。

2.孕妇及哺乳期妇女禁用。

3.对乙醇或丙二醇过敏患者禁用。

【注意事项】

1.用药前应仔细阅读药品说明书，并仔细咨询患者情况、用药史和既往过敏史。

2.本品作为糖皮质激素药物，具有抗炎、抗过敏和抑制免疫等多种药理作用。但据上市后监测数据及报道，本品会诱发潮红、皮疹、心悸、胸闷、恶心、呕吐、瘙痒、呼吸困难、头晕、过敏反应、过敏样反应等。已明确对本品及其他甾体激素过敏者禁用本品（参见"禁忌"）。

对使用本品治疗过敏性疾病的患者，应加强监测。若症状出现恶化或出现新的过敏症状，应立即停药，必要时采取恰当的干预措施。

3.本品辅料中含有乙醇，据报道，对乙醇过敏的患者在使用本品治疗过敏性疾病时曾发生严重的超敏反应。已明确对乙醇过敏患者禁用本品（参见"禁忌"），有中枢神经系统抑制或肝功能不全者应慎用本品。

4.本品辅料中包含乙醇，据报道，与硝基咪唑类药物如甲硝唑、具有甲硫四氮侧链结构的药物如头孢哌酮、具有甲硫三嗪侧链结构的药物如头孢曲松等抑制乙醛脱氢酶活性的药物联用会引起双硫仑样反应，如潮红、皮疹、胸闷、气短、恶心、呕吐、呼吸困难、血压下降等。应避免与抑制乙醛脱氢酶活性的药物联用。

用药后不得驾驶机车、船，从事高空作业及操作精密仪器。

5.下列疾病患者一般不宜使用，特殊情况应权衡利弊使用，但应注意病情恶化可能：肾上腺皮质功能亢进症、高血压、糖尿病、严重的精神病（过去或现在）和癫痫、活动性消化性溃疡、新近胃肠吻合手术、骨折、创伤修复期、角膜溃疡、抗菌药不能控制的感染（水痘、麻疹、霉菌感染）、较重的骨质疏松等。

6.诱发感染：在激素作用下，原来已被控制的感染可活动起来，最常见者为结核感染复发。在某些感染时应用激素可减轻组织的破坏、减少渗出、减轻感染中毒症状，但必须同时用有效的抗生素治疗、密切观察病情变化，在短期用药后，即应迅速减量、停药。

7.对诊断的干扰

（1）糖皮质激素可使血糖、血胆固醇和血脂肪酸、血钠水平升高，使血钙、血钾下降。

（2）对外周血常规的影响为淋巴细胞、单核细胞、嗜酸性粒细胞及嗜碱性粒细胞下降，多核白细胞和血小板增加，后者也可下降。

（3）长期大剂量服用糖皮质激素可使皮肤试验呈假阳性，如结核菌素试验、组织胞质菌素试验和过敏反应皮试等。

（4）还可以使甲状腺 ^{131}I 摄取率下降，减弱 TSH 对 TSH 释放激素（TRH）刺激的反应，使 TRH 兴奋试验结果呈假阳性。干扰 LHRH 兴奋试验的结果。

（5）使脑和骨放射性核素显像减弱或稀疏。

8. 下列情况应慎用：心脏病及急性心力衰竭、糖尿病、憩室炎、情绪不稳定和有精神病倾向、全身性真菌感染、青光眼、肝功能损害、眼单纯性疱疹、高脂蛋白血症、高血压、甲状腺功能减退（此时糖皮质激素作用增强）、重症肌无力、骨质疏松、胃溃疡、胃炎或食管炎、肾功能损害或结石、结核病等。

9. 随访检查：长期应用糖皮质激素者，应定期检查以下项目。

（1）血糖、糖尿或耐糖量试验，尤其是糖尿病或糖尿病倾向及糖耐量减退者。

（2）小儿应定期监测生长和发育情况。

（3）眼科检查，注意白内障、青光眼或眼部感染的发生。

（4）血清电解质和大便隐血。

（5）高血压和骨质疏松的检查，尤以老年人为重。

（6）运动员慎用。

【特殊人群用药】

（1）孕妇及哺乳期妇女用药：糖皮质激素可通过胎盘。动物实验研究证实孕期给药增加胚胎腭裂、胎盘功能不全、自发性流产和子宫内生长发育迟缓的发生率。人类使用药理剂量的糖皮质激素可增加胎盘功能不全、新生儿体重减少或死胎的发生率。糖皮质激素可由乳汁中排泄，对婴儿造成不良影响，如生长受抑制、肾上腺皮质功能被抑制等。故孕妇及哺乳期妇女禁用。

（2）儿童用药：可抑制患儿的生长和发育，长期使用肾上腺皮质激素需十分慎重，如确有必要长期使用，应采用短效或中效制剂。

（3）老年用药：老年患者用糖皮质激素易发生高血压。老年患者尤其是围绝经期后的女性应用时易发生骨质疏松。

【相互作用】

1. 非甾体抗炎药可加强其致溃疡作用。

2. 增强对乙酰氨基酚的肝毒性。

3. 与两性霉素 B 或碳酸酐酶抑制剂合用，可加重低钾血症，长期与碳酸酐酶抑制剂合用，易发生低钙血症和骨质疏松症。

4. 与蛋白质同化激素合用，可增加水肿的发生率，使痤疮加重。

5. 与抗胆碱药（如阿托品）长期合用，可致眼压增高。

6. 三环类抗抑郁药可使其引起的精神症状加重。

7. 与降糖药合用时，因可使糖尿病患者血糖升高，应适当调整降糖药剂量。

8. 甲状腺激素可使其代谢清除率增加，故甲状腺药与其合用，应适当调整本药的剂量。

9. 与避孕药或雌激素制剂合用，可加强其治疗作用和不良反应。

10. 与强心苷合用，可增加洋地黄毒性及心律失常的发生。

11. 与排钾利尿药合用，可致严重低血钾，并由于水钠潴留而减弱利尿药的排钠利尿效应。

12. 与麻黄碱合用，可增强其代谢清除。

13. 与免疫抑制剂合用，可增加感染的危险性，并可能诱发淋巴瘤或其他淋巴细胞增生性疾病。

14. 可增加在肝脏的代谢和排泄，降低异烟肼的血药浓度和疗效。

15. 促进美西律在体内代谢，降低血药浓度。

16. 与水杨酸盐合用，可减少血浆水杨酸盐的浓度。

17. 与生长激素合用，可抑制后者的促生长作用。

18. 本品辅料中包含乙醇，与抑制乙醛脱氢酶活性的药物联用会引起双硫仑样反应。应避免与抑制乙醛脱氢酶活性的药物联用。

地 塞 米 松

【简写】 DXM。

【药理作用】 本品抗炎、抗过敏、抗休克作用比泼尼松更显著，而水钠潴留和促进排钾作用很轻，对下丘脑 - 垂体 - 肾上腺轴抑制作用较强。

1. 抗炎作用 本品可减轻和防止组织对炎症的反应从而减轻炎症的表现。抑制炎症细胞，包括巨噬细胞和白细胞在炎症部位的集聚，并抑制吞噬作用、溶酶体酶的释放及炎症化学中介物的合成和释放。可以减轻和防止组织对炎症的反应，从而减轻炎症的表现。

2. 免疫抑制作用 包括防止或抑制细胞介导的免疫反应，迟发性过敏反应，减少 T 淋巴细胞、单核细胞、嗜酸性粒细胞的数目，降低免疫球蛋白与细胞表面受体的结合能力，并抑制白介素的合成与释放，从而降低 T 淋巴细胞向淋巴母细胞转化，并减轻原发免疫反应的发展。可降低免疫复合物通过基底膜，并能减少补体成分及免疫球蛋白的浓度。

【药代动力学】 本品极易自消化道吸收，其血浆半衰期（$t_{1/2}$）为 190min，组织半衰期（$t_{1/2}$）为 3 日。血浆蛋白结合率较其他皮质激素类药物为低。

【适应证】 主要适用于过敏性与自身免疫性炎症性疾病，如结缔组织病、严重的支气管哮喘、皮炎、溃疡性结肠炎、急性白血病、恶性淋巴瘤等。本药还用于某些肾上腺皮质疾病的诊断，地塞米松抑制试验。

【用法用量】 口服。成人开始剂量为一次 0.75 ～ 3.00mg（1 ～ 4 片），一日 2 ～ 4 次。维持量视病情而定，约一日 0.75mg（1 片）。

【不良反应】 本品较大剂量易引起糖尿病、骨质疏松、消化性溃疡和类库欣综合征症状，对下丘脑 - 垂体 - 肾上腺轴抑制作用较强。并发感染为主要的不良反应。

【禁忌】 对本品及肾上腺皮质激素类药物有过敏史者禁用。

【注意事项】

1. 高血压、血栓症、胃与十二指肠溃疡、精神病、电解质代谢异常、心肌梗死、内脏手术、青光眼等患者一般不宜使用。特殊情况下权衡利弊使用，但应注意病情恶化的可能。

2. 结核病、急性细菌性或病毒性感染患者慎用，如确有必要应用时，必须给予适当的抗结核、抗感染治疗。

3. 长期服药后，停药前应逐渐减量。

4. 糖尿病、骨质疏松症、肝硬化、肾功能不全、甲状腺功能减退症的患者慎用。

5. 运动员慎用。

【特殊人群用药】

1. 孕妇及哺乳期妇女用药

（1）妊娠期妇女使用可增加胎盘功能不全、新生儿体重减少或死胎的发生率，动物试验有致畸作用，应权衡利弊使用。

（2）乳母接受大剂量给药，应停止哺乳，防止药物经乳汁排泄，造成婴儿生长抑制、肾上腺皮质功能抑制等不良反应。

2. 儿童用药　小儿如使用肾上腺皮质激素，须十分慎重，因激素可抑制患儿的生长和发育，如确有必要长期使用时，应使用短效或中效制剂。避免使用长效地塞米松制剂。并观察颅内压的变化。

3. 老年用药　易产生高血压，老年患者，尤其是围绝经期后的女性使用易发生骨质疏松。

【相互作用】

1. 与巴比妥类苯妥英、利福平同服，本品代谢加速，作用减弱。

2. 与水杨酸类药合用，可降低水杨酸盐的血药浓度。

3. 可减弱抗凝血剂、口服降糖药作用，应调整剂量。

4. 与利尿剂（保钾利尿剂除外）合用可引起低钾血症，应注意用量。

第五节　病例实践与分析

一、病　例　1

（一）病例资料

患者，女，57 岁。ECOG 体能状况 1 分。因"无明显诱因发现颈部肿物"入院，入院后在全身麻醉下行颈淋巴结切除术，病理诊断为：侵袭性非霍奇金 B 细胞淋巴瘤，结合免疫组化及组织形态特征，符合弥漫大 B 细胞淋巴瘤，Non-GCB 型（Hans 分型），CT 提示扫及左侧锁骨上及左侧腋窝多个淋巴结显示，横膈以下未见肿瘤情况，LDH203U/L。诊断为：（左颈）弥漫大 B 细胞淋巴瘤（ⅡA 期 aaIPI 低危组）。使用 R-CHOP 方案化疗 4 程后疗效评估为完全缓解（CR），入院继续行第 5 程 R-CHOP 方案（利妥昔单抗 375mg/m² + 多柔比星 50mg/m² + 环磷酰胺 750mg/m² + 长春新碱 1.4mg/m² + 泼尼松 100mg）治疗。

（二）治疗原则

针对年龄 ≤ 60 岁的低危且无大肿块的弥漫大 B 细胞淋巴瘤，初治方案包括 3 程 R-CHOP 方案化疗 + 受累部位 / 受累淋巴结放射治疗或 6 程 R-CHOP 方案化疗 ± 受累部位 / 受累淋巴结放疗或 4R-CHOP+2R 方案化疗 ± 受累部位 / 受累淋巴结放射治疗。

（三）药物治疗方案分析

患者年龄 < 60 岁，分期为 ⅡA 期，ECOG 体能状况 1 分，无结外病变，LDH 正常，aaIPI 评分为 0 分。淋巴瘤相关指南推荐针对年龄 ≤ 60 岁的低危且无大肿块的弥漫大 B 细胞淋巴瘤，初治可选择 6 程 R-CHOP 方案化疗 ± 受累部位 / 受累淋巴结放射治疗。该患者已行 4 程 R-CHOP 方案化疗，疗效评估为 CR，继续行第 5 程原方案化疗合理。

（四）药学监护

1. 有效性　通过体格检查患者淋巴结肿块症状有无改善；抗肿瘤药物使用 2～4 周期后可通过 CT、MRI、PET-CT 影像学和 LDH 等实验室检查评价疗效，判断抗肿瘤治疗效果。

2. 安全性　①监护利妥昔单抗的输液反应：可能出现发热、畏寒、寒战、低血压、风疹、血管神经性水肿等，可终止输入后，使用苯海拉明、对乙酰氨基酚进行对症治疗。②监护患者胃肠道如恶心、呕吐等不良反应，可给予预防性止吐药物，对化疗过程中和结束后的爆发性和延迟性呕吐给予及时对症处理。③监护化疗药引起的血液学毒性，如白细胞减少和中性粒细胞减少，每周复查 1～2 次血常规，当相关指标出现异常，积极予以对症治疗。④心脏毒性是多柔比星的剂量累积性毒性，使用药物前充分评估心脏毒性风险，动态监测肌钙蛋白和左心室射血分数（LVEF），出现心脏毒性时，给予对症处理。此外，还应监护患者肝肾毒性，环磷酰胺可能引起的出血性膀胱炎及长春新碱可能引起的神经毒性等，及时予以处理。

二、病　例　2

（一）病例资料

患者，女，58 岁。ECOG 体能状况 1 分。患者 3 月余前无明显诱因出现右胸背部疼痛，为持续性隐痛，影响睡眠，间断咳嗽，干咳为主，无明显咳痰，无发热、寒战盗汗等不适症状。肺部 CT 提示：①双肺散在多发结节，转移灶可疑，建议进一步检查。②纵隔内、右侧腋窝淋巴结增大。经皮肺穿刺活检：分子病理检查结果：EBER（+）。病理诊断意见：结合组织形态特征、免疫表型及原位杂交结果，符合经典霍奇金淋巴瘤。诊断为：（肺）经典霍奇金淋巴瘤 Ⅳ 期，使用 ABVD 方案（多柔比星 $25mg/m^2$ + 博来霉素 $10mg/m^2$ + 长春新碱 $1.4mg/m^2$ + 达卡巴嗪 $375mg/m^2$）治疗。

（二）治疗原则

Ⅲ～Ⅳ 期经典霍奇金淋巴瘤的治疗原则通常为化疗，局部放射治疗仅限于化疗后残存病灶超过 2.5cm 以上者。小于 60 岁的年轻患者可给予 ABVD 方案化疗 6 个周期，或增强剂量的 BEACOPP 方案 4～6 个周期，可联合或不联合局部放射治疗。ABVD 方案化疗后中期 PET-CT 检查推荐在化疗 2 个周期后进行，若检查结果为阴性，则后续 4 个周期可采用 AVD 方案进行化疗，尤其适用于老年及应用博来霉素肺毒性风险明显增加的患者。若检查结果为阳性，可行 ABVD 或增强剂量 BEACOPP 方案化疗 4 个周期，但有研究结果证实更换为增强剂量 BEACOPP 方案的预后优于 ABVD 方案。ECHELON-1 研究显示 6 个周期 A（维布妥昔单抗）-AVD 方案与标准 ABVD 方案相比，改善了 2 年的 PFS，减少了肺毒性，故对于老年及肺功能不良的患者可作为治疗选择。增强剂量 BEACOPP 方案化疗后中期 PET-CT 检查推荐在化疗 2 个周期后进行，若检查结果为阴性，则继续 BEACOP 方案化疗 2 个周期（共 4 个周期），若检查结果为阳性，则再进行 BEACOPP 方案化疗 4 个周期（共 6 个周期）。若一线治疗疗效未达到 CR 者，适合行自体造血干细胞移植挽救治疗。增强剂量的 BEACOPP 方案对于年龄超过 60 岁的老年患者增加了治疗相关死亡，因此推荐 ABVD 方案为老年患者的标准治疗方案。在 ABVD 方案中，由于目前国内没有长春花碱，一般用长春新碱来替代。但是应该避免将维布妥昔单抗和长春新碱联用以免加重周围神经病变。

（三）药物治疗方案分析

患者诊断为：（肺）经典霍奇金淋巴瘤Ⅳ期，年龄＜60岁，ABVD方案为淋巴瘤相关指南推荐的化疗方案，因国内没有长春花碱，使用长春新碱替代，治疗方案合理。

（四）药学监护

1. 有效性 抗肿瘤药物使用2～4周期后可通过CT、MRI、PET-CT影像学和LDH等实验室检查评价疗效，判断抗肿瘤治疗效果。

2. 安全性 ①监护患者胃肠道如恶心、呕吐等不良反应，可给予预防性止吐药物，对化疗过程中和结束后的爆发性和延迟性呕吐给予及时对症处理。②监护化疗药引起的血液学毒性，如白细胞减少和中性粒细胞减少，每周复查1～2次血常规，当相关指标出现异常，积极予以对症治疗。③心脏毒性是多柔比星的剂量累积性毒性，使用药物前充分评估心脏毒性风险，动态监测肌钙蛋白和左心室射血分数（LVEF），出现心脏毒性时，给予对症处理。此外，还应监护患者肝肾毒性，博来霉素可能引起的肺纤维性病变及长春新碱、达卡巴嗪可能引起的神经毒性等，及时予以处理。

三、病　例　3

（一）病例资料

患者，女，32岁。ECOG体能状况1分，体表面积1.59m²。患者2月余前无明显诱因出现下腹胀痛，为下腹隐痛伴腰骶部胀痛，伴头晕、乏力，伴发热，无恶心、呕吐，无尿频、尿急、便秘、腹泻等不适。腹部CT提示：腹腔内、腹膜后及双侧髂血管旁多发肿大淋巴结影，部分融合，较大者位于右侧髂血管旁，大小约37mm×33mm，部分病灶与胰腺关系密切，脾静脉局部受压。淋巴结穿刺活检后的病理诊断：符合EBV阳性的DLBCL，Hans分型：Non-GCB型。诊断为：（左颈）EBV阳性DLBCL Non-GCB型ⅣB期aaIPI中高危。治疗上使用DA-EPOCH-R方案（利妥昔单抗600mg，第0天＋多柔比星15mg，第1～4天，96h连续输注＋长春新碱0.6mg，第1～4天，96h连续输注＋依托泊苷79mg，第1～4天，96h连续输注＋地塞米松15mg，第1～5天＋环磷酰胺1.1g，第5天）治疗。

（二）治疗原则

对于年轻高危或中高危患者，目前尚无标准治疗方案，应首选进入临床试验。最常用的治疗为8R联合6～8个疗程CHOP21方案。R-CEOP70（70mg/m²表柔比星）与R-CHOP50（50mg/m²多柔比星）疗效相当，年轻患者采用蒽环类加量的化疗方案R-CEOP90（90mg/m²表柔比星）可生存获益，但是需注意毒副作用。6个周期与8个周期的CHOP-21对于DLBCL疗效相当。年轻、预后良好的患者可进一步减少2个周期化疗，预后无显著差别，因而对于初治患者，根据其危险分层，可考虑适当减少化疗周期。目前尚缺乏R-CHOP联合靶向药物优于R-CHOP的确切依据，且需注意毒副作用。来那度胺＋R-CHOP可能改善IPI非低危患者的生存，其作用可能不取决于ABC亚型；伊布替尼＋R-CHOP可能改善＜60岁及双表达的Non-GCB亚组的生存；DA-EPOCH-R可能改善IPI3～5分亚组的生存。

（三）药物治疗方案分析

患者诊断为：（左颈）EBV阳性DLBCL Non-GCB型ⅣB期aaIPI中高危。aaIPI评分为3分，年龄＜60岁，对于年轻中高危患者，采用DA-EPOCH-R方案符合CSCO淋巴瘤指南推荐。

（四）药学监护

1. 有效性　抗肿瘤药物使用2～4周期后可通过CT、MRI、PET-CT等影像学和LDH等实验室检查评价疗效，评估抗肿瘤治疗效果。

2. 安全性　DA-EPOCH-R方案剂量强度较高，需要密切监测治疗方案的血液学毒性、消化道毒性、心脏毒性等毒副作用，并根据患者血液学毒副作用给予必要的剂量调整。剂量调整具体原则如下：如果上周期化疗后中性粒细胞减少未达Ⅳ度，可以在上一周期化疗剂量基础上将依托泊苷、多柔比星和环磷酰胺的剂量上调20%；如果上周期化疗后中性粒细胞减少达Ⅳ度，但在1周内恢复，保持原剂量不变；如果上周期化疗后中性粒细胞减少达Ⅳ度，且持续时间超过1周，或血小板下降达Ⅳ度，在上一周期化疗剂量基础上将依托泊苷、多柔比星和环磷酰胺的剂量下调20%；剂量调整如果是在起始剂量以上，则上调时依托泊苷、多柔比星和环磷酰胺一起上调；剂量调整如果是在起始剂量以下，则下调时仅下调环磷酰胺。

参 考 文 献

鲍扬漪, 程先平, 胡冰, 等, 2020. 安徽省癌症疼痛诊疗专家共识 (2019 年版)[J]. 安徽医药, 24(5): 1041-1047.

蔡文, 陈勇辉, 黄吉炜, 等, 2019. 肾癌靶向药物治疗安全共识 [J]. 现代泌尿外科杂志, 24(10): 791-800.

樊代明, 2022. 中国肿瘤整合诊治指南 : 乳腺癌 [M]. 天津 : 天津科学技术出版社 .

肝癌术后辅助治疗中国专家共识协作组, 中国医师协会外科医师分会, 中国抗癌协会肝癌专业委员会, 等, 2023. 肝癌术后辅
助治疗中国专家共识 (2023 版)[J]. 中华消化外科杂志, 22(4): 437-448.

葛均波, 徐永健, 王辰, 2018. 内科学 [M]. 9 版 . 北京 : 人民卫生出版社 .

葛睿, 王碧芸, 江泽飞, 2022. 乳腺癌 CDK4/6 抑制剂相关性不良反应管理共识 [J]. 中华肿瘤杂志, 44(12): 1296-1304.

姑力加米拉·沙依木, 努尔比亚·玉苏甫, 2019. 抗肿瘤药的药品不良反应及防治措施 [J]. 智慧健康, 5(22): 177-178.

管莎莎, 鲁笑欣, 孙敬杰, 等, 2022. 海南省老年肿瘤癌痛姑息治疗专家共识 [J]. 肿瘤综合治疗电子杂志, 8(4): 21-31.

国家癌症中心, 中国药师协会肿瘤专科药师分会, 2023. 乳腺癌内分泌治疗药物药学服务指南 (2023 版)[J]. 中华肿瘤杂志,
45(10): 834-862.

国家卫生健康委办公厅, 国家中医药局办公室, 2019. 癌症疼痛诊疗规范 (2018 年版)[J]. 全科医学临床与教育, 17(1): 4-8.

国家卫生健康委员会医政司, 中华医学会肿瘤学分会, 2023. 国家卫生健康委员会中国结直肠癌诊疗规范 (2023 版)[J]. 中华普
通外科杂志, 38(8): 561-581.

国家肿瘤质控中心乳腺癌专家委员会, 中国抗癌协会肿瘤药物临床研究专业委员会, 2021. CDK4/6 抑制剂治疗激素受体阳性
人表皮生长因子受体 2 阴性晚期乳腺癌的临床应用共识 [J]. 中华肿瘤杂志, 43(4): 405-413.

胡夕春, 王杰军, 常建华, 等, 2017. 癌症疼痛诊疗上海专家共识 (2017 年版)[J]. 中国癌症杂志, 27(4): 312-320.

胡夕春, 张剑, 陈德滇, 等, 2018. 中国蒽环类药物治疗乳腺癌专家共识 [J]. 中国肿瘤临床, 45(3): 120-125.

克晓燕, 2017. 淋巴瘤诊疗手册 [M]. 2 版 . 北京 : 人民卫生出版社 .

李佳丽, 曾东风, 田小波, 等, 2023. 重庆市弥漫大 B 细胞淋巴瘤临床诊疗路径 [J]. 重庆医学, 52(22): 3361-3367, 3375.

李萍萍, 吴晓明, 刘端祺, 等, 2017. 北京市癌症疼痛管理规范 (2017 年版)[J]. 中国疼痛医学杂志, 23(12): 881-889.

乳腺癌中紫杉类药物临床应用专家共识专家委员会, 2020. 乳腺癌中紫杉类药物临床应用专家共识 [J]. 中国医学前沿杂志 (电
子版), 12(3): 31-40.

沈波, 杨扬, 申文, 等, 2020. 江苏省成人癌症疼痛诊疗规范 (2020 年版)[J]. 中国医学前沿杂志 (电子版), 12(6): 28-47.

石远凯, 孙艳, 2023. 临床肿瘤内科手册 [M]. 7 版 . 北京 : 人民卫生出版社 .

宋晓亮, 许超千, 2020. 药理学 [M]. 北京 : 人民卫生出版社 .

童玮皓, 2023. 小细胞肺癌化疗及免疫治疗药物现况和进展 [J]. 中国现代药物应用, 17(11): 172-176.

王佳玉, 孙永琨, 朱铁楠, 等, 2021. 抗体药物偶联物治疗恶性肿瘤临床应用专家共识 (2020 版)[J]. 中国医学前沿杂志 (电子版),
13(1): 1-15.

卫生部合理用药专家委员会, 2009. 中国医师药师临床用药指南 [M]. 重庆 : 重庆出版社 .

徐瑞华, 万德森, 2020. 临床肿瘤学 [M]. 5 版 . 北京 : 科学出版社 .

姚文秀, 文彦, 2022. 癌痛管理实用手册 [M]. 成都 : 四川科学技术出版社 .

于世英, 杜光, 黄红兵, 2017. 临床药物治疗学 : 肿瘤 [M]. 北京 : 人民卫生出版社 .

昝日增, 宋霄宏, 2002. 抗肿瘤药的主要不良反应及处理 [J]. 中国药业, 11(12): 69-70.

张贺龙, 刘文超, 2015. 临床肿瘤学 [M]. 西安 : 第四医大学出版社 .

赵晨星, 闫子勋, 胡建达, 2020. EBV 阳性弥漫大 B 细胞淋巴瘤的诊疗进展 [J]. 临床血液学杂志, 33(9): 654-658.

赵达, 2021. 现代肿瘤学 [M]. 北京 : 科学出版社 .

郑浩, 张子龙, 2024. 胃癌免疫治疗的研究进展 [J]. 腹部外科, 37(4): 243-249.

中国临床肿瘤学会抗肿瘤药物安全管理专家委员会, 中国抗癌协会胃癌专业委员会, 中国抗癌协会肿瘤病理专业委员会, 2016.
HER2 阳性晚期胃癌分子靶向治疗的中国专家共识 (2016 版)[J]. 临床肿瘤学杂志, 21(9): 831-839.

中国临床肿瘤学会乳腺癌专家委员会, 中国抗癌协会乳腺癌专业委员会, 2021. 人表皮生长因子受体 2 阳性乳腺癌临床诊疗专家共识 (2021 版)[J]. 中华医学杂志, 101(17): 1226-1231.

中国临床肿瘤学会指南工作委员会, 2023. 中国临床肿瘤学会 (CSCO) 淋巴瘤诊疗指南 2023[M]. 北京 : 人民卫生出版社 .

中国临床肿瘤学会指南工作委员会, 2023. 中国临床肿瘤学会 (CSCO) 乳腺癌诊疗指南 2023[M]. 北京 : 人民卫生出版社 .

中国临床肿瘤学会指南工作委员会, 2024. 中国临床肿瘤学会 (CSCO) 非小细胞肺癌诊疗指南 2024[M]. 北京 : 人民卫生出版社 .

中国临床肿瘤学会指南工作委员会, 2024. 中国临床肿瘤学会（CSCO）前列腺癌诊疗指南 2024[M]. 北京 : 人民卫生出版社 .

中国临床肿瘤学会指南工作委员会, 2024. 中国临床肿瘤学会（CSCO）肾癌诊疗指南 2024[M]. 北京 : 人民卫生出版社 .

中国临床肿瘤学会指南工作委员会, 2024. 中国临床肿瘤学会（CSCO）胃癌诊疗指南 2024[M]. 北京 : 人民卫生出版社 .

中国医师协会介入医师分会临床诊疗指南专委会, 2023. 中国肝细胞癌经动脉化疗栓塞 (TACE) 治疗临床实践指南 (2023 年版)[J]. 中华医学杂志, 103(34): 2674-2694.

中国医师协会肿瘤医师分会乳腺癌学组, 2021. 铂类药物晚期乳腺癌应用专家共识 (2020 版)[J]. 中国综合临床, 37(2): 97-105.

中华人民共和国国家卫生健康委员会医政司, 2024. 原发性肝癌诊疗指南 (2024 年版)[J]. 协和医学杂志, 15(3): 532-558.

中华医学会肿瘤学分会乳腺肿瘤学组, 中国乳腺癌靶向治疗药物安全性管理共识专家组, 2019. 中国乳腺癌靶向治疗药物安全性管理专家共识 [J]. 中国癌症杂志, 29(12): 993-1006.

Benson A B, Venook A P, Adam M, et al, 2024. Colon cancer, version 3. 2024, NCCN clinical practice guidelines in oncology[J]. Journal of the National Comprehensive Cancer Network, 22(2 D): e240029.

Chen L B, Hu H G, Yuan Y, et al, 2024. CSCO guidelines for colorectal cancer version 2024: updates and discussions[J]. Chinese Journal of Cancer Research = Chung-Kuo Yen Cheng Yen Chiu, 36(3): 233-239.

de Kanter C, Dhaliwal S, Hawks M, 2022. Colorectal cancer screening: updated guidelines from the American college of gastroenterology[J]. American Family Physician, 105(3): 327-329.

Duell J, Abrisqueta P, Andre M, et al, 2024. Tafasitamab for patients with relapsed or refractory diffuse large B-cell lymphoma: final 5-year efficacy and safety findings in the phase II L-MIND study[J]. Haematologica, 109(2): 553-566.

Fleming P, Chen C X, Moore D F, et al, 2022. High-risk MSI-H stage II colon cancer: treatment patterns and outcomes[J]. Journal of Clinical Oncology, 40(16_suppl): e15587.

Gotoda T, 2007. Endoscopic resection of early gastric cancer[J]. Gastric Cancer, 10(1): 1-11.

Goy A, Ramchandren R, Ghosh N, et al, 2019. Ibrutinib plus lenalidomide and rituximab has promising activity in relapsed/refractory non-germinal center B-cell-like DLBCL[J]. Blood, 134(13): 1024-1036.

Horn L, Mansfield A S, Szczęsna A, et al, 2018. First-line atezolizumab plus chemotherapy in extensive-stage small-cell lung cancer[J]. New England Journal of Medicine, 379(23): 2220-2229.

Kuruvilla J, Ramchandren R, Santoro A, et al, 2021. Pembrolizumab versus brentuximab vedotin in relapsed or refractory classical Hodgkin lymphoma (KEYNOTE-204): an interim analysis of a multicentre, randomised, open-label, phase 3 study[J]. The Lancet Oncology, 22(4): 512-524.

Li J N, Yao H W, Lu Y, et al, 2024. Chinese national clinical practice guidelines on prevention, diagnosis and treatment of early colorectal cancer[J]. Chinese Medical Journal, 137(17): 2017-2039.

Lindeman N I, Cagle P T, Beasley M B, et al, 2013. Molecular testing guideline for selection of lung cancer patients for EGFR and ALK tyrosine kinase inhibitors: guideline from the college of American pathologists, international association for the study of lung cancer, and association for molecular pathology[J]. Journal of Thoracic Oncology, 8(7): 823-859.

Murphy N, Campbell P T, Gunter M J, 2021. Unraveling the etiology of early-onset colorectal cancer[J]. Journal of the National Cancer Institute, 113(5): 505-506.

Song Y Q, Tilly H, Rai S, et al, 2023. Polatuzumab vedotin in previously untreated DLBCL: an Asia subpopulation analysis from the phase 3 POLARIX trial[J]. Blood, 141(16): 1971-1981.

Straus D J, Długosz-Danecka M, Connors J M, et al, 2021. Brentuximab vedotin with chemotherapy for stage III or IV classical Hodgkin lymphoma (ECHELON-1): 5-year update of an international, open-label, randomised, phase 3 trial[J]. The Lancet Haematology, 8(6): e410-e421.

Vallières E, Shepherd F A, Crowley J, et al, 2009. The IASLC lung cancer staging project: proposals regarding the relevance of ,

Szczęsna A, et al, 2018. First-line atezolizumab plus chemotherapy in extensive-stage small-cell lung cancer[J]. New England Journal of Medicine, 379(23): 2220-2229.

Westin J R, Oluwole O O, Kersten M J, et al, 2023. Survival with axicabtagene ciloleucel in large B-cell lymphoma[J]. New England Journal of Medicine, 389(2): 148-157.

Yoshino T, Cervantes A, Bando H, et al, 2023. Pan-Asian adapted ESMO Clinical Practice Guidelines for the diagnosis, treatment and follow-up of patients with metastatic colorectal cancer[J]. ESMO Open, 8(3): 101558.